W0415838

YOKOCHI · ROHEN
Der Körperbau des Menschen
3. Aufl.

Der Körperbau des Menschen

Photographischer Atlas der Anatomie des Menschen

Von

Chihiro Yokochi

Dr. med., Professor für Anatomie
am Kanagawa-College
Yokosuka, Japan

Johannes W. Rohen

Dr. med., Dr. med. h. c.,
Professor für Anatomie an der
Universität Erlangen–Nürnberg

Deutsche Ausgabe herausgegeben von

Johannes W. Rohen

Dritte Auflage

Mit 280 Abbildungen, davon 169 mehrfarbig

1985

F. K. SCHATTAUER VERLAG · STUTTGART – NEW YORK

Astrid Runge

Titel der Originalausgabe: Photographic Anatomy of the Human Body
by Igaku-Shoin Ltd., Tokyo, Japan 1969 and 1978

CIP-Kurztitelaufnahme der Deutschen Bibliothek

Yokochi, Chihiro:

Der Körperbau des Menschen : photogr. Atlas d. Anatomie d. Menschen / von Chihiro Yokochi ; Johannes W. Rohen. Dt. Ausg. hrsg. von Johannes W. Rohen. – 3. Aufl. – Stuttgart ; New York : Schattauer, 1985.

ISBN 3-7945-0966-8

NE: Rohen, Johannes W.:

In diesem Buch sind die Stichwörter, die zugleich eingetragene Warenzeichen sind, als solche nicht besonders kenntlich gemacht. Es kann also aus der Bezeichnung der Ware mit dem für diese eingetragenen Warenzeichen nicht geschlossen werden, daß die Bezeichnung ein freier Warenname ist.

Kein Teil des Werkes darf in irgendeiner Form (Fotokopie, Mikrofilm oder ein anderes Verfahren) ohne schriftliche Genehmigung des Verlages reproduziert werden.

© 1971, 1979 and 1985 by F. K. Schattauer Verlag GmbH, Stuttgart, Germany. Printed in Germany.

Satz und Druck: Mayr Miesbach, Druckerei und Verlag GmbH

ISBN 3-7945-0966-8

Vorwort zur zweiten Auflage

Die japanische Auflage des erstmalig von Prof. Yokochi im Jahre 1962 herausgegebenen Photographischen Atlas des menschlichen Körpers enthielt hauptsächlich Schwarz-Weiß-Photographien. Erst 1971 wurde dieses Werk – durch zahlreiche Farbphotographien bereichert – auch in englischer Sprache herausgegeben.

Die zweite hier nun vorgelegte englische und auch deutsche Auflage basiert auf den früheren Auflagen des Werkes, wenn auch wesentliche Verbesserungen und Ergänzungen gemacht worden sind. Diese sollten vor allem den Bedürfnissen der paramedizinischen Berufe und der medizinischen Laien Rechnung tragen, die sich eine genaue Kenntnis von der anatomischen Struktur der menschlichen Organe und Organsysteme verschaffen wollen. Die Abbildungen sind, ebenso wie in der ersten Auflage, in der Hauptsache Farbphotographien, die ein möglichst wirklichkeitsnahes Bild von den anatomischen Verhältnissen der Organe und ihren gegenseitigen Lagebeziehungen vermitteln sollen. Wir glauben, daß derartige Farbphotographien den herkömmlichen anatomischen Zeichnungen, wie sie die meisten Lehrbücher und Atlanten bieten, überlegen sind, auch wenn sie vielleicht stellenweise weniger Details enthalten.

In der vorliegenden Auflage wurden die Beschriftungshinweise der Abbildungen vermehrt, auch die Nomenklatur wurde eingehend überprüft. Zahlreiche neue Farbphotos und schematische Übersichtszeichnungen sind neu hinzugefügt worden, was – so hoffen wir – das Verständnis der Photographien erleichtert.

Wir möchten auch an dieser Stelle allen Kollegen, Studenten und Interessenten, die uns bei der Vorbereitung des Atlas unterstützt haben, herzlich danken. Wir hoffen, daß auch die zweite erweiterte und verbesserte Auflage wiederum Freunde und Interessenten findet und die Lernenden stimuliert, ihre Kenntnisse über den anatomischen Bau des menschlichen Körpers zu erweitern und zu vertiefen.

Herbst 1978

Chihiro Yokochi
J. W. Rohen

Vorwort zur ersten englischen Auflage

Die erste japanische Auflage dieses photographischen Atlasses der Anatomie erschien bereits vor 8 Jahren. Er war rasch vergriffen und blieb auch in der Folge sehr gefragt. Der Atlas ist vielleicht das einzige Werk dieser Art, das für die Hilfskräfte der medizinischen Kliniken, wie Krankenschwestern, Röntgen- und Laborassistentinnen geschaffen wurde. Das soll jedoch nicht heißen, daß sein Inhalt gegenüber dem der medizinischen Lehrbücher primitiver ist. Im Gegenteil, er enthält eine ganze Anzahl von Themen, die auch für die praktischen Ärzte und Spezialisten von Interesse sind. Darüber hinaus kann er auch für den Laien nützlich sein, da er ihn in die Geheimnisse des menschlichen Körperbaus, die ihm im gewöhnlichen Leben nicht zugänglich sind, durch photographische Bilder unmittelbar einführt.

Schon seit der ersten Publikation im Jahre 1962 erfreute sich die japanische Auflage dieses Atlasses größter Beliebtheit. In der vorliegenden Auflage wurden viele Schwarzweißbilder durch Farbphotos ersetzt und Teile des Textes neu überarbeitet. Der Atlas soll vor allem dazu dienen, den Aufbau des menschlichen Körpers anhand von Photographien, die sich wesentlich von den manchmal wenig guten Illustrationen der herkömmlichen Lehrbücher und Atlanten unterscheiden, übersichtsartig darzustellen.

Besonderen Dank schulde ich Herrn Dr. K. Takahashi, Associate Professor, der uns freundlicherweise das fetale Material zur Verfügung gestellt hat. Herrn O. Tobiume danken wir herzlich dafür, daß er die Muskelpräparate in so sorgfältiger Weise hergestellt hat.

Chihiro Yokochi
Prof. für Anatomie am Dental College
in Kanagawa

Inhaltsübersicht

Skelettsystem 1
Knochen 1
Struktur der Knochen 1
Menschliches Skelett (zerlegt) 2
Rippen 3
Das Skelett als Ganzes 4
Wirbelsäule 6
Schädel 8
Zersprengter Schädel 9
Becken 12
Geschlechtsunterschiede des Beckens 12
Beckenmaße 13
Knochen der Extremitäten 14
Gelenke 15
Gelenkformen 16
Fugen bzw. unbewegliche Gelenke (Synarthrosen) 16
Echte bzw. bewegliche Gelenke (Diarthrosen oder Juncturae synoviales) 18

Muskelsystem 20
Muskelformen 21
Oberflächliche Muskeln des Körpers 22
Mimische Muskulatur 24
Kaumuskulatur 24
Muskeln der oberen Extremität 25
Muskeln der unteren Extremität 26

Verdauungssystem 28
Zähne 28
Kindliches Gebiß (Milchgebiß) 29
Zunge und Pharynx 30
Zungenmuskulatur 30
Ösophagus und Magen 31
Organe der Brust- und Bauchhöhle 33
Länge des Darmtraktes 34
Magen-Darmkanal 35
Vergleich verschiedener Darmabschnitte 36
Leber 38
Pankreas 39

Atmungssystem 40
Nasenhöhle 40
Kehlkopf (Larynx) 42
Luftröhre und Bronchien 44
Lunge 45
Lungensegmente 46
Zwerchfell 48

Harnorgane 49
Nieren 49
Urogenitalsystem 51
Harnblase 52

Fortpflanzungsorgane 53
Männliche Genitalorgane 53
Hoden und Penis 55
Weibliche Genitalorgane 56
Ovarium und Eileiter 56
Uterus und Adnexen 58
Äußere Genitalorgane der Frau 61
Embryonalentwicklung 62
Wachstum des Fetus 62
Uterus in der Schwangerschaft 64
Planzenta (Mutterkuchen) 64

Endokrine Organe 66
Schilddrüse 66
Nebenschilddrüsen 66
Nebennieren 66
Hypophyse 67

Kreislauforgane 68
Hauptarterien 68
Herz 69
Lage des Herzens im Verhältnis zum Brustkorb 70
Strömungsrichtungen des Blutes im Herzen 71
Herzklappen 72
Blutgefäße des Herzens 73
Herzmuskel- und Reizleitungssystem 74

Fetalkreislauf 75
Arterien und Venen 76
Lymphgefäße und Lymphknoten 79
Milz (Lien) 79

Nervensystem 80
Zentrales Nervensystem 80
Gehirn 81
Zentren der Großhirnrinde 82
Funktionelle Gliederung der Großhirnrinde 82
Hauptsächliche Funktionen der wichtigsten Abschnitte des Hirnstammes 87
Innere Struktur des Gehirns am Schnitt 88
Rückenmark 89
Periphere Nerven 91
Autonomes (vegetatives) Nervensystem 92
Interkostalnerven 92
Nerven der Extremitäten 93

Sinnesorgane 94
Ohr 94
Äußeres Ohr und Mittelohr 95
Innenohr (Labyrinthorgan) 97
Auge 98
Linse 99
Glaskörper (Corpus vitreum) 100
Netzhaut (Retina) 100

Querschnitte durch den menschlichen Körper 101

Skelettsystem

Knochen

Struktur der Knochen

Die äußere Oberfläche der Knochen ist hart und fest (Substantia compacta). Nach innen zu bekommt der Knochen eine Bälkchenstruktur, wodurch das Gewicht vermindert wird (Substantia spongiosa). Der Innenraum enthält Knochenmark, das bei Kindern Blut bildet (rotes Knochenmark). Die Blutkörperchen können den Knochen durch die Gefäße der Foramina nutricia verlassen. Mit zunehmendem Alter wird das blutbildende Gewebe allmählich durch Fettgewebe ersetzt und erscheint dadurch gelb (gelbes Knochenmark). Der Blutbildungsprozeß (Hämatopoese) wird vermindert.

Die Epiphyse der langen Röhrenknochen wie z. B. des Oberschenkelknochens ist nicht hohl, sondern besteht aus spongiöser Knochensubstanz, deren Zwischenräume von Knochenmark erfüllt sind. Bei den Wirbelkörpern ist überhaupt keine Knochenmarkshöhle ausgebildet, der ganze Körper ist spongiös. Eine Umwandlung von rotem in gelbes Knochenmarksgewebe findet selbst im Erwachsenenalter nicht statt. Die Blutbildung bleibt unverändert.

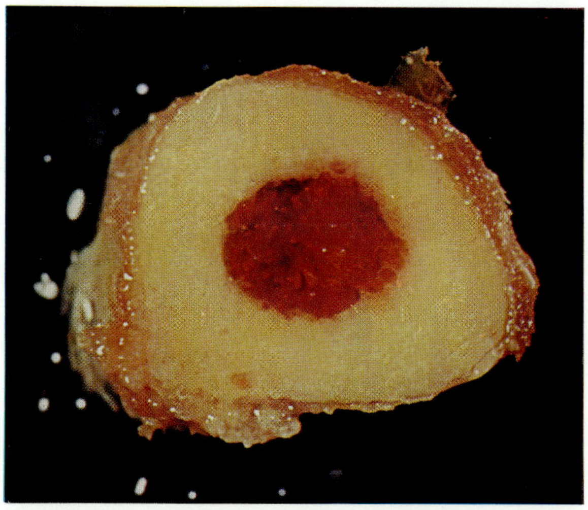

Rotes Knochenmark

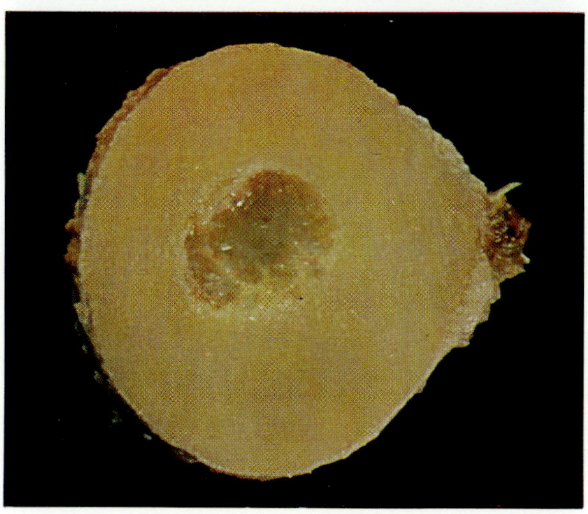

Gelbes Knochenmark

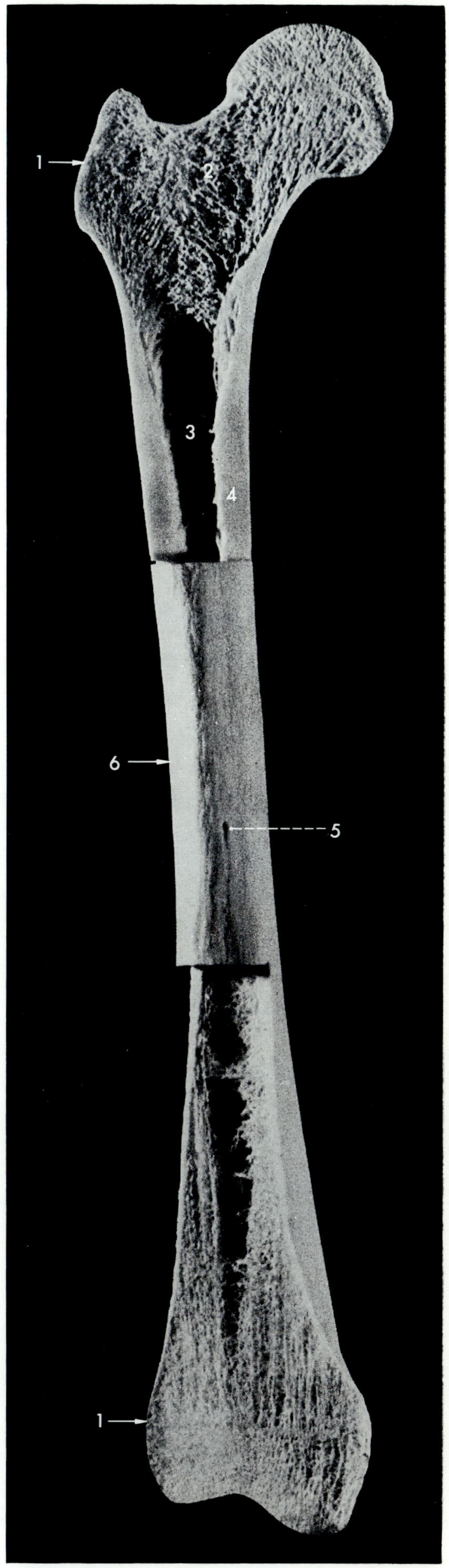

Oberschenkelknochen (Femur)

1. Epiphyse
2. Spongiöser Knochen
3. Knochenmarkshöhle
4. Kompakter Knochen
5. Foramen nutricium
6. Diaphyse

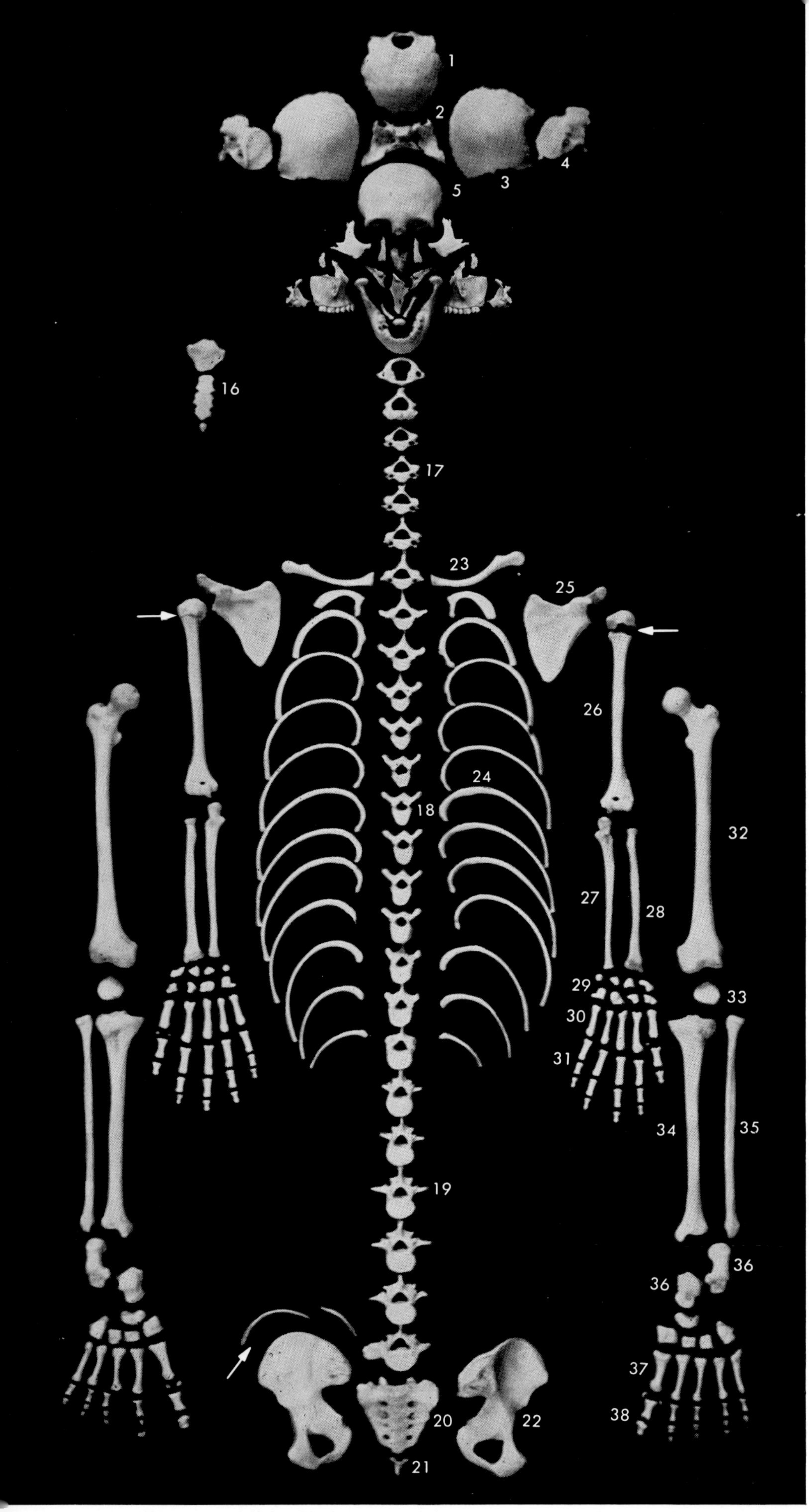

Das menschliche Skelett setzt sich aus annähernd 200 Knochen zusammen

Menschliches Skelett (zerlegt)

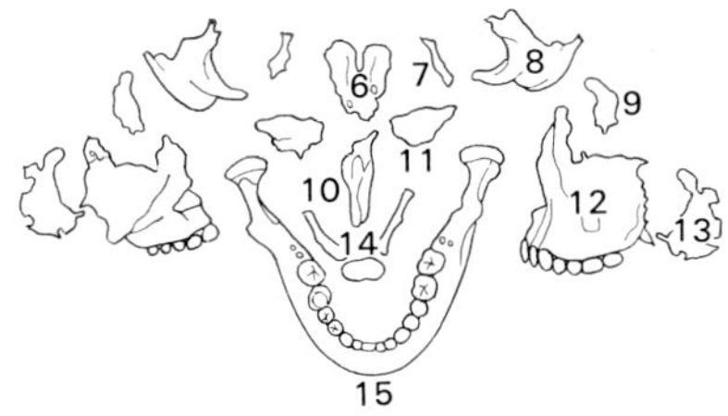

Die Einzelknochen, die das menschliche Skelett zusammensetzen, lassen sich folgendermaßen gruppieren:

Wirbelsäule		
freie Wirbel	24	31–35
Os sacrum	5	
Kokzygealwirbel	2–6	
Schädel	23	
Rippen und Brustbein	25	
Arm	64	
Bein	62	
Insgesamt	205–209	

Diese Zahlen können individuell variieren. Zum Beispiel schwankt die Anzahl der Schwanzwirbel. Auch können im Alter Verschmelzungen zwischen den einzelnen Knochen vorkommen. Die Zahl der Schädelknochen ist auch verschieden, je nachdem, ob man die Gehörknöchelchen mitrechnet oder nicht.

1. Os occipitale
2. Os sphenoidale
3. Os parietale
4. Os temporale
5. Os frontale
6. Os ethmoidale
7. Os nasale
8. Os zygomaticum
9. Os lacrimale
10. Vomer
11. Concha inf.
12. Maxilla
13. Os palatinum
14. Os hyoideum
15. Mandibula
16. Sternum
17. Halswirbel
18. Brustwirbel
19. Lendenwirbel
20. Os sacrum
21. Steißwirbel
22. Os coxae
23. Clavicula
24. Costae
25. Scapula
26. Humerus
27. Ulna
28. Radius
29. Carpus
30. Metacarpus
31. Phalanges
32. Femur
33. Patella
34. Tibia
35. Fibula
36. Tarsus
37. Metatarsus
38. Phalanges
Pfeile = Epiphysenfugen

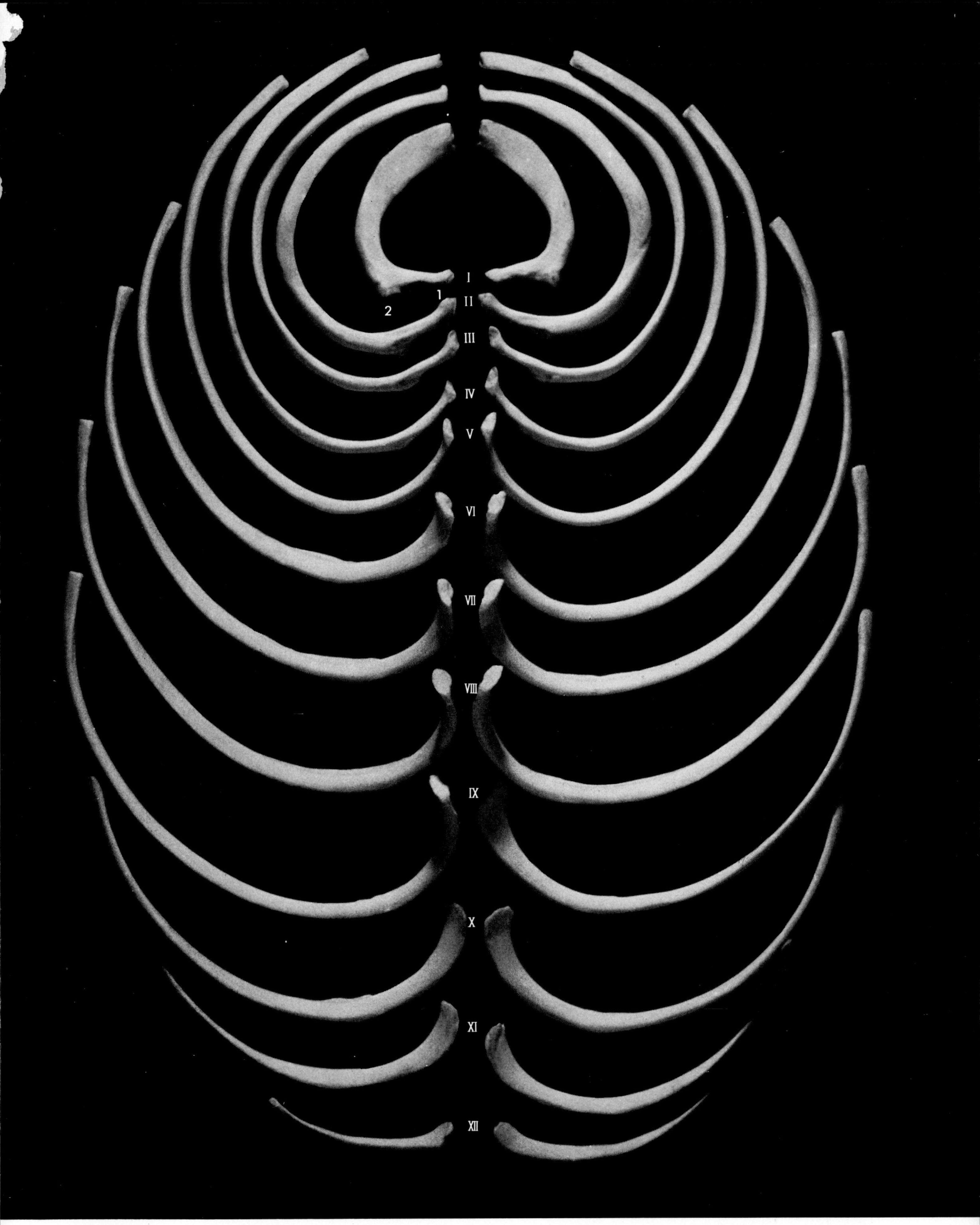

Rippen

1.–12. Rippe, in der Ansicht von oben. Die fünf letzten Rippen sind nicht direkt mit dem Brustbein (Sternum) verbunden. Sie werden daher falsche Rippen (Costae spuriae) genannt (am unteren Bildrand).

Caput und Capitulum costae artikulieren mit den Wirbelknochen.

1. Caput costae; **2.** Tuberculum costae.

Das Skelett als Ganzes

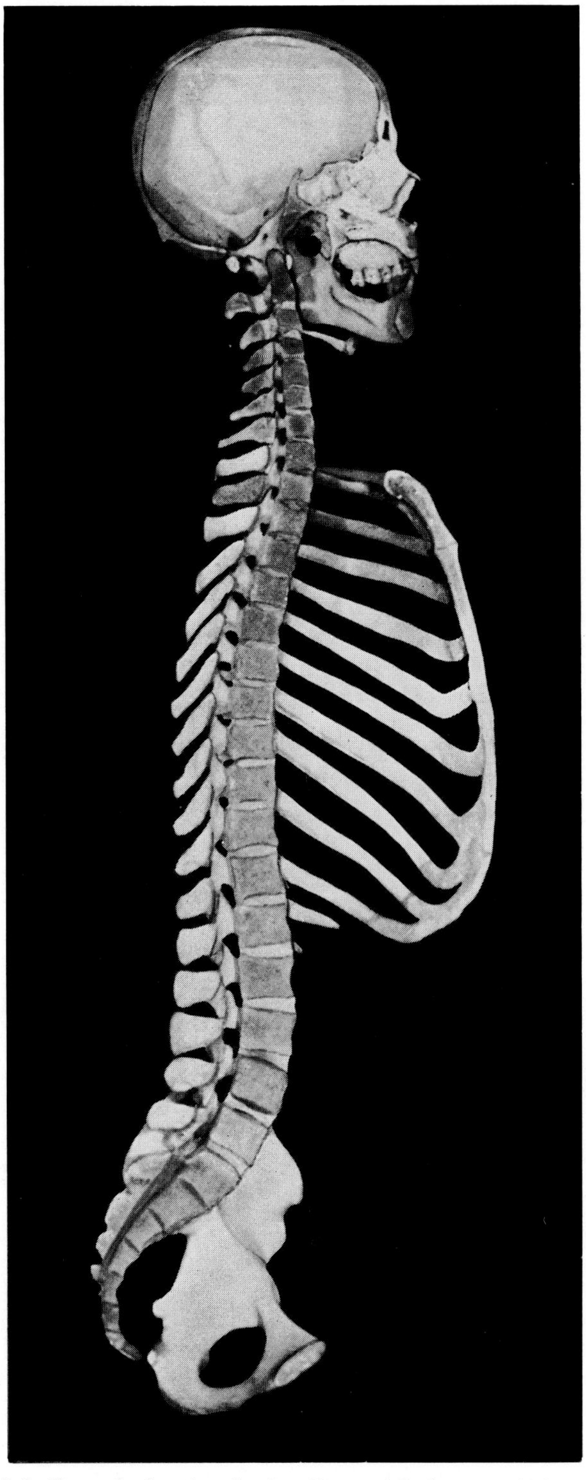

Medianschnitt durch das Rumpfskelett und den Schädel

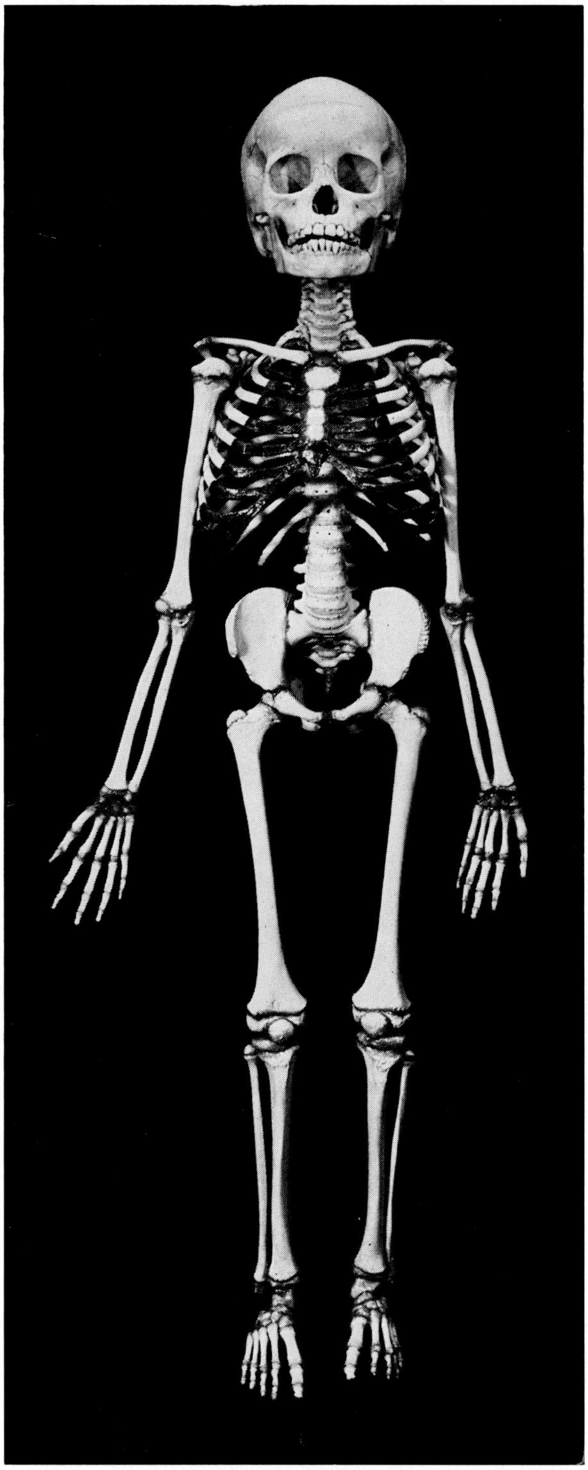

Kindliches Skelett

Der Brustkorb (Thorax) umschließt die Brusthöhle, in der die Lungen und das Herz untergebracht sind und die unten vom Zwerchfell abgeschlossen wird. Die Rippen verbinden sich mit ihrem knorpeligen Anteil mit dem Sternum. Nur die 11. und 12. Rippe, die relativ kurz sind, enden frei.

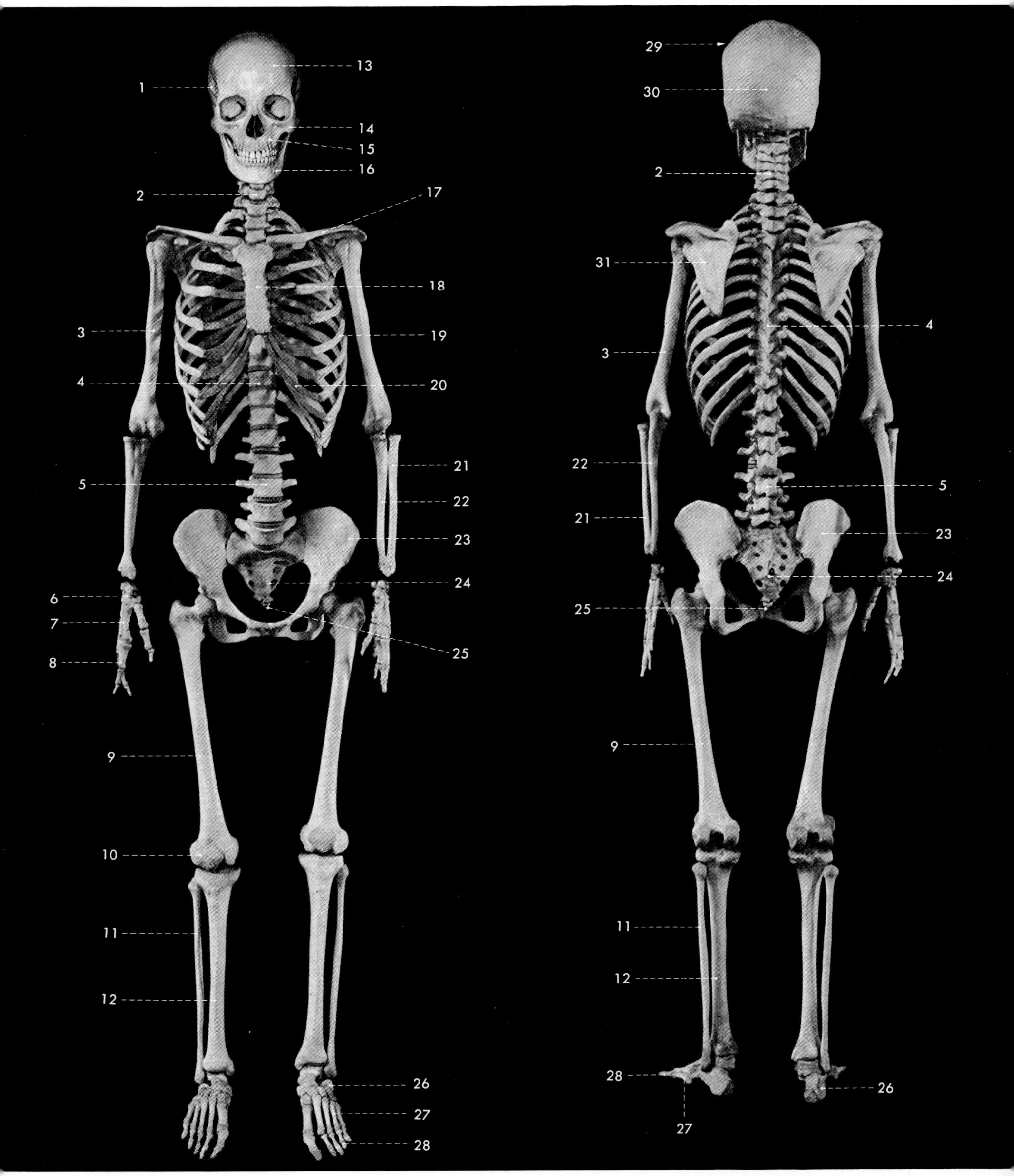

Weibliches Skelett: Ansicht von vorne — Ansicht von hinten

1. Os temporale; **2.** Halswirbel; **3.** Humerus; **4.** Brustwirbel; **5.** Lendenwirbel; **6.** Handwurzelknochen (Carpus); **7.** Mittelhandknochen (Metacarpus); **8.** Fingerknochen (Phalanges); **9.** Femur; **10.** Patella; **11.** Fibula; **12.** Tibia; **13.** Os frontale; **14.** Os zygomaticum; **15.** Maxilla; **16.** Mandibula; **17.** Clavicula; **18.** Sternum; **19.** Rippe; **20.** Rippenknorpel; **21.** Radius; **22.** Ulna; **23.** Becken (Os coxae); **24.** Sacrum; **25.** Os coccygis; **26.** Fußwurzelknochen (Tarsus); **27.** Mittelfußknochen (Metatarsus); **28.** Zehenknochen (Phalanges); **29.** Os parietale; **30.** Os occipitale; **31.** Scapula.

Wirbelsäule

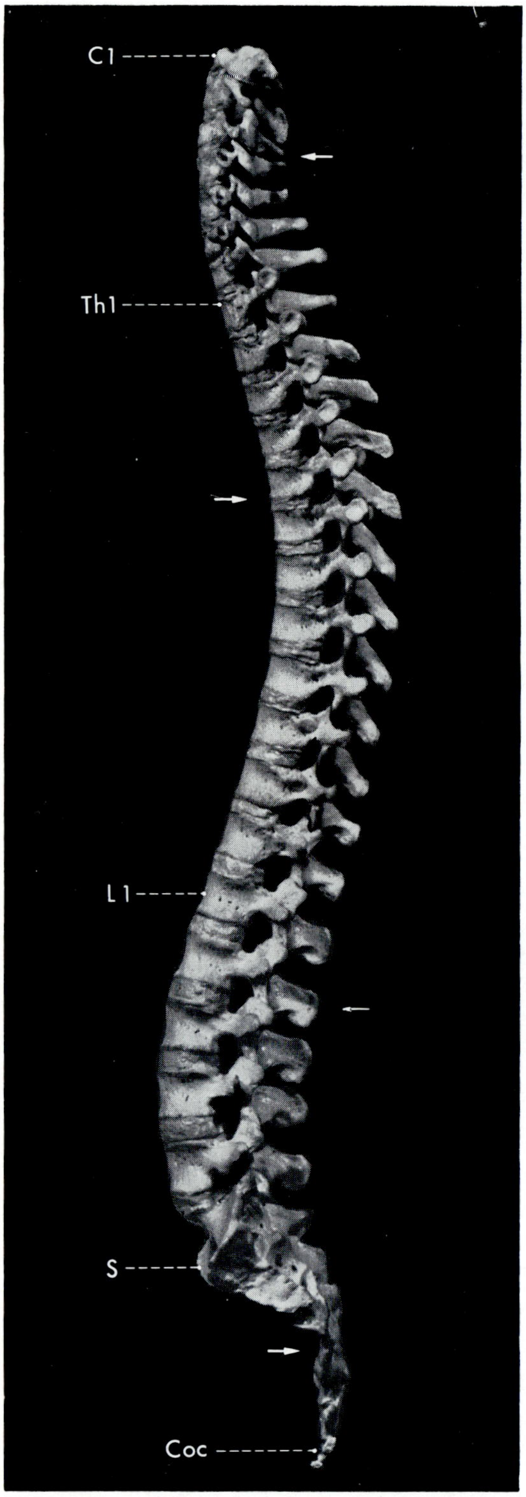

Hals-
lordose
(Pfeil)

Brust-
kyphose
(Pfeil)

Lenden-
lordose
(Pfeil)

Sakral-
kyphose
(Pfeil)

Linke Seitenansicht

C1: 1. Zervikalwirbel; **Th 1:** 1. Thorakalwirbel; **L1:** 1. Lumbalwirbel; **S:** Sacrum (Kreuzbein); **Coc:** Kokzygealwirbel.

Die *Wirbelsäule* des Embryos und Neugeborenen ist noch mehr oder weniger gerade. Wenn sich jedoch das Kind aufrichtet und aufrecht gehen lernt, bekommt die Wirbelsäule eine S-förmige Gestalt. Diese Krümmungsform hilft direkte Gewalteinwirkungen auf den Schädel zu mildern, indem sie den Stoß dämpft und so den Schädel schützt.

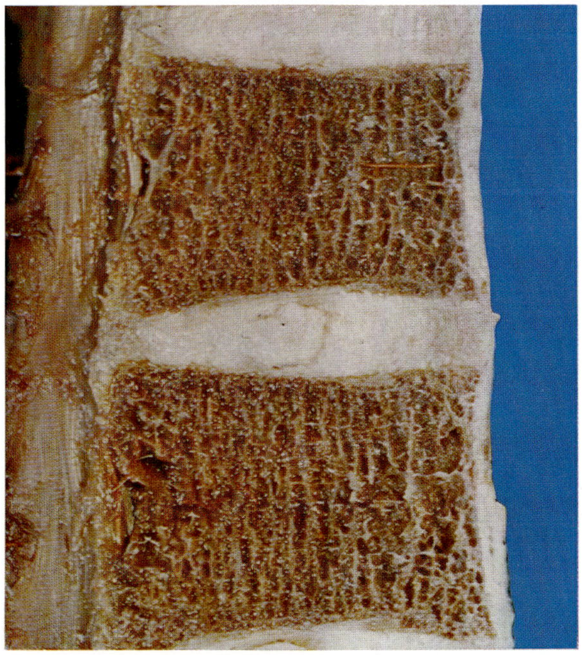

Medianschnitt durch die Wirbelsäule

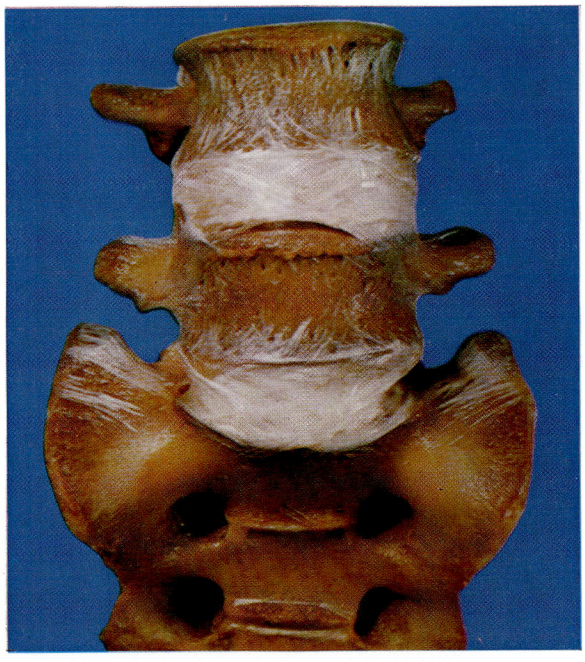

Zwei Lendenwirbel und das Kreuzbein (von vorne gesehen)

Die *Zwischenwirbelscheiben* (flache Faserknorpelplatten zwischen den Wirbelkörpern) lassen gewisse Beuge- und Drehbewegungen zu. Die Bewegungen zwischen den Wirbeln sind aber nur gering, da diese durch straffe Bänder untereinander verbunden sind.

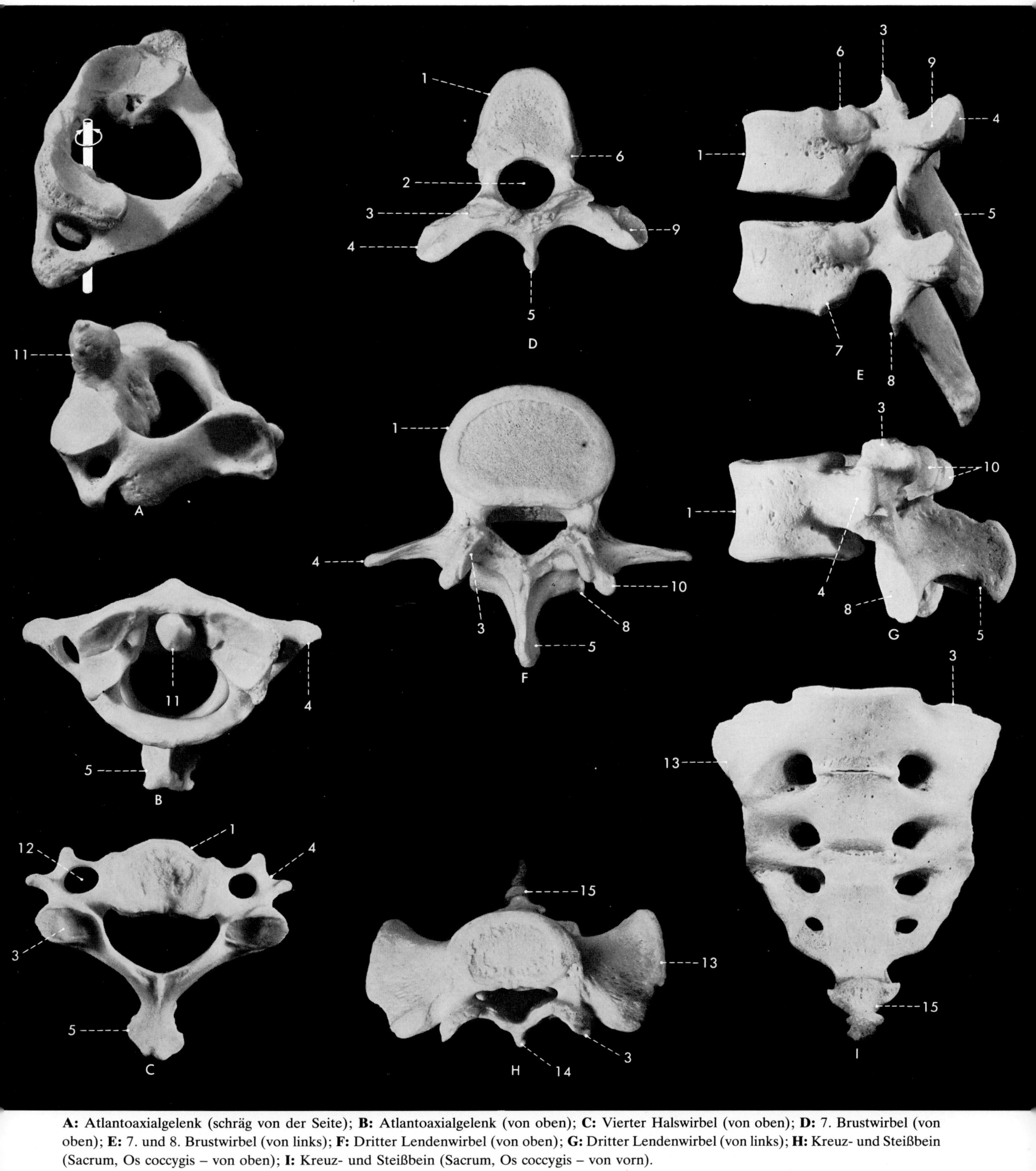

A: Atlantoaxialgelenk (schräg von der Seite); **B:** Atlantoaxialgelenk (von oben); **C:** Vierter Halswirbel (von oben); **D:** 7. Brustwirbel (von oben); **E:** 7. und 8. Brustwirbel (von links); **F:** Dritter Lendenwirbel (von oben); **G:** Dritter Lendenwirbel (von links); **H:** Kreuz- und Steißbein (Sacrum, Os coccygis – von oben); **I:** Kreuz- und Steißbein (Sacrum, Os coccygis – von vorn).

1. Wirbelkörper (Corpus vertebrae); **2.** Wirbelkanal (Canalis vertebralis); **3.** Oberer Gelenkfortsatz (Processus articularis sup.); **4.** Querfortsatz (Proc. transversus); **5.** Dornfortsatz (Proc. spinosus); **6.** Obere Rippengelenkfläche (Fovea costalis sup.); **7.** Untere Rippengelenkfläche (Fovea costalis inf.); **8.** Unterer Gelenkfortsatz (Proc. articularis inf.); **9.** Querfortsatz-Rippengelenk (Fovea costalis transv.); **10.** Proc. mamillaris; **11.** Zahn (dens axis); **12.** Querfortsatzkanal (Foramen transversum); **13.** Kreuzbeinflügel (pars lat.); **14.** Mediane Knochenleiste (Crista sacralis mediana); **15.** Steißbein (Os coccygis).

Der 2. Halswirbel besitzt einen vorspringenden Zahn (dens), der in den ringförmigen Atlas wie ein Zapfen hereinragt. Der 1. Halswirbel trägt den Schädel, woher der Name »Atlas« stammt. In der griechischen Mythologie trägt Atlas das Himmelsgewölbe. Das Kreuzbein entsteht durch die Verschmelzung von 5 Kreuzbeinwirbeln. Die Querfortsätze der Halswirbel entstehen durch die Verschmelzung der eigentlichen Querfortsätze mit Rippenrudimenten. In dem dadurch gebildeten Kanal verläuft die A. vertebralis.

Schädel

Der Schädel besteht aus 15 verschiedenen Knochenarten (insgesamt 23 Teile). Schädelbasis und Schädeldach, die das Gehirn umschließen (Neurocranium), umfassen folgende Knochen:

Hinterhauptsbein (Os occipitale)	1	Siebbein (Os ethmoidale)	1
Keilbein (Os sphenoidale)	1	Untere Muschel (Concha nasalis inf.)	2
Schläfenbein (Os temporale)	2	Tränenbein (Os lacrimale)	2
Scheitelbein (Os parietale)	2	Nasenbein (Os nasale)	2
Stirnbein (Os frontale)	1	Vomer	1

Die Gesichtsknochen (Splanchnocranium) sind:

Oberkiefer (Maxilla)	2	Unterkiefer (Mandibula)	1
Gaumenbein (Os palatinum)	2	Zungenbein (Os hyoideum)	1
Jochbein (Os zygomaticum)	2		

Der Schädel läßt sich durch den Quellungsdruck getrockneter Erbsen oder Bohnen in seine Teile zersprengen, da sich die Nähte lösen. Diese Methode führt jedoch nur bei jugendlichen Schädeln (etwa bis zum 15. Lebensjahr) zum Erfolg, da sich bei Erwachsenen die Nähte oft nicht trennen lassen. Im Alter verknöchern die Nähte teilweise (Synostose) und verschwinden, so daß eine Lösung gar nicht mehr möglich ist (vgl. S. 10).

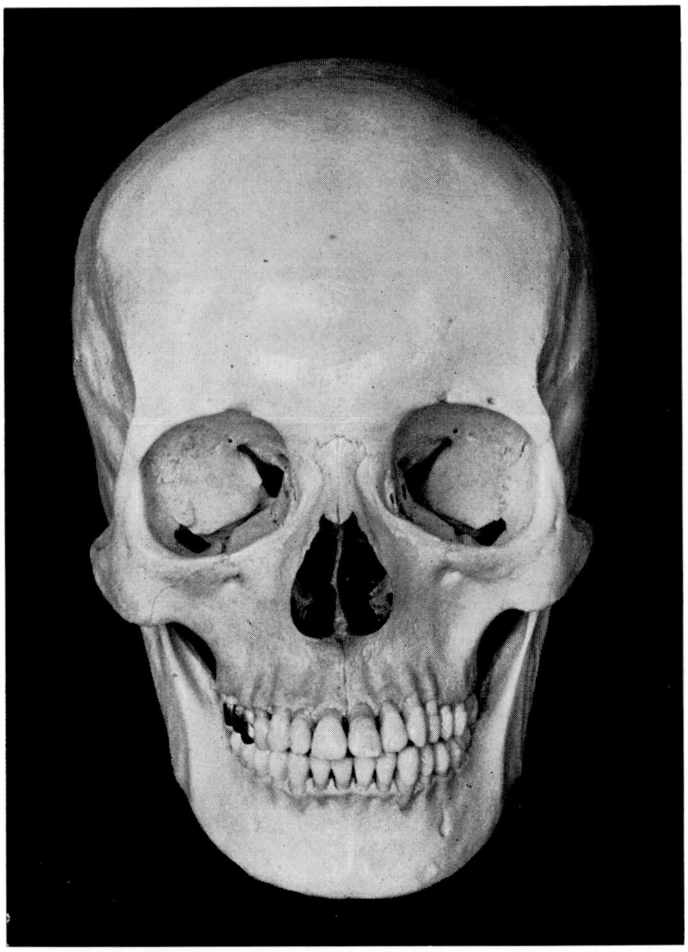

Weiblicher Schädel (Vorderansicht)

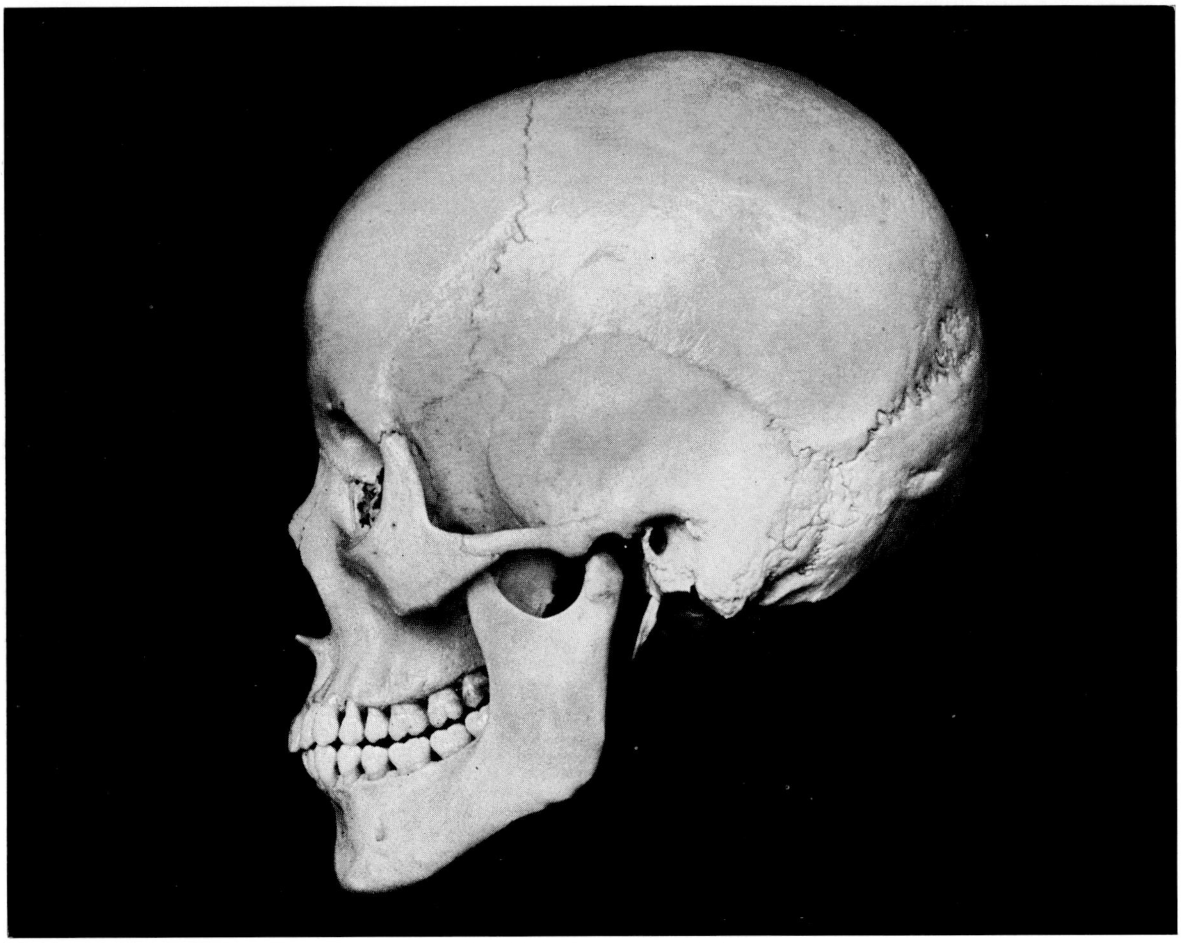

Schädel (Seitenansicht)

Zersprengter Schädel (Seitenansicht)

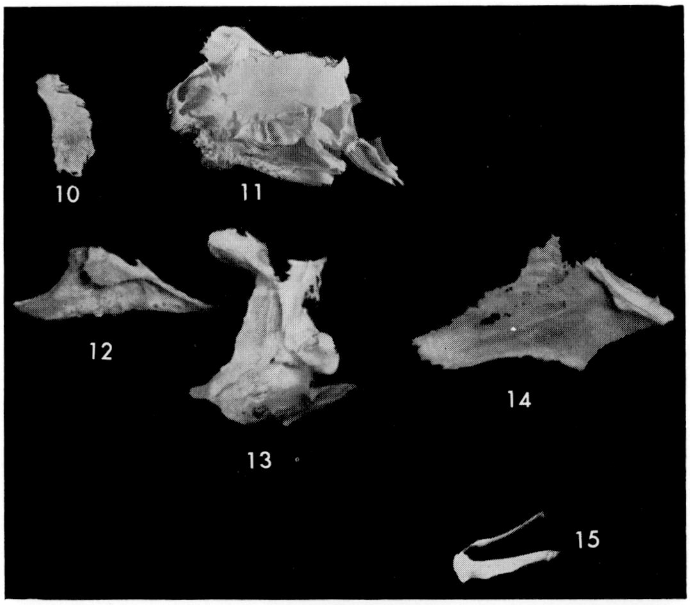

1. Stirnbein (Os frontale)
2. Keilbein (Os sphenoidale)
3. Jochbein (Os zygomaticum)
4. Nasenbein (Os nasale)
5. Oberkiefer (Maxilla)
6. Schläfenbein (Os temporale)
7. Hinterhauptsbein (Os occipitale)
8. Scheitelbein (Os parietale)
9. Unterkiefer (Mandibula)
10. Tränenbein (Os lacrimale)
11. Siebbein (Os ethmoidale)
12. Untere Muschel (Concha nasalis inf.)
13. Gaumenbein (Os palatinum)
14. Pflugscharbein (Vomer)
15. Zungenbein (Os hyoideum)

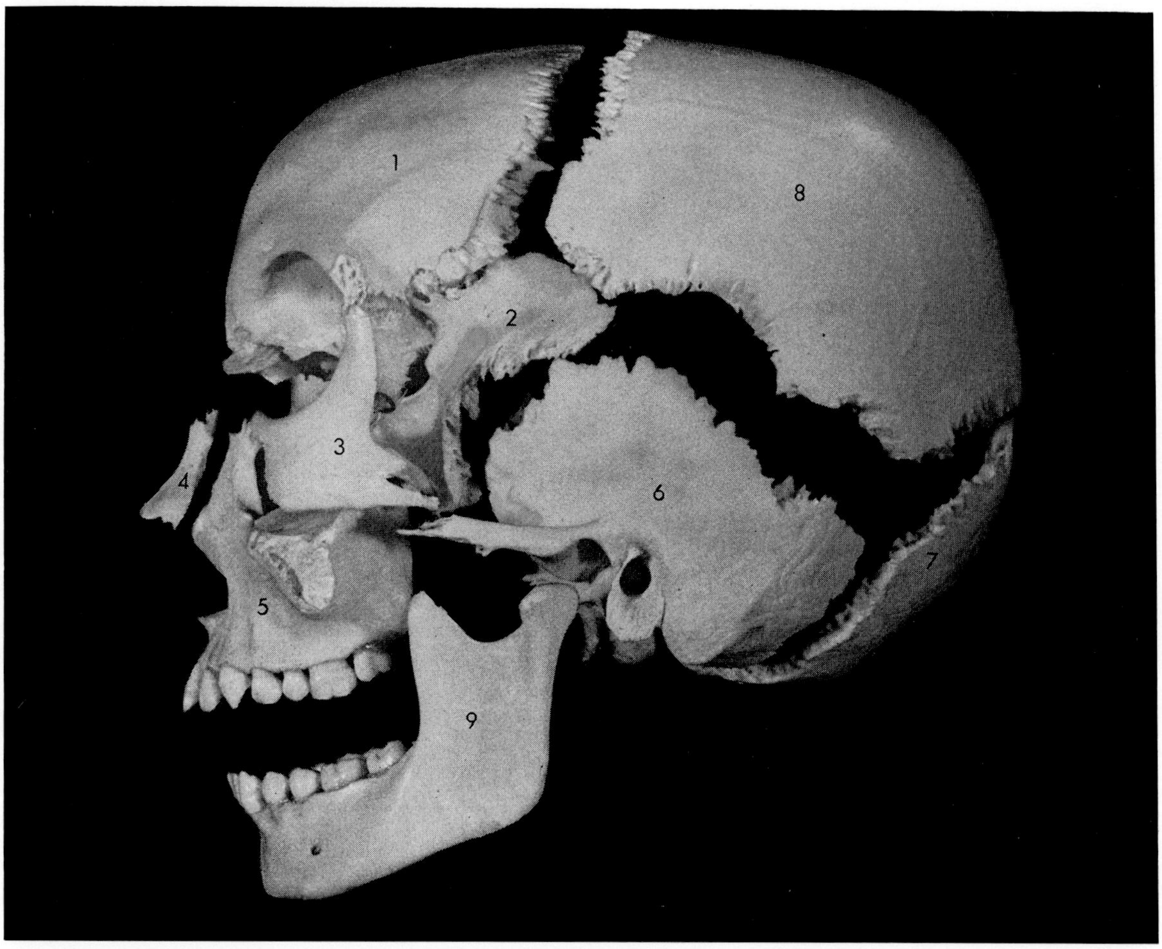

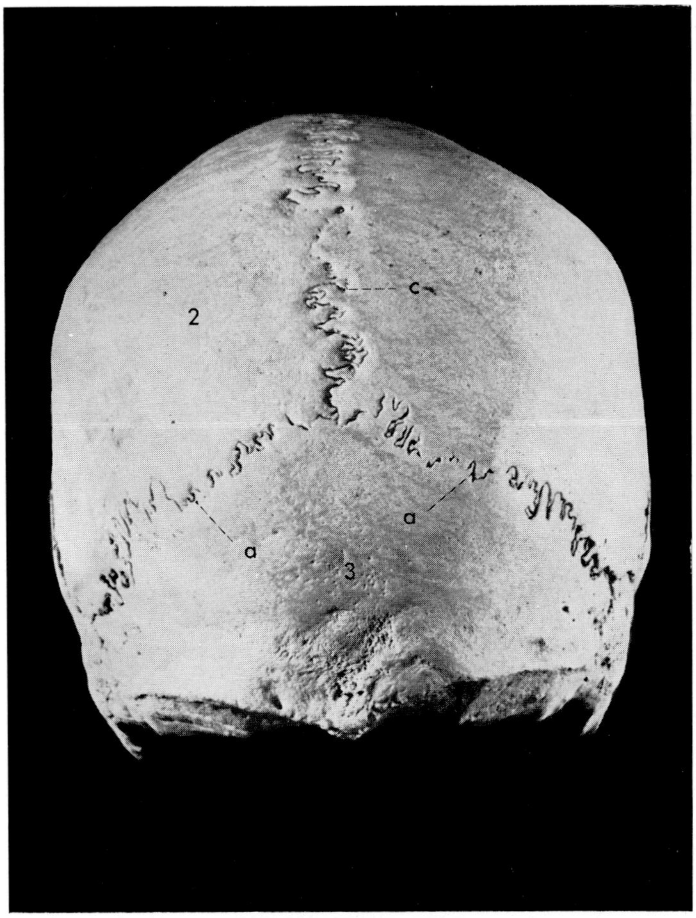

Ansicht von hinten

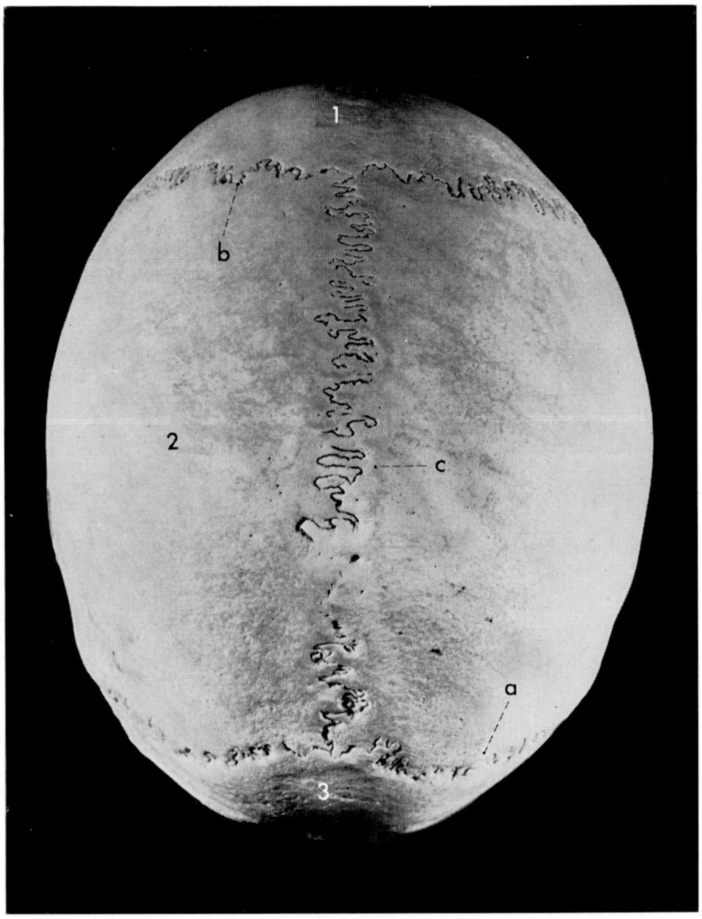

Ansicht von oben

1. Os frontale; **2.** Os parietale; **3.** Os occipitale; **a:** Sutura lambdoidea; **b:** Sutura coronalis; **c:** Sutura sagittalis.

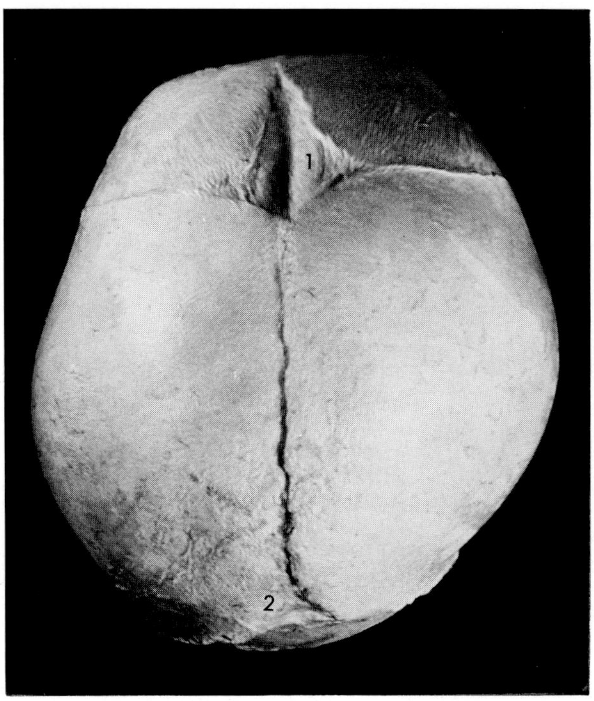

Neugeborenen-Schädel: von oben

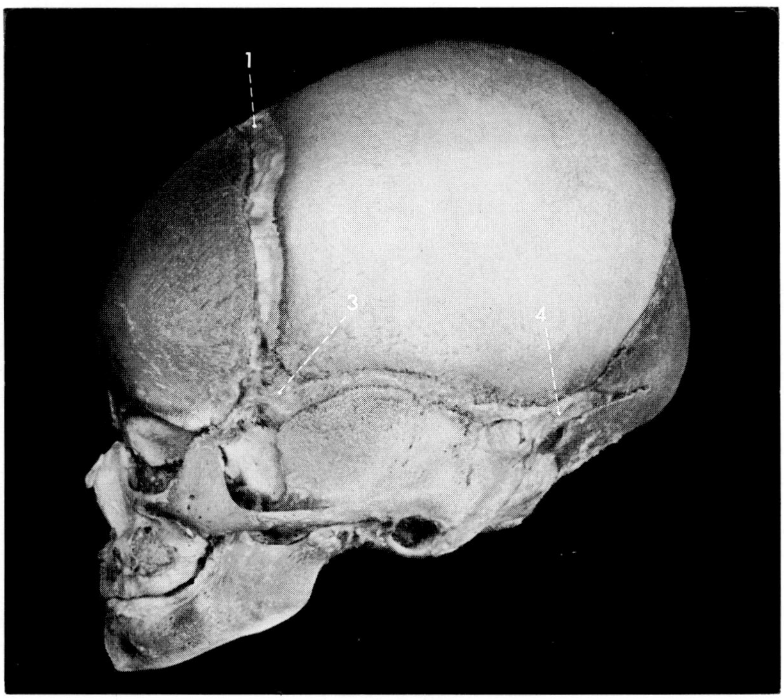

von der Seite

1. Große Fontanelle (Fonticulus ant.); **2.** Kleine Fontanelle (Fonticulus post.); **3.** Fonticulus sphenoidalis; **4.** Fonticulus mastoideus.

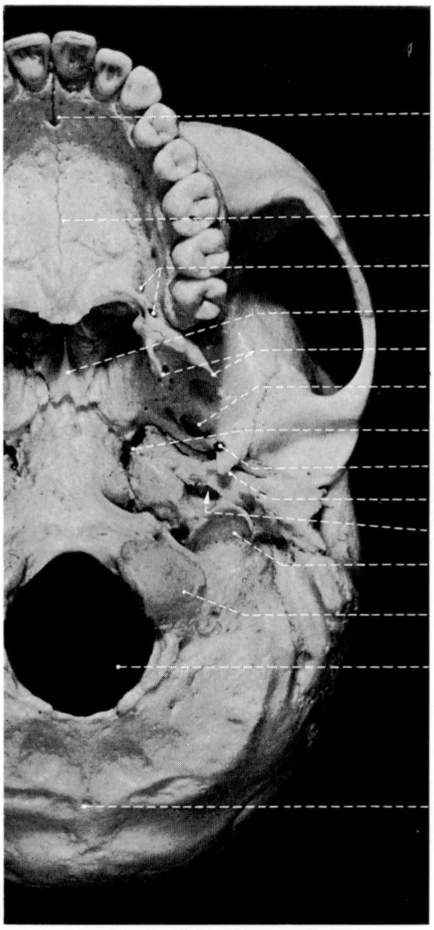

Schädelbasis von innen

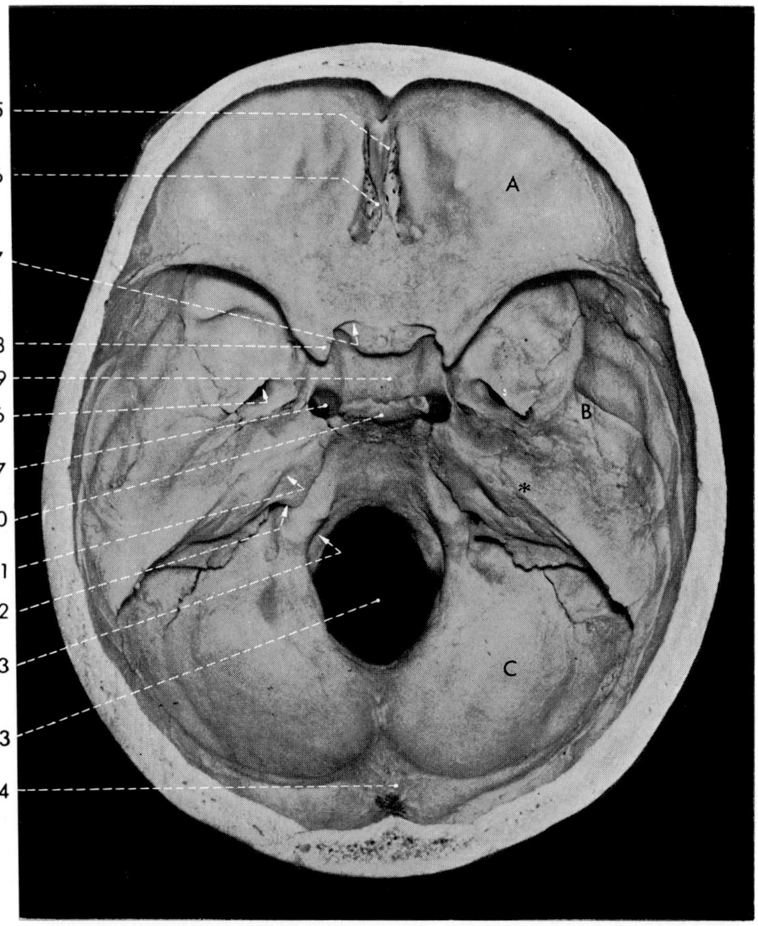

Schädelbasis von unten

1. Foramen incisivum; **2.** Mediane Gaumennaht (Sutura intermaxillaris); **3.** Foramina palatina; **4.** Vomer; **5.** Processus pterygoideus (Lamina lat. und med.); **6.** Ovales Loch (Foramen ovale); **7.** Foramen lacerum; **8.** Foramen spinosum; **9.** Stielfortsatz (Processus styloideus); **10.** Canalis caroticus (Apertura ext.); **11.** Fossa jugularis; **12.** Gelenkfortsatz (Condylus occipitalis); **13.** Hinterhauptsloch (Foramen occipitale magnum); **14.** Protuberantia occipitalis ext.; **15.** Crista galli; **16.** Siebplatte (Lamina cribrosa); **17.** Sehkanal (Canalis opticus); **18.** Processus clinoideus ant.; **19.** Türkensattel (Sella turcica); **20.** Processus clinoideus post.; **21.** Innerer Gehörgang (Meatus acusticus int.); **22.** Foramen jugulare; **23.** Canalis hypoglossi; **24.** Confluens sinuum.

A: Vordere Schädelgrube (Fossa crani ant.); **B:** Mittlere Schädelgrube (Fossa crani med.); **C:** Hintere Schädelgrube (Fossa crani post.); *: Eminentia arcuata.

Der Schädel setzt sich aus zahlreichen platten Knochen zusammen, die ineinander verzahnt sind ähnlich wie die Schwalbenschwanzverbindung bei feinen Holzarbeiten. Derartige Nähte nennt man Suturae serratae, Sägenähte (vgl. S. 16).

Bei Embryonen und Kleinkindern werden die Nähte des Schädeldaches von Bindegewebe ausgefüllt. Dadurch sind die Knochen etwas gegeneinander verschieblich, was den Durchtritt des Kopfes durch das weibliche Becken bei der Geburt erleichtert. Außerdem gibt es verschiedene membranöse Stellen, die anfangs nicht verknöchern, die sog. Fontanellen. Die wichtigsten sind die vordere und hintere Fontanelle (Fonticulus ant. und post.). Die vordere bleibt bis zum 2. oder 3. Lebensjahr offen, die hintere schließt sich schon zwischen dem 6. und 12. Monat nach der Geburt. Die vordere Fontanelle kann dem Frauenarzt helfen, die Stellung des kindlichen Kopfes unter der Geburt zu bestimmen. Auch die Stirnnaht, die die beiden Stirnbeinknochen zweiteilt, ist anfangs noch vorhanden und tastbar.

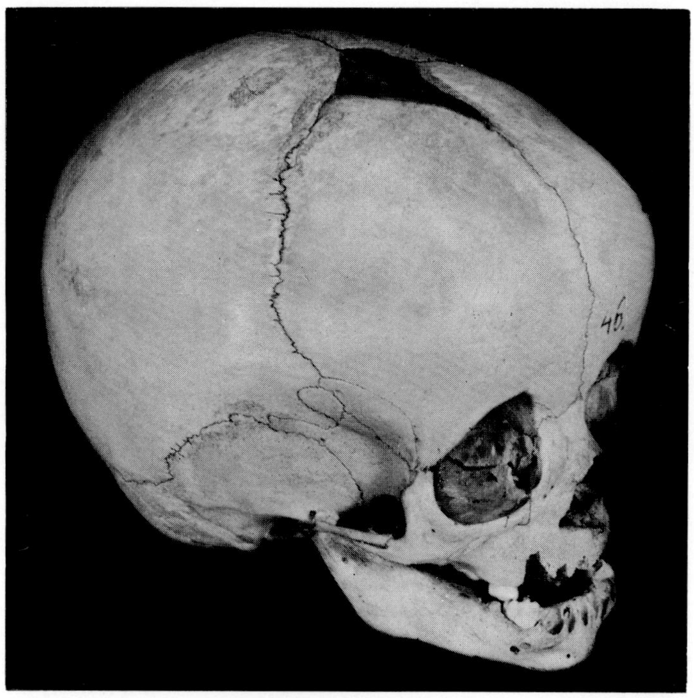

Kindlicher Schädel

Becken

A: Darmbein (Os ilium)
B: Schambein (Os pubis)
C: Sitzbein (Os ischii)
D: Kreuzbein (Os sacrum)
E: Steißbein (Os coccygis)

1. Crista iliaca
2. Spina iliaca ant. sup.
3. Spina iliaca ant. inf.
4. Acetabulum
5. Tuberculum pubicum
6. Foramen obturatum
7. Tuber ischiadicum
8. Incisura ischiadica minor
9. Spina ischiadica
10. Incisura ischiadica major
11. Spina iliaca post. inf.
12. Spina iliaca post. sup.
13. Eminentia iliopubica
14. Fossa iliaca
15. Kleines Becken
16. Pecten ossis pubis
17. Symphyse
18. Linea arcuata

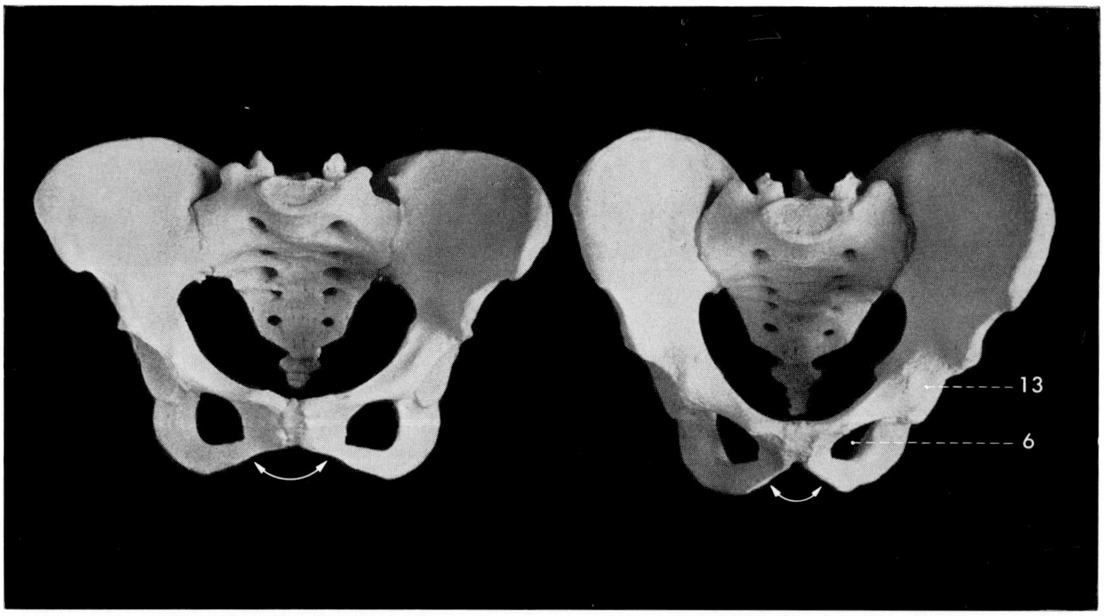

Weibliches Becken — Männliches Becken
Ansicht von vorn-oben

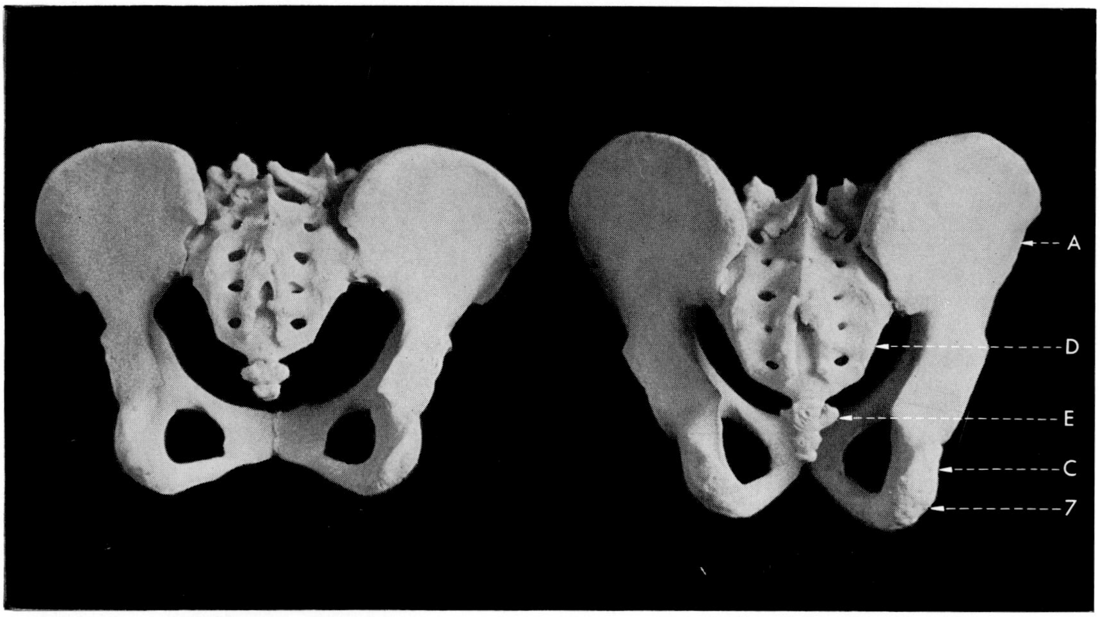

Weibliches Becken — Männliches Becken
Ansicht von hinten

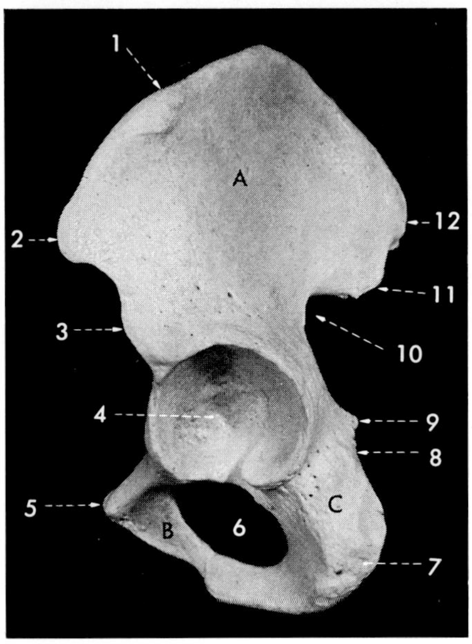

Hüftknochen (Os coxae), von der Seite gesehen

Geschlechtsunterschiede des Beckens

Der hervorstechendste Unterschied zwischen dem männlichen und weiblichen Knochengerüst liegt in der verschiedenen Form des Beckens. Das weibliche Becken ist weiter, ausladender und etwas niedriger in der Höhe. Die Beckeneingangsebene ist beim Mann kartenherzförmig, bei der Frau dagegen mehr queroval und größer. Außerdem ist der Schamwinkel (Arcus pubis) am weiblichen Becken größer und mehr bogenförmig ausgerundet, während er am männlichen Becken einen spitzen Winkel bildet. Die Bauform des weiblichen Beckens erleichtert dadurch den Durchtritt des Kindes bei der Geburt.

Das Becken setzt sich zusammen aus den zwei Hüftbeinen (Ossa coxae) und dem Kreuzbein (Os sacrum). Das Hüftbein entsteht durch die Verschmelzung des Darm-, Scham- und Sitzbeines (Os ilium, ischii und pubis). Die Hüftpfanne (Acetabulum), die den Gelenkkopf des Oberschenkels aufnimmt, liegt da, wo diese drei Knochen zusammenstoßen.

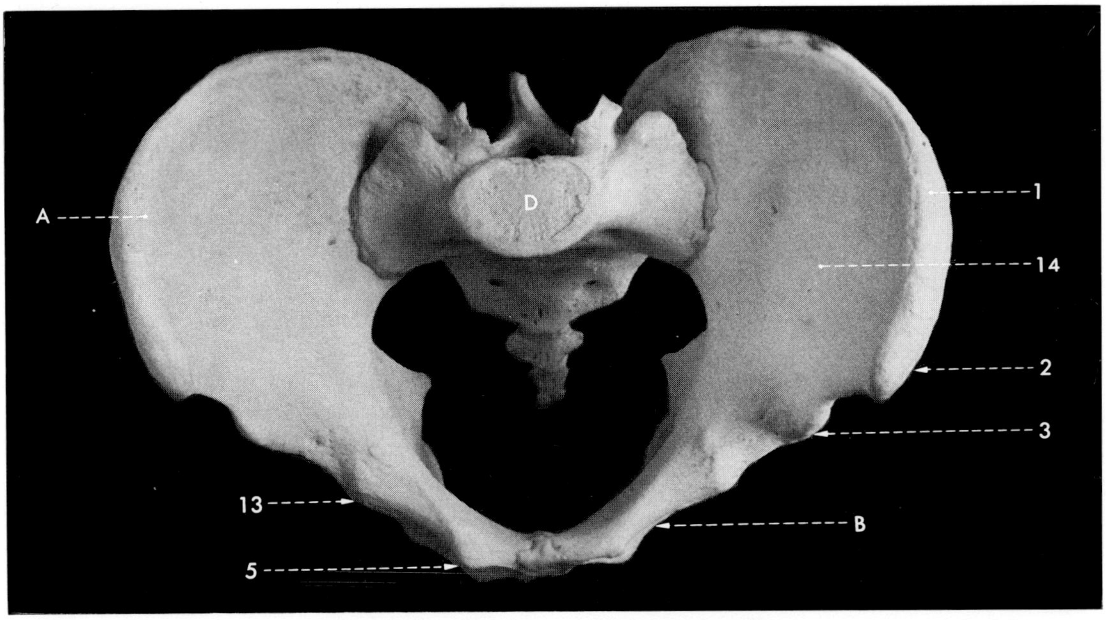

Männliches Becken – Ansicht von oben

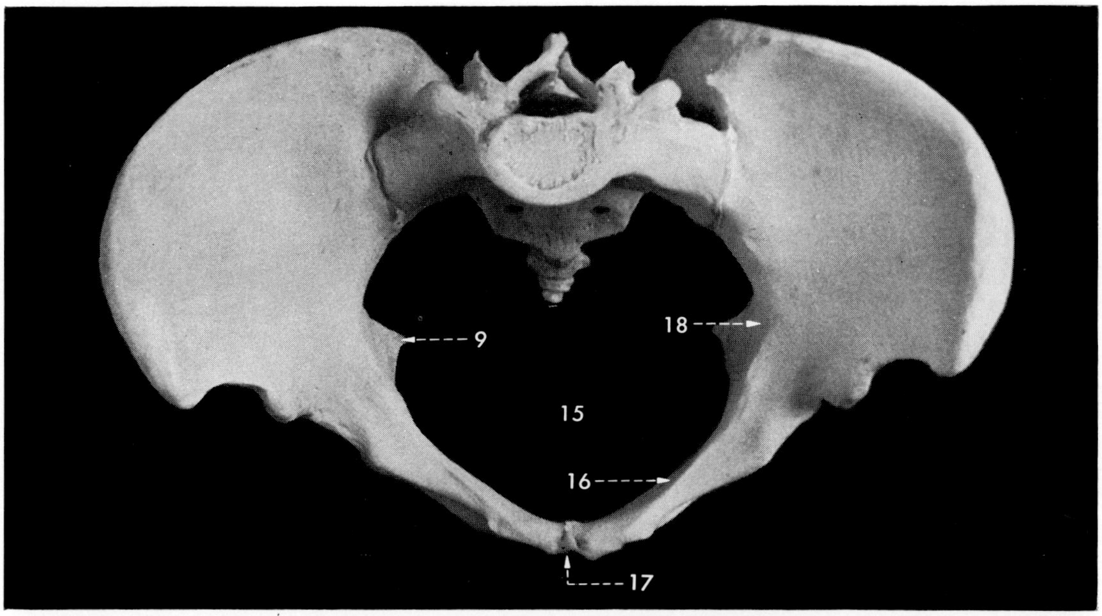

Weibliches Becken – Ansicht von oben

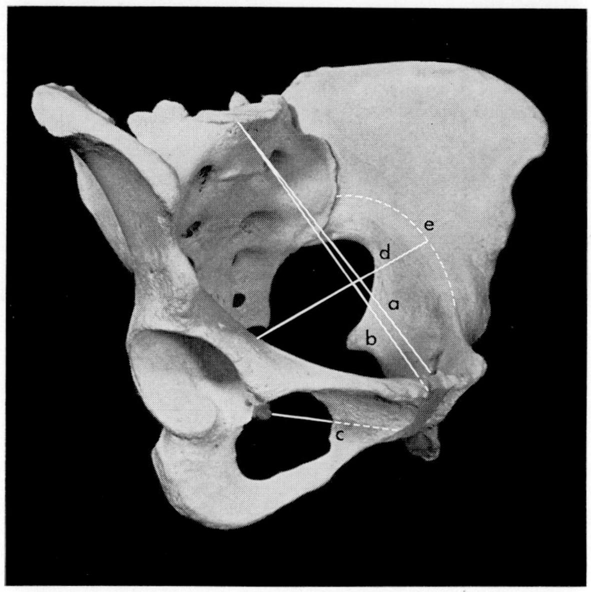

Beckenmaße

Die Bestimmungen der Beckenmaße (Pelvimetrie) sind sowohl für die Anthropologie als auch für die Geburtshilfe von großer Bedeutung. Die Messungen können direkt am Lebenden oder indirekt durch Röntgenaufnahmen vorgenommen werden.

Diameter des weiblichen Beckens:
a: Anteroposteriorer Durchmesser (Conjugata vera)
b: Conjugata obstetrica
c: Conjugata diagonalis
d: Diameter transversa
e: Linea arcuata

Knochen der Extremitäten

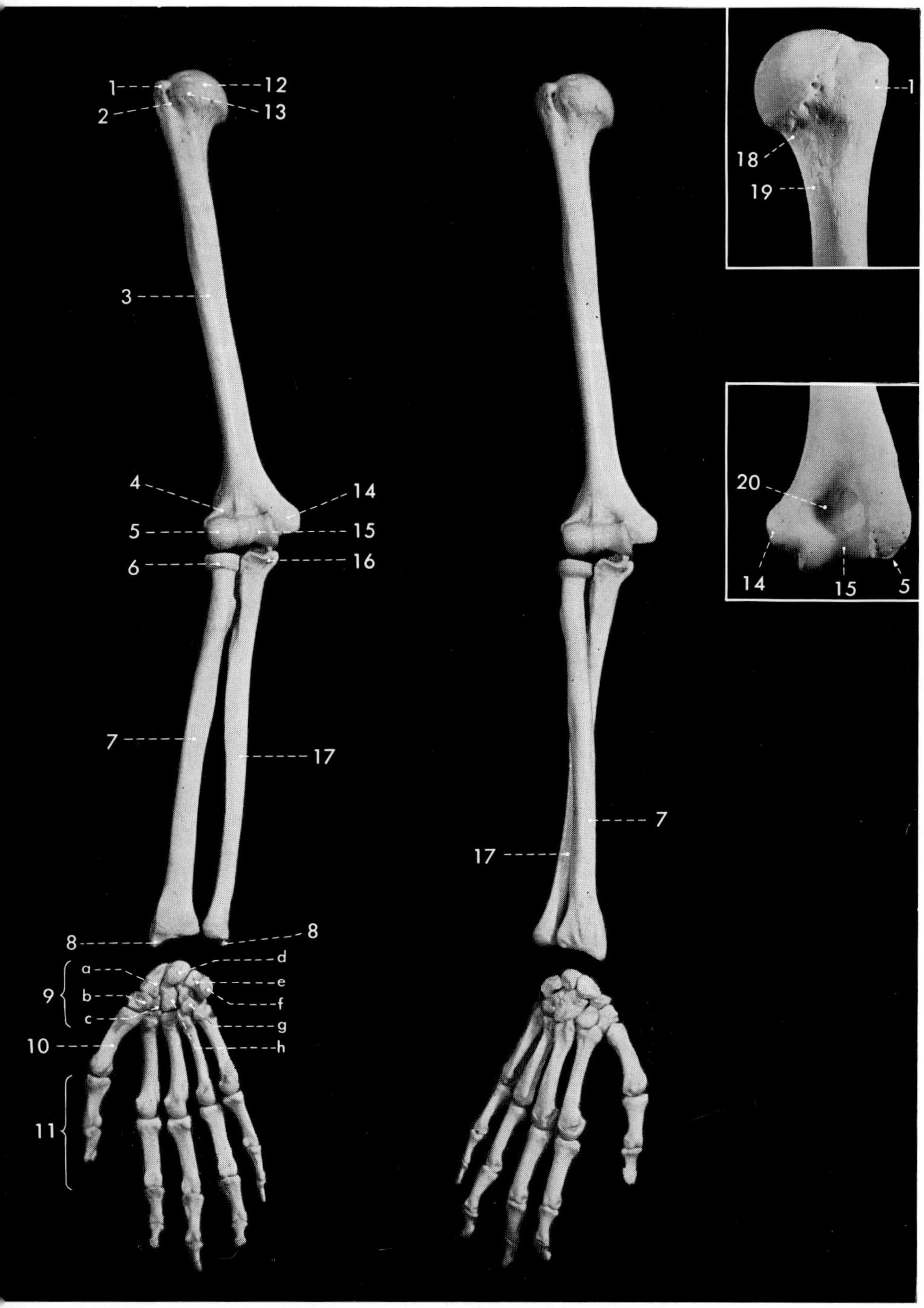

Arm in Supinationsstellung (Handflächen oben)

Arm in Pronationsstellung (Handrücken oben)

Knochen des rechten Armes

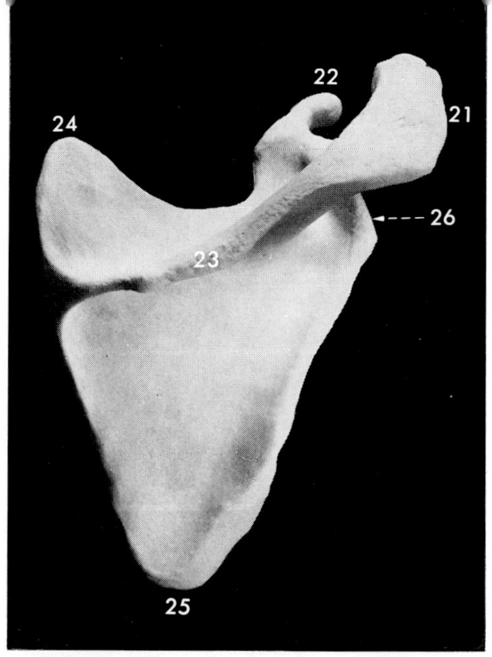

Schulterblatt (Scapula), von hinten

Die Handstellung kann zwischen Pro- und Supination wechseln. Bei voller Supination liegen Radius und Ulna parallel nebeneinander, bei der Pronation sind sie gekreuzt. Drehbewegungen im Handgelenk sind nicht möglich, vielmehr rotiert der Unterarm als Ganzes.

Arm: 1. Tuberculum majus; **2.** Sulcus intertubercularis; **3.** Sulcus n. radialis; **4.** Epicondylus lat.; **5.** Capitulum humeri; **6.** Caput radii; **7.** Radius; **8.** Proc. styloideus; **9a:** Os scaphoideum; **b:** Os trapezium; **c:** Os trapezoideum; **d:** Os lunatum; **e:** Os triquetrum; **f:** Os pisiforme; **g:** Os hamatum; **h:** Os capitatum; **10.** Metacarpus; **11.** Phalanges; **12.** Caput humeri; **13.** Tuberculum minus; **14.** Epicondylus med. humeri; **15.** Trochlea humeri; **16.** Proc. coronoideus; **17.** Ulna; **18.** Collum anatomicum; **19.** Collum chirurgicum; **20.** Fossa olecrani; **21.** Acromion; **22.** Proc. coracoideus; **23.** Spina scapulae; **24.** Angulus sup., **25.** Angulus inf., **26.** Cavitas glenoidalis.

Bein: 27. Caput femoris; **28.** Collum fem.; **29.** Trochanter minor; **30.** Epicondylus med.; **31.** Condylus med. tibiae; **32.** Tibia; **33.** Malleolus med.; **34a:** Calcaneus; **b:** Talus; **c:** Os naviculare; **d:** Os cuneiforme; **e:** Os cuboideum; **35:** Trochanter major; **36.** Femur; **37.** Epicondylus lat.; **38.** Patella; **39.** Caput fibulae; **40.** Fibula; **41.** Malleolus lat., **42.** Metatarsus; **43.** Phalanges; **44.** Condylus med. femoris; **45.** Fossa intercondylaris; **46.** Condylus lat. femoris.

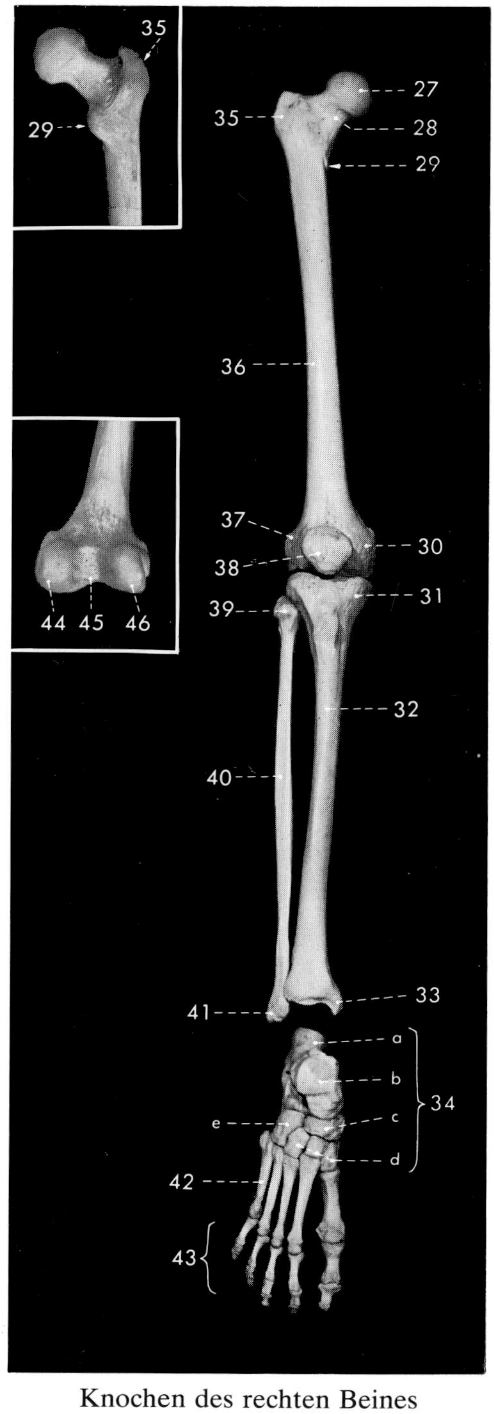

Knochen des rechten Beines

Gelenke

Echte Gelenke mit ein oder mehreren Freiheitsgraden (Diarthrosen) bestehen in der Regel aus zwei ineinandergreifenden Gelenkkörpern mit konvexer bzw. konkaver Oberfläche, die mit hyalinem Knorpel überzogen sind. Sie werden in eine Gelenkkapsel aus derbem Bindegewebe eingeschlossen. Diese grenzt die Gelenkhöhle von der Umgebung ab. Sie wird innen von der Synovialmembran überzogen, die die Gelenkschmiere (Synovia) absondert. Einige Gelenke sind durch innerhalb der Gelenkhöhle gelegene Knorpelscheiben (Disci, Menisci) oder Bänder kompliziert (z. B. Kniegelenk).

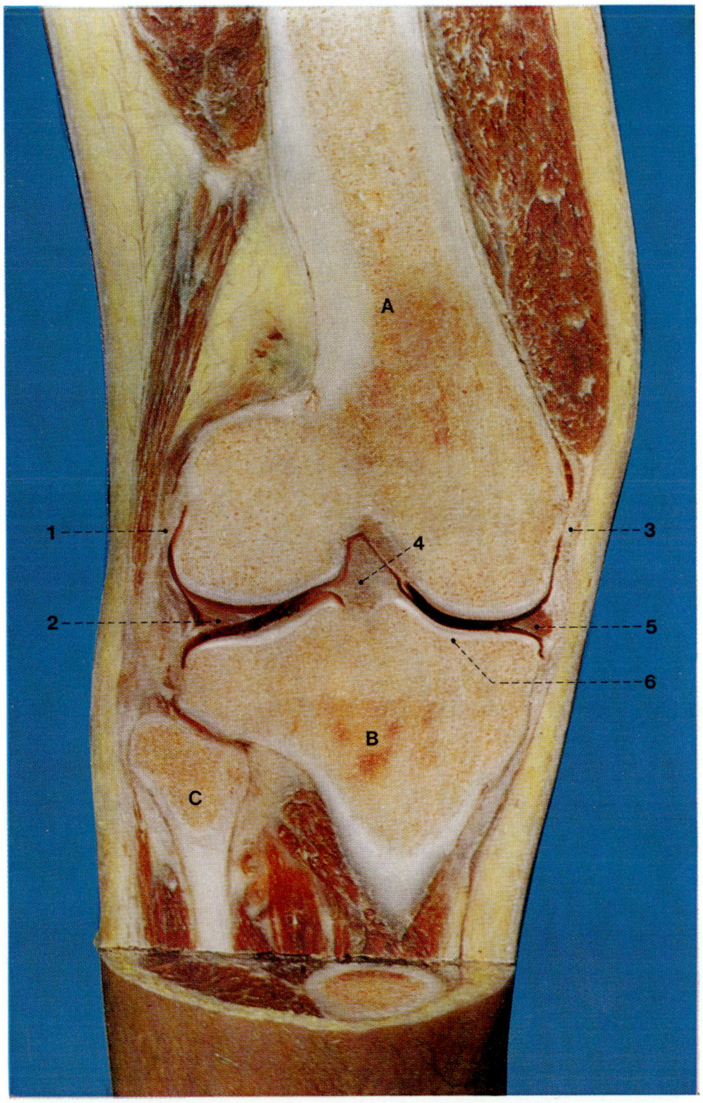

A: Femur; **B:** Tibia; **C:** Fibula;
1. Lig. collaterale lat.; **2.** Lateraler Meniskus; **3.** Lig. collaterale med.; **4.** Lig cruciatum ant.; **5.** Medialer Meniskus; **6.** Gelenkknorpel.

Frontalschnitt durch das Kniegelenk

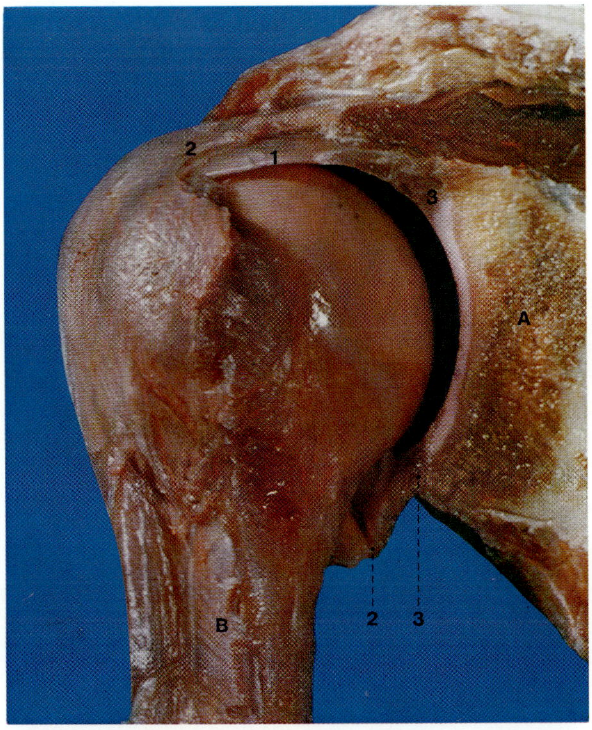

Schultergelenk (von vorne eröffnet; Muskeln entfernt, Schulterblatt angeschnitten).

A: Scapula; **B:** Humerus; **1.** Sehne des langen Bizepskopfes; **2.** Gelenkkapsel; **3.** Labrum glenoidale.

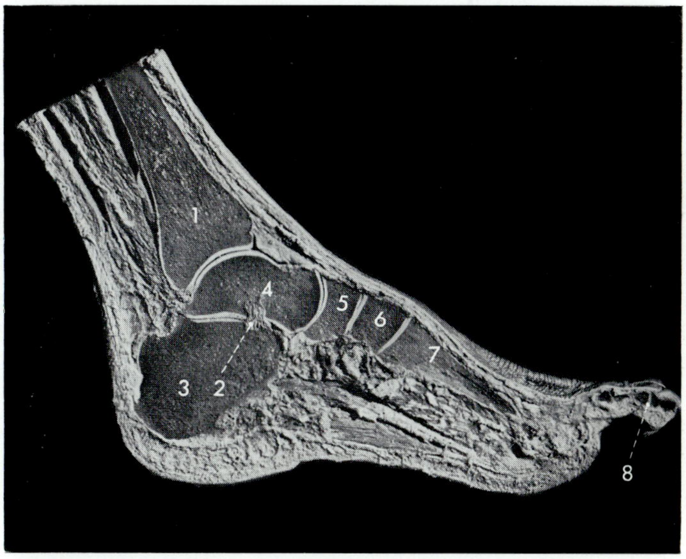

Längsschnitt durch den Fuß. Das Fußgewölbe ist erkennbar.

1. Tibia; **2.** Lig. talocalcaneum interosseum; **3.** Calcaneus; **4.** Talus; **5.** Os naviculare; **6.** Os cuneiforme med.; **7.** Metatarsus; **8.** Phalanges.

Gelenkformen

Fugen bzw. unbewegliche Gelenke (Synarthrosen)

1. Bandhafte Syndesmosen (Juncturae fibrosae)

A. Naht (Sutura)

a) Sägenaht (Sutura serrata)

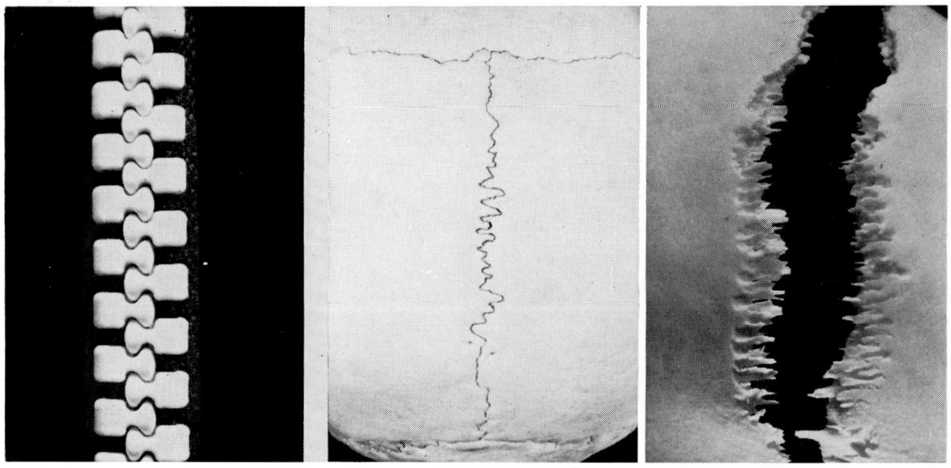

Sutura sagittalis
(geschlossen) (getrennt)

b) Schuppennaht (Sutura squamosa)

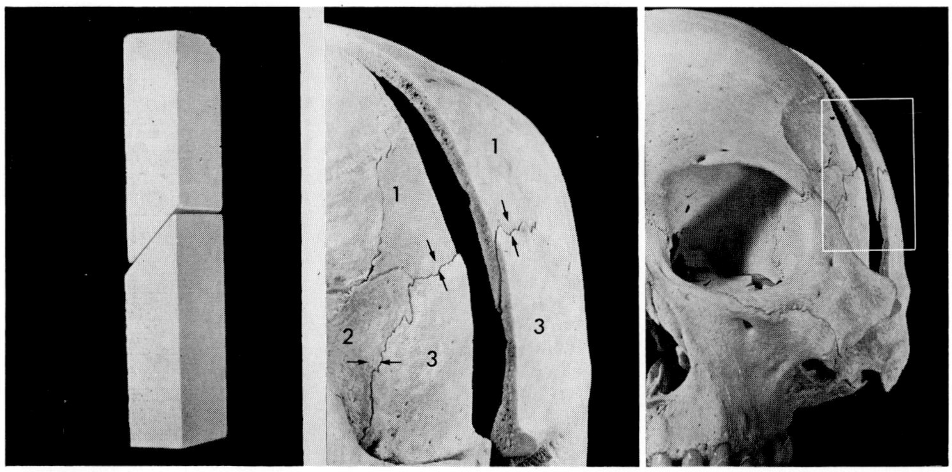

Sutura squamosa des Schläfenbeins

c) Glatte Naht (Sutura plana)

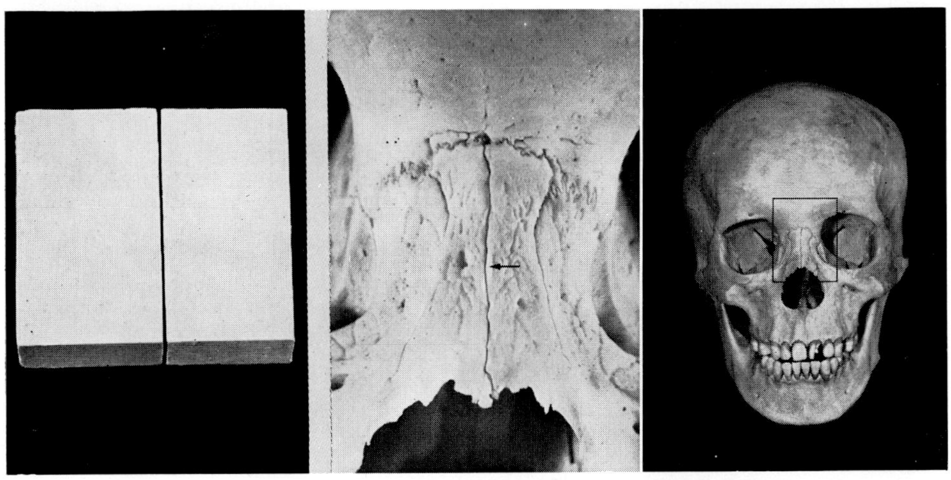

Nasenbeine mit glatter Naht

B. Knöcherne Verkeilung (Gomphosis)

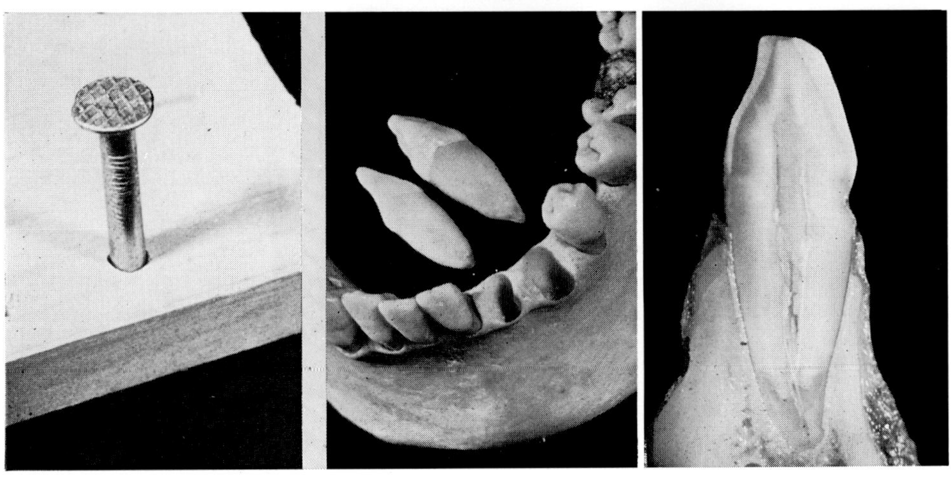

Zähne und zugehörige Zahnalveolen (Verkeilung)

2. Knorpelige Verbindungen (Synchondrosen)

a) Symphyse (faserknorpelige Verbindung)

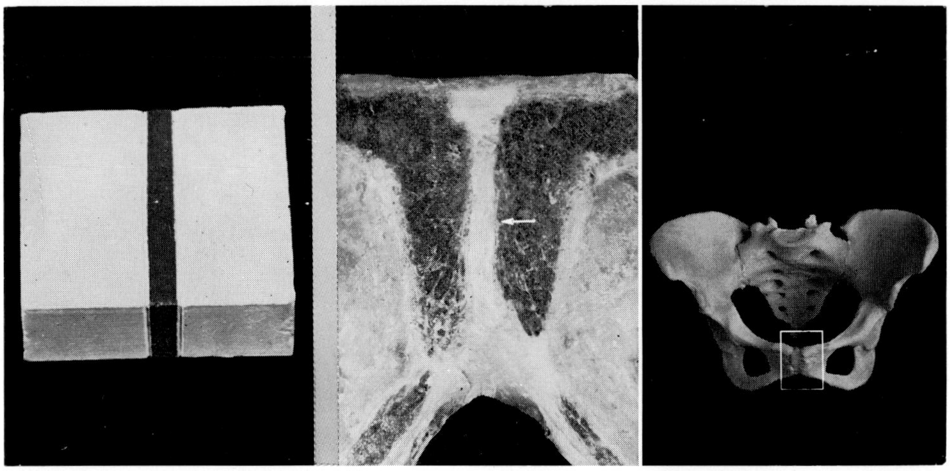

Symphyse (Schamfuge)

b) Synchondrose (hyalin-knorpelige Verbindung)

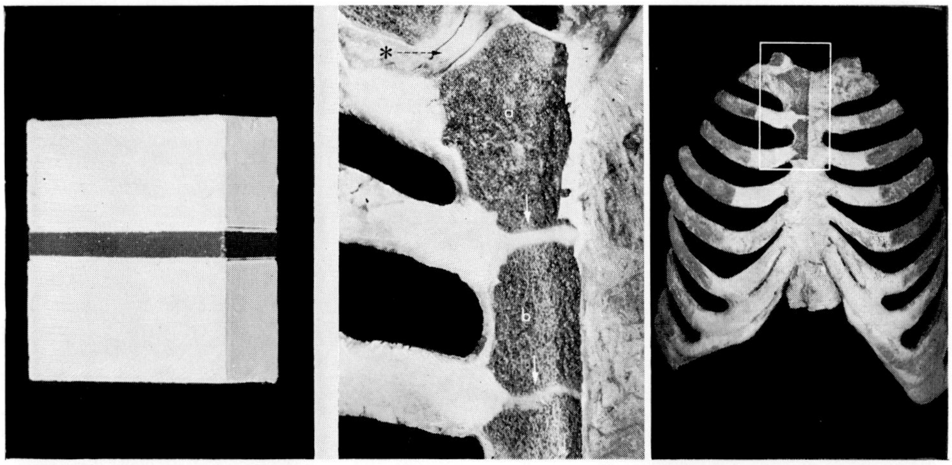

Sternum

a: Manubrium sterni; **b:** Corpus sterni

3. Synostosen (Knöcherne Verbindungen)

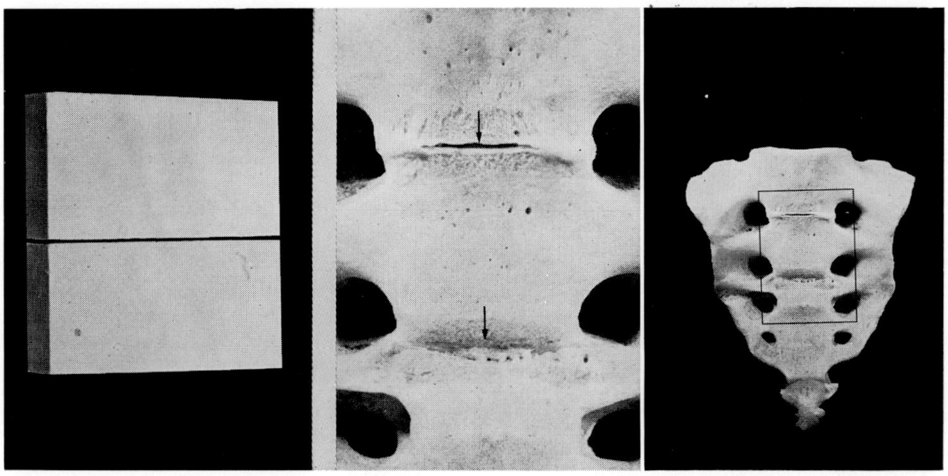

Quere Knochenfugen (Lineae transversae)

Os sacrum

Echte bzw. bewegliche Gelenke (Diarthrosen oder Juncturae synoviales)

1. Kugelgelenk

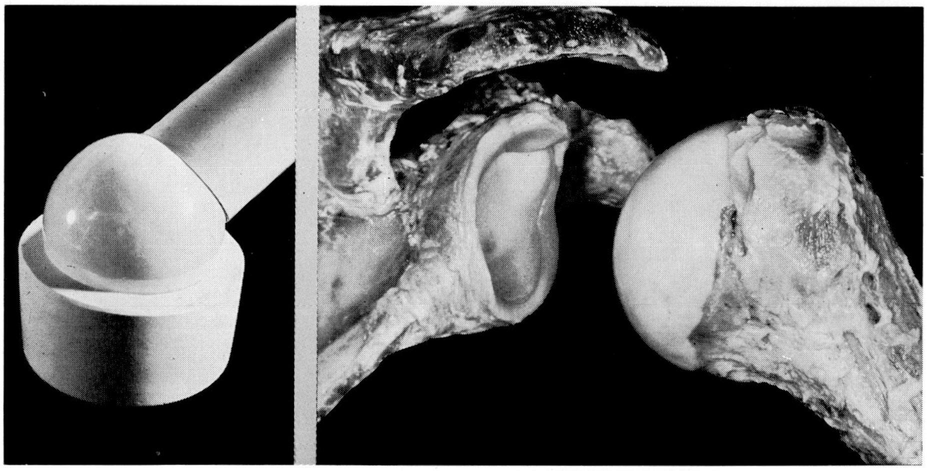

Schultergelenk

2. Nußgelenk

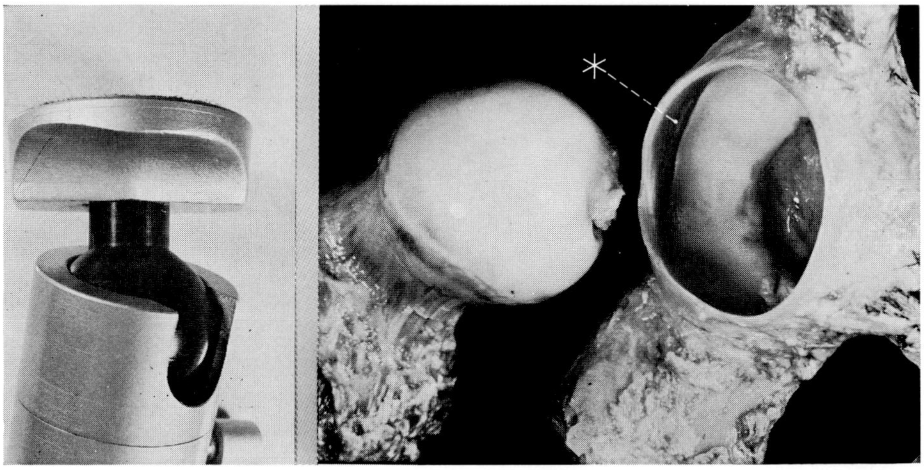

Hüftgelenk

*Labrum glenoidale

3. Ellipsoid- oder Eigelenk

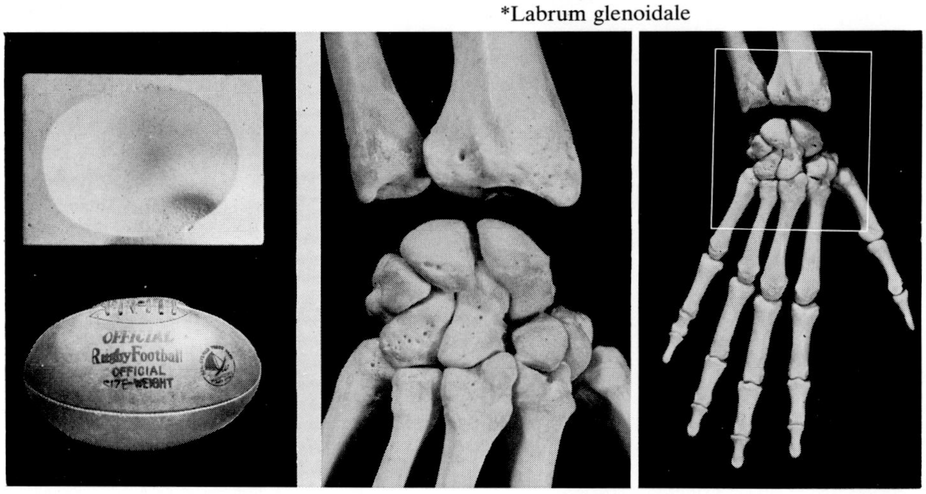

Handgelenk

4. Scharniergelenk

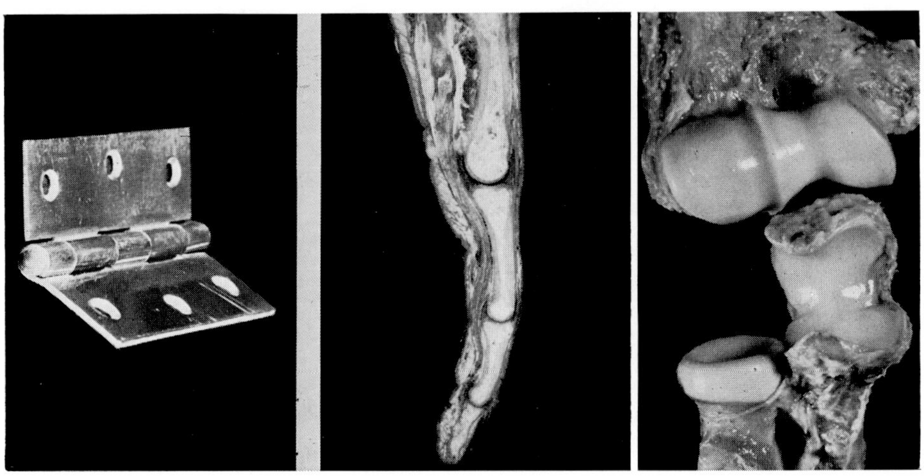

Fingermittelgelenk Ellenbogengelenk

5. Drehgelenk

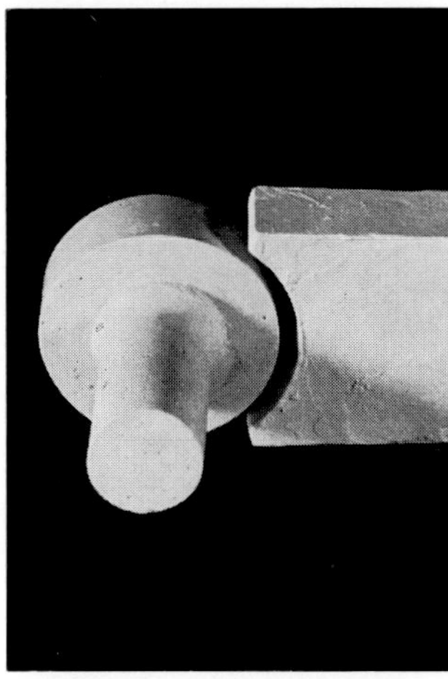

Radio-Ulnargelenk

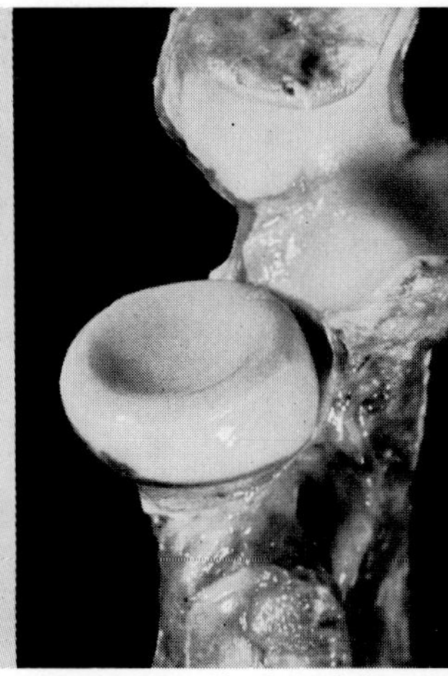

Links: Radiusköpfchen
Rechts: Incisura radialis ulnae

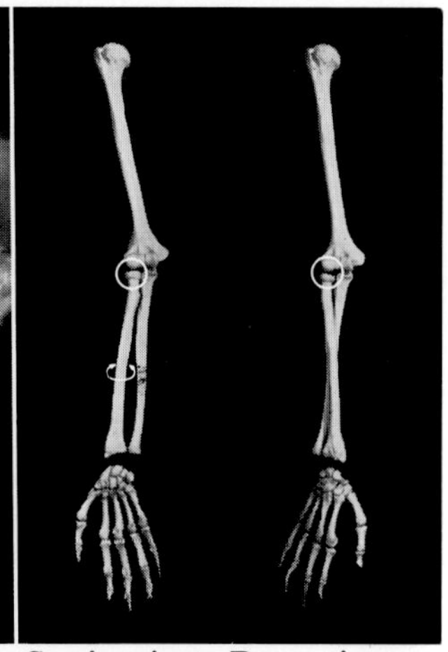

Supinations-Pronations-stellung

Schraubengelenk

Das Schraubengelenk ist eine Art von Scharniergelenk. Die Achsen der beiden Gelenkkörper stehen jedoch nicht senkrecht aufeinander, sondern eher so wie bei einer Schraube.

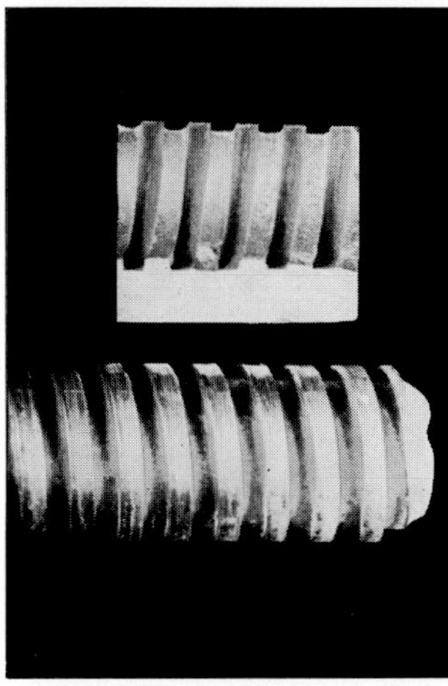

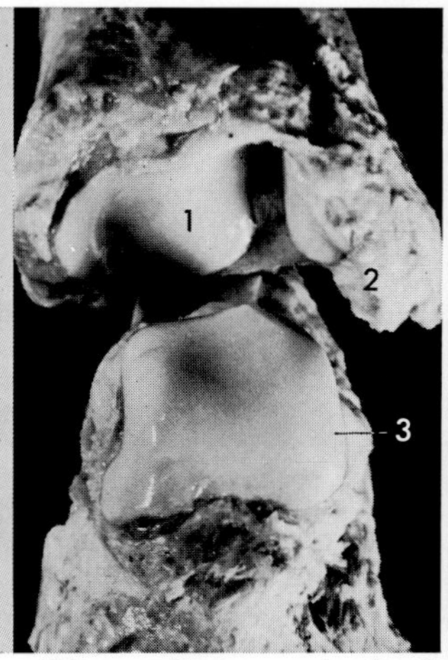

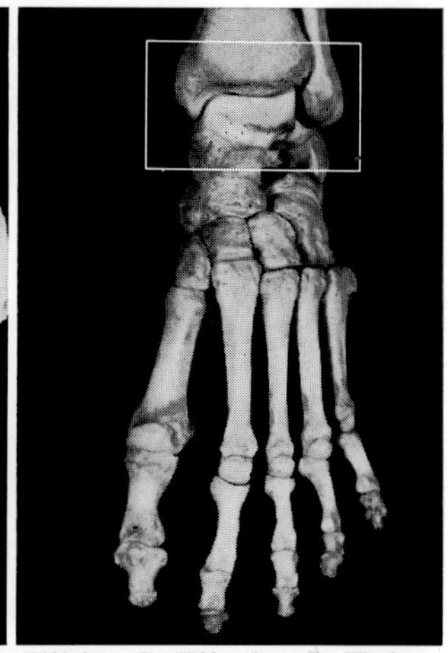

Oberes Sprunggelenk: **1.** Tibia; **2.** Fibula; **3.** Talus

7. Sattelgelenk

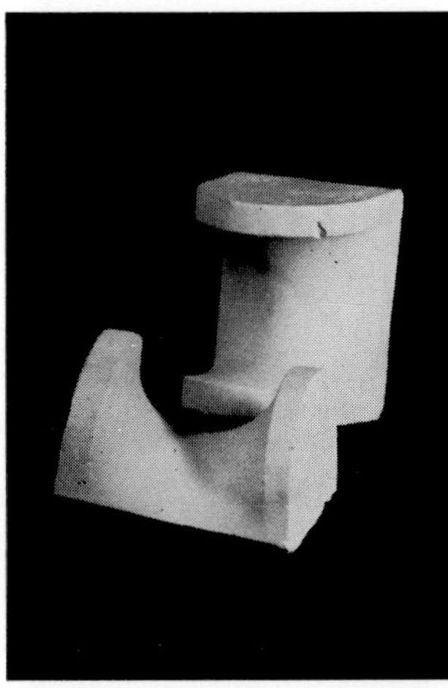

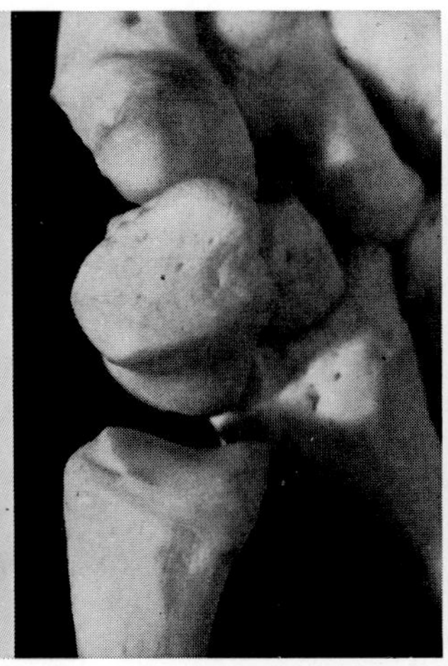

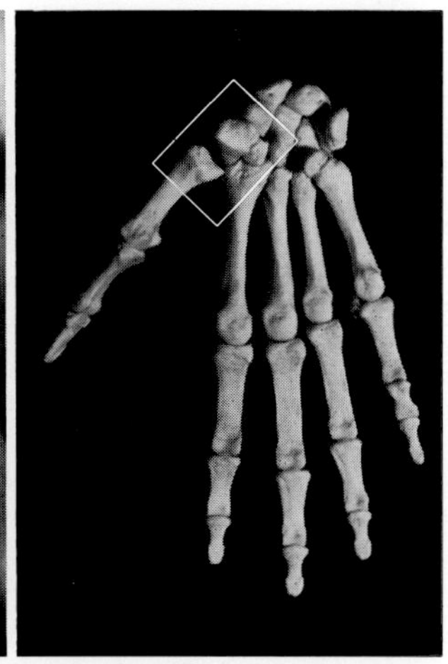

Karpometakarpalgelenk des Daumens

8. Plangelenk

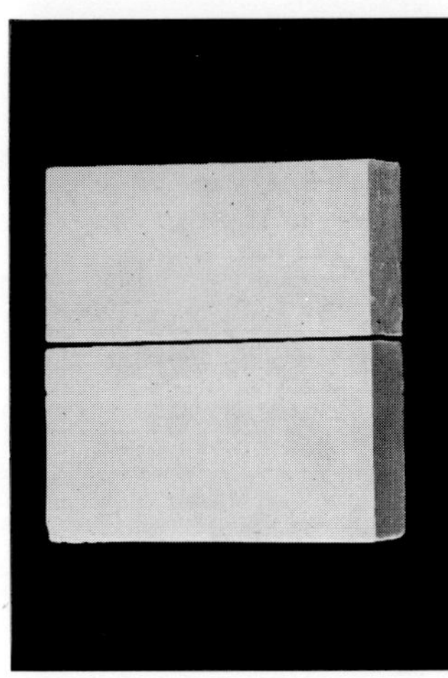

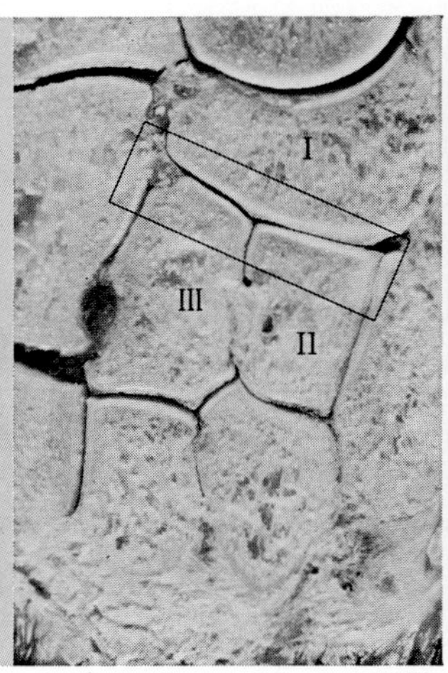

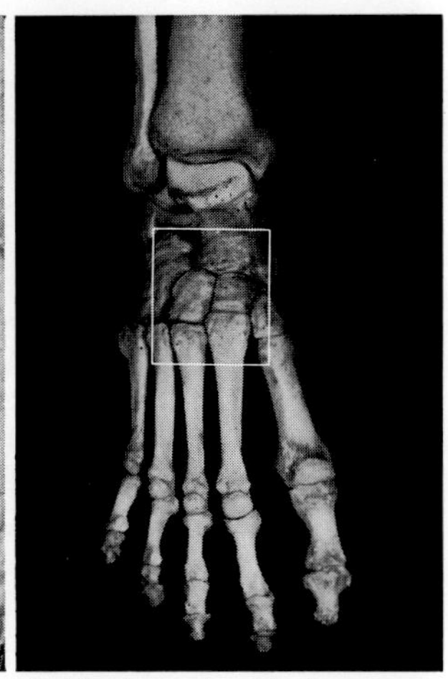

I: Kahnbein; **II:** und **III:** Keilbeine der Fußwurzel

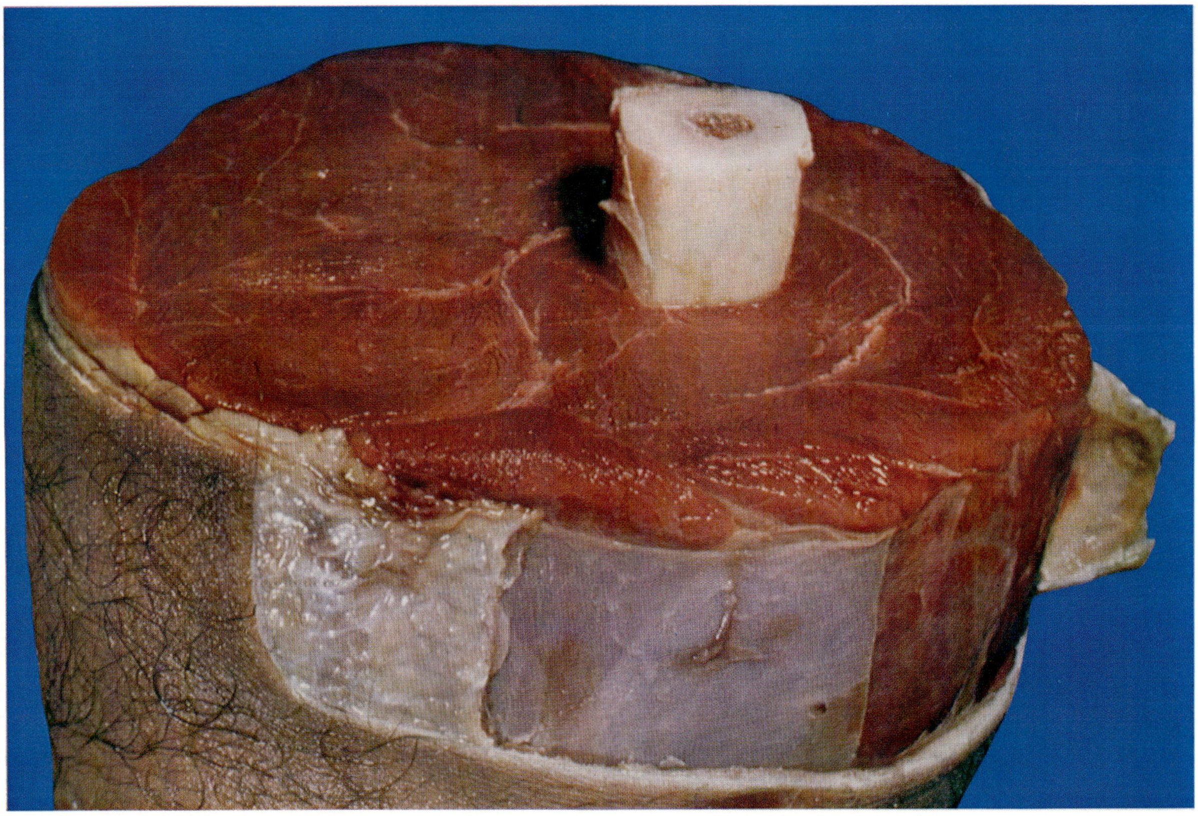

Querschnitt durch den Oberschenkel beim Mann

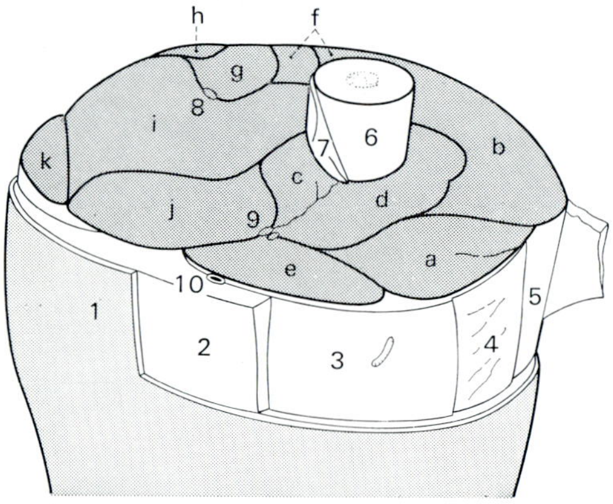

1. Haut; **2.** Subkutanes Fettgewebe; **3.** Oberschenkelfaszie (Fascia lata); **4.** Muskelbindegewebe (Perimysium); **5.** Muskelgewebe; **6.** Oberschenkelknochen (Femur); **7.** Knochenhaut (Periost); **8.** N. ischiadicus; **9.** A. u. V. femoralis; **10.** V. saphena magna; **a:** M. rectus femoris; **b:** M. vastus lat.; **c:** M. vastus medialis; **d:** M. vastus intermedius; **e:** M. sartorius; **f:** M. biceps femoris; **g:** M. semitendinosus; **h:** M. semimembranosus; **i:** M. adductor magnus; **j:** M. adductor longus; **k:** M. gracilis.

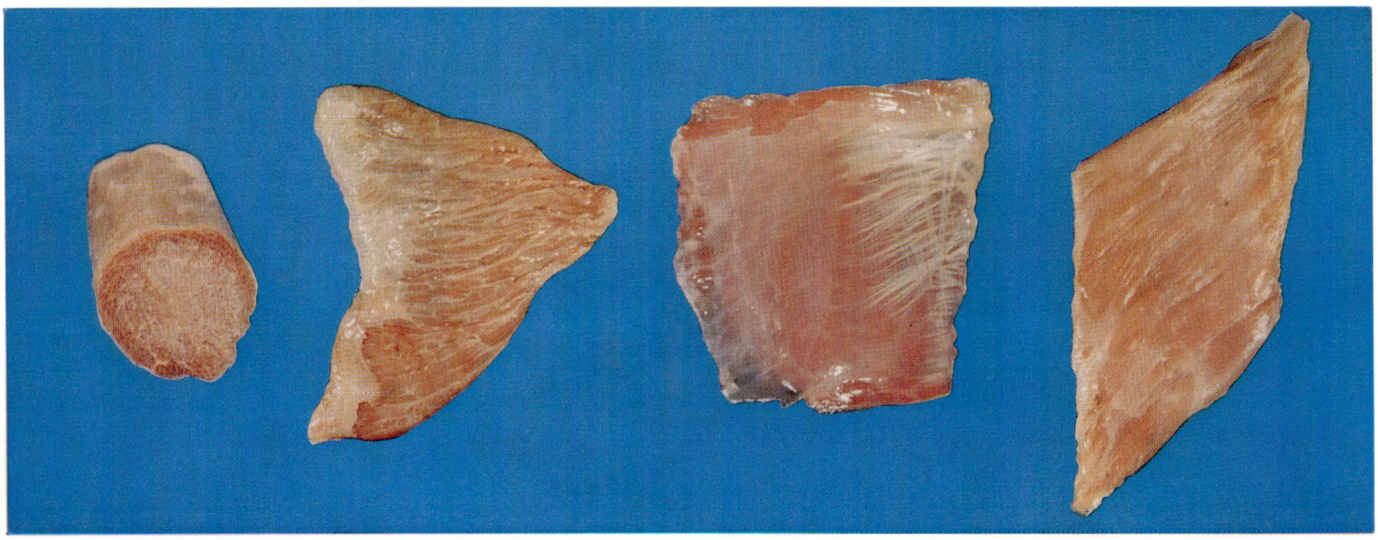

Zylindrischer Muskel (M. teres major) — Dreieckiger Muskel (M. deltoideus) — Viereckiger Muskel (M. pronator quadratus) — Rhomboider Muskel (M. rhomboideus major)

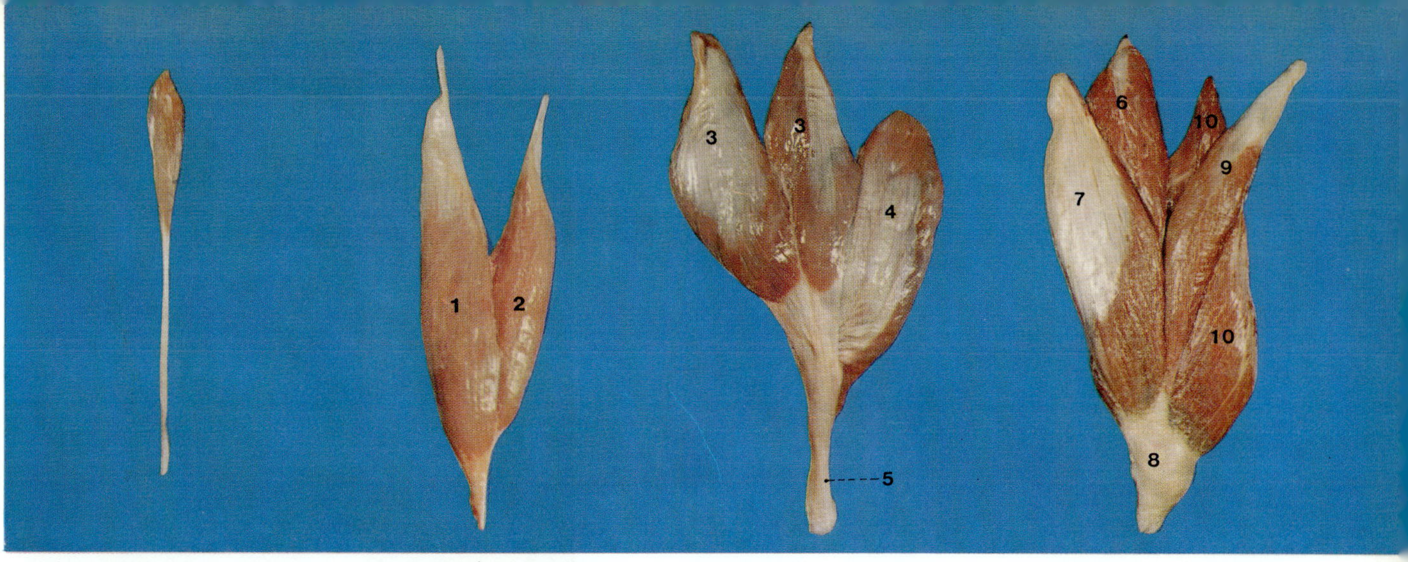

Spindelförmiger Muskel (M. palmaris longus) | Zweiköpfiger Muskel (M. biceps femoris) | Dreiköpfiger Muskel (M. triceps surae) | Vierköpfiger Muskel (M. quadriceps femoris)

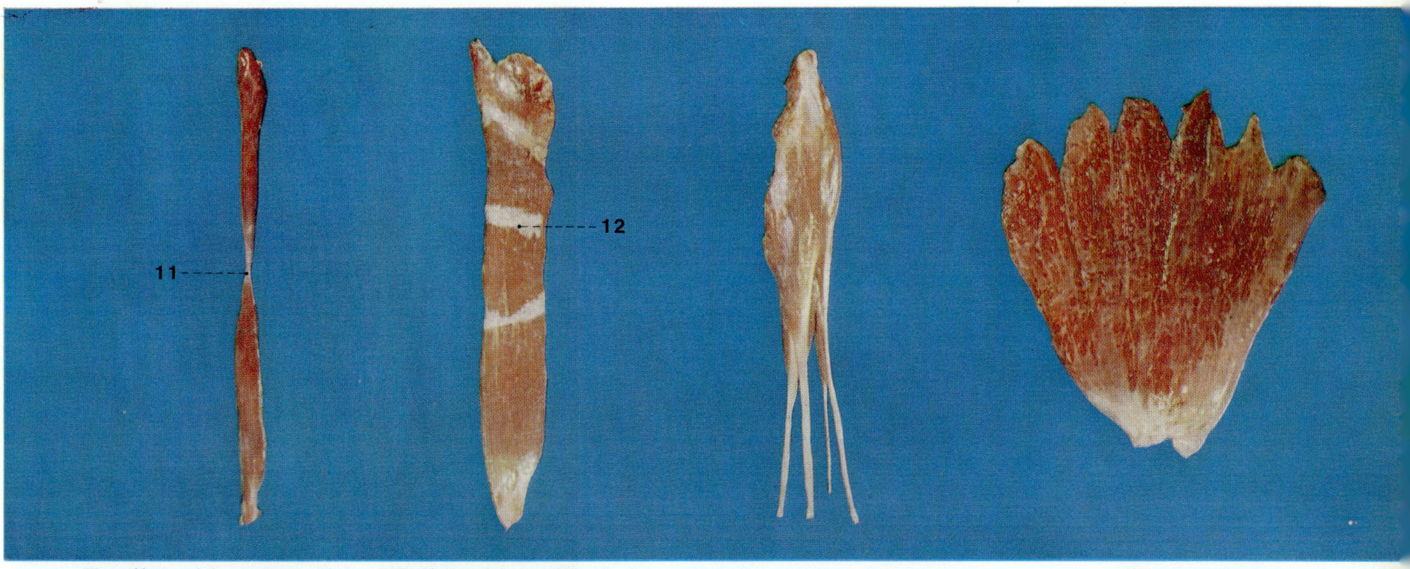

Zweibäuchiger Muskel (M. omohyoideus) | Vielbäuchiger Muskel (M. rectus abdominis) | Mehrsehniger Muskel (M. flexor digitorum prof.) | Sägemuskel (M. serratus anterior)

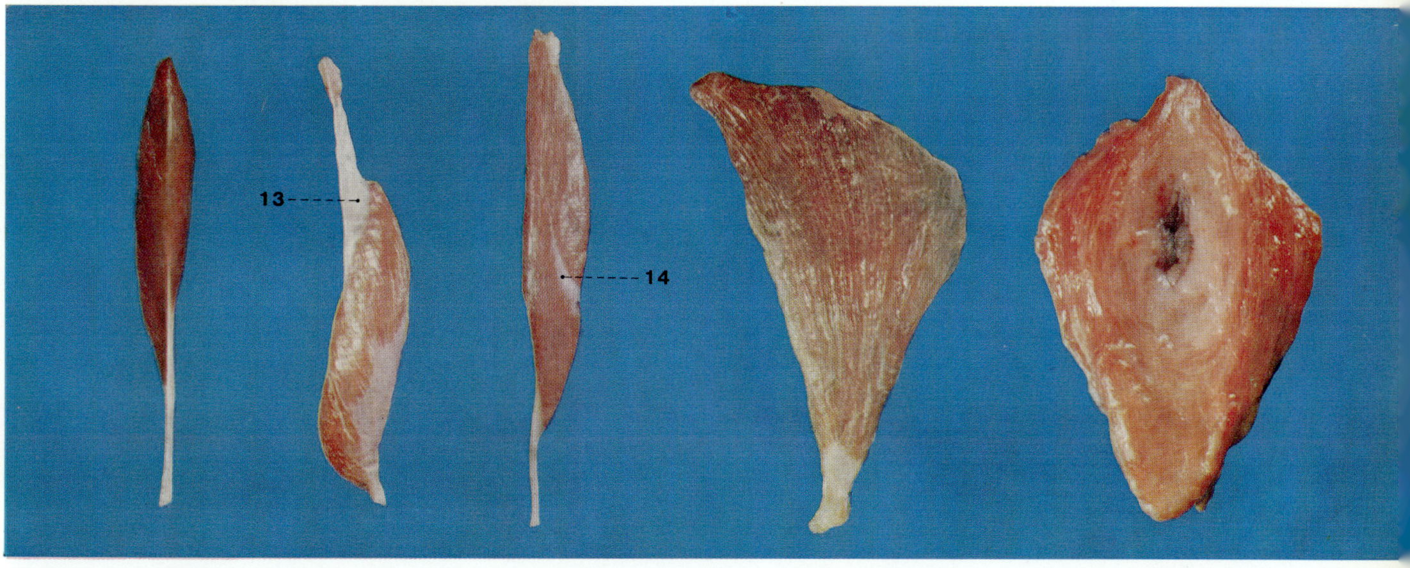

Gefiederter Muskel (M. tibialis anterior) | Einfach gefiederter Muskel (M. semimembranosus) | Halbsehniger Muskel (M. semitendinosus) | Platter Muskel (M. latissimus dorsi) | Ringmuskel (M. sphincter ani externus)

Muskelformen

1. Langer Kopf des M. biceps; **2.** Kurzer Kopf des M. biceps; **3.** M. gastrocnemius mit einem medialen und lateralen Kopf; **4.** M. soleus; **5.** Achillessehne; **6.** M. vastus intermedius; **7.** M. vastus medialis; **8.** Patella; **9.** M. rectus femoris; **10.** M. vastus lateralis; **11.** Zwischensehne; **12.** breite Zwischensehne (Intersectio tendinea); **13.** Aponeurose; **14.** Unvollständige Zwischensehne.

Oberflächliche Muskeln des Körpers

Vorderansicht

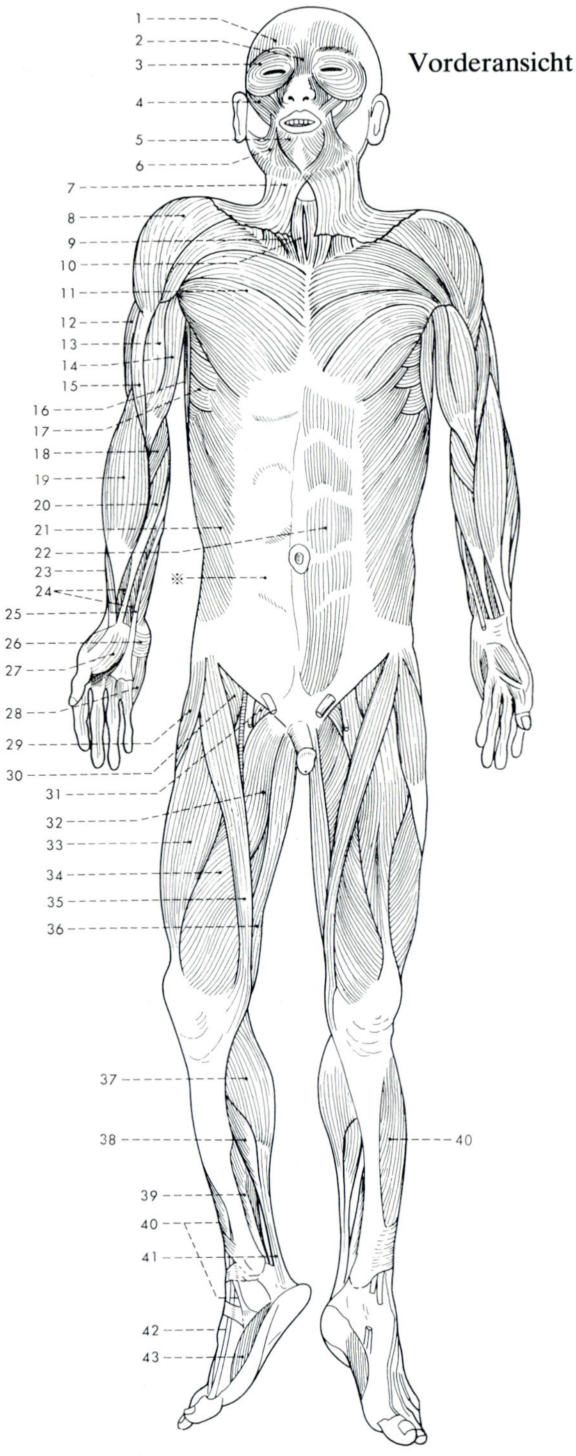

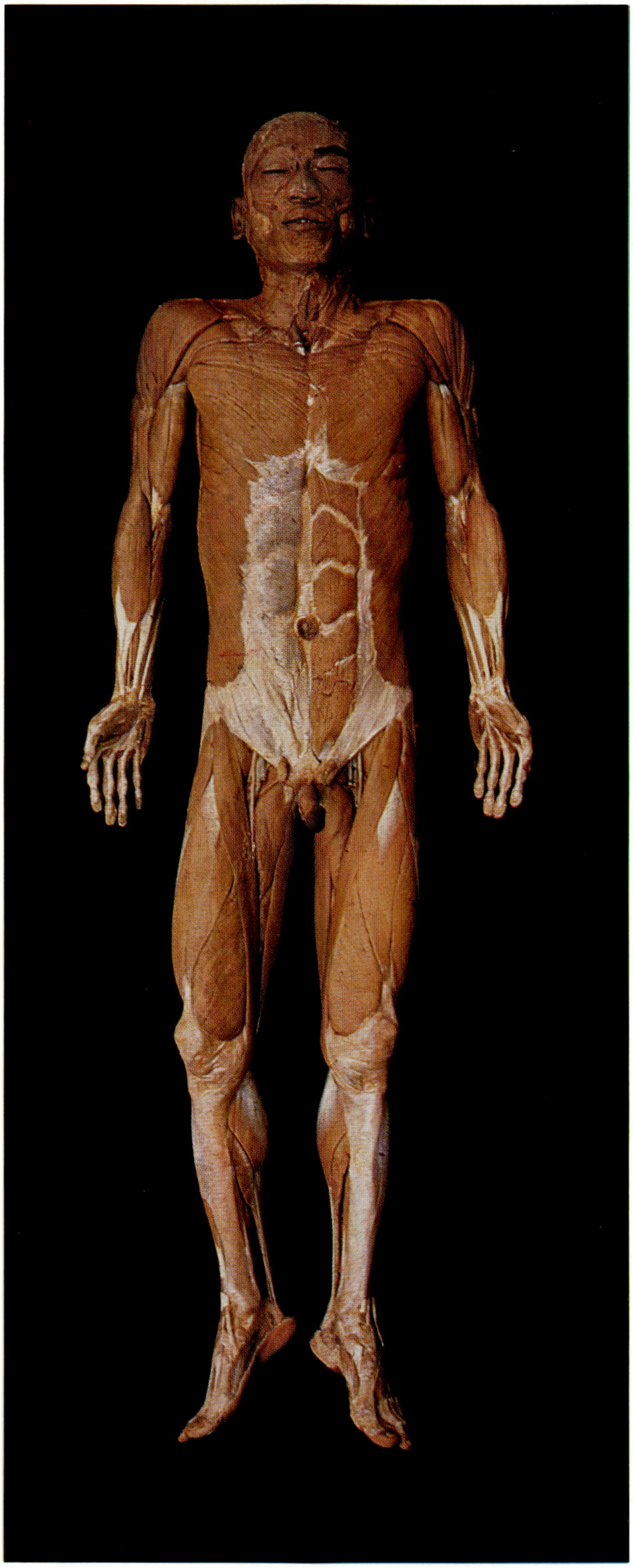

1. Venter frontalis des M. occipito-frontalis; **2.** M. procerus; **3.** orbicularis oculi; **4.** M. zygomaticus major und minor, M. levator anguli oris, M. levator labii superioris alaeque nasi; **5.** M. depressor labii inferioris; **6.** M. risorius, M. depressor anguli oris; **7.** Platysma; **8.** M. deltoideus; **9.** M. sternocleidomastoideus; **10.** M. sternohyoideus; **11.** M. pectoralis major; **12.** Caput laterale des M. triceps; **13.** Caput longum des M. biceps; **14.** Caput breve des M. biceps; **15.** M. brachialis; **16.** M. latissimus dorsi; **17.** M. serratus anterior; **18.** M. pronator teres; **19.** M. brachioradialis; **20.** M. flexor carpi radialis; **21.** M. obliquus abdominis ext.; **22.** M. rectus abdominis; **23.** M. abductor pollicis longus; **24.** M. flexor digitorum superficialis; **25.** M. palmaris longus; **26.** M. palmaris brevis; **27.** Thenar; **28.** M. abductor digiti minimi; **29.** M. tensor fasciae latae; **30.** M. iliopsoas; **31.** M. pectineus; **32.** M. adductor longus; **33.** M. rectus femoris; **34.** M. vastus medialis; **35.** M. sartorius; **36.** M. gracilis; **37.** M. gastrocnemius; **38.** M. soleus; **39.** M. flexor digitorum longus; **40.** M. tibialis anterior; **41.** Achillessehne; **42.** M. extensor hallucis longus; **43.** M. abductor hallucis; * Rektusscheide (Aponeurose des M. obliquus abdominis ext. und z. T. int.).

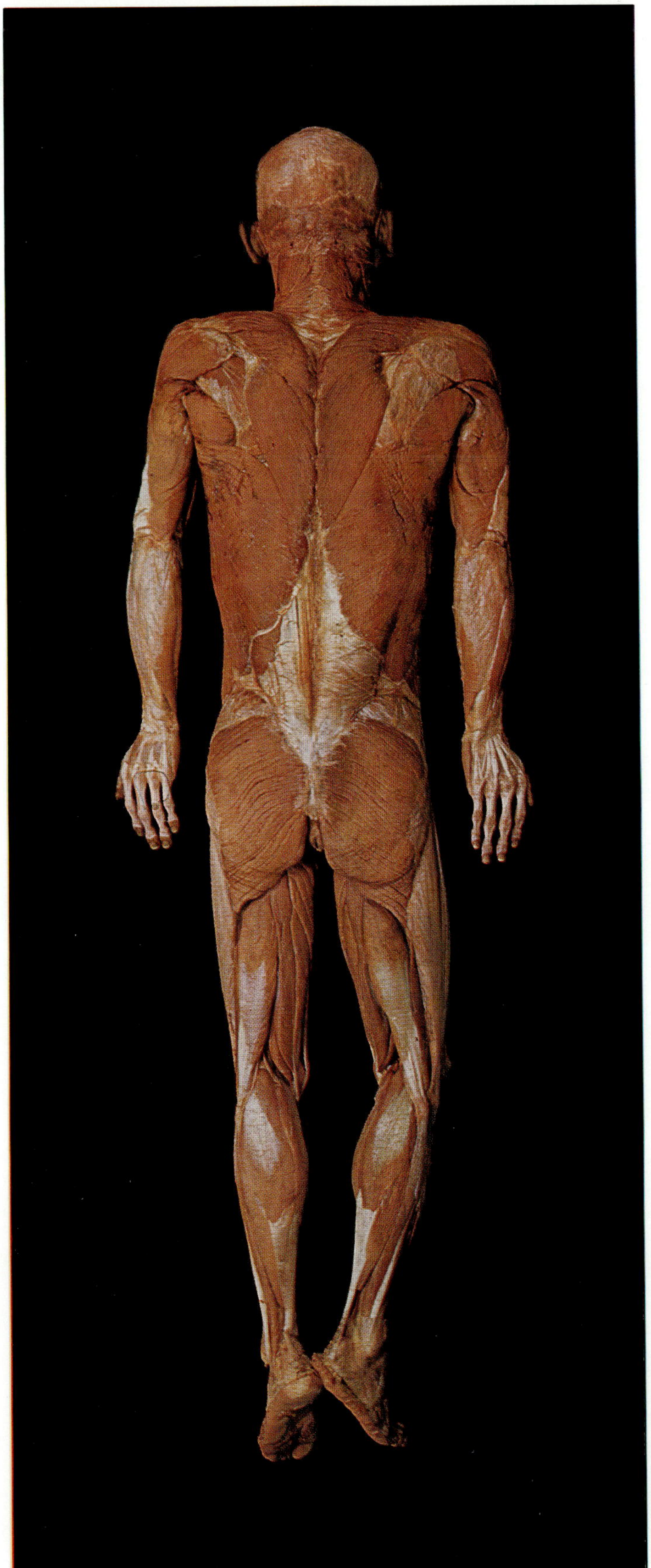

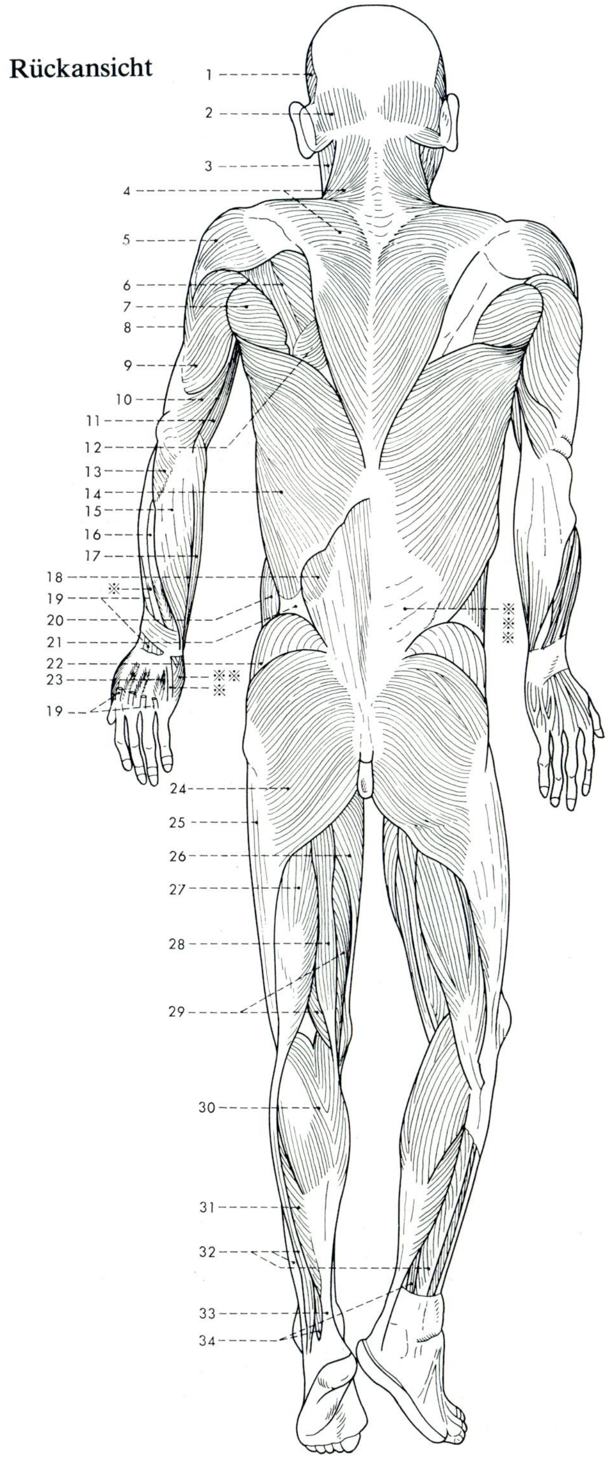

1. M. temporalis; **2.** Venter occipitalis des M. occipito-frontalis; **3.** M. sternocleidomastoideus; **4.** M. trapezius; **5.** M. deltoideus; **6.** M. infraspinatus; **7.** M. teres major; **8.** Caput laterale des M. triceps; **9.** Caput longum des M. triceps; **10.** Caput mediale des M. triceps; **11.** M. brachialis; **12.** M. rhomboideus major; **13.** M. anconaeus; **14.** M. latissimus dorsi; **15.** M. flexor carpi ulnaris; **16.** M. extensor carpi ulnaris; **17.** M. flexor digitorum superficialis; **18.** M. serratus posterior inferior; **19.** M. extensor digitorum (communis); **20.** M. obliquus abdominis ext.; **21.** Trigonum lumbale; **22.** M. glutaeus medius; **23.** Mm. interossei dorsales; **24.** M. glutaeus maximus; **25.** Tractus iliotibialis der Fascia lata; **26.** M. gracilis; **27.** M. biceps femoris; **28.** M. semitendinosus; **29.** M. semimembranosus; **30.** M. gastrocnemius; **31.** M. soleus; **32.** M. peroneus longus; **33.** Achillessehne; **34.** M. peronaeus brevis; * M. extensor digiti minimi; ** M. abductor digiti minimi; *** Fascia thoracolumbalis.

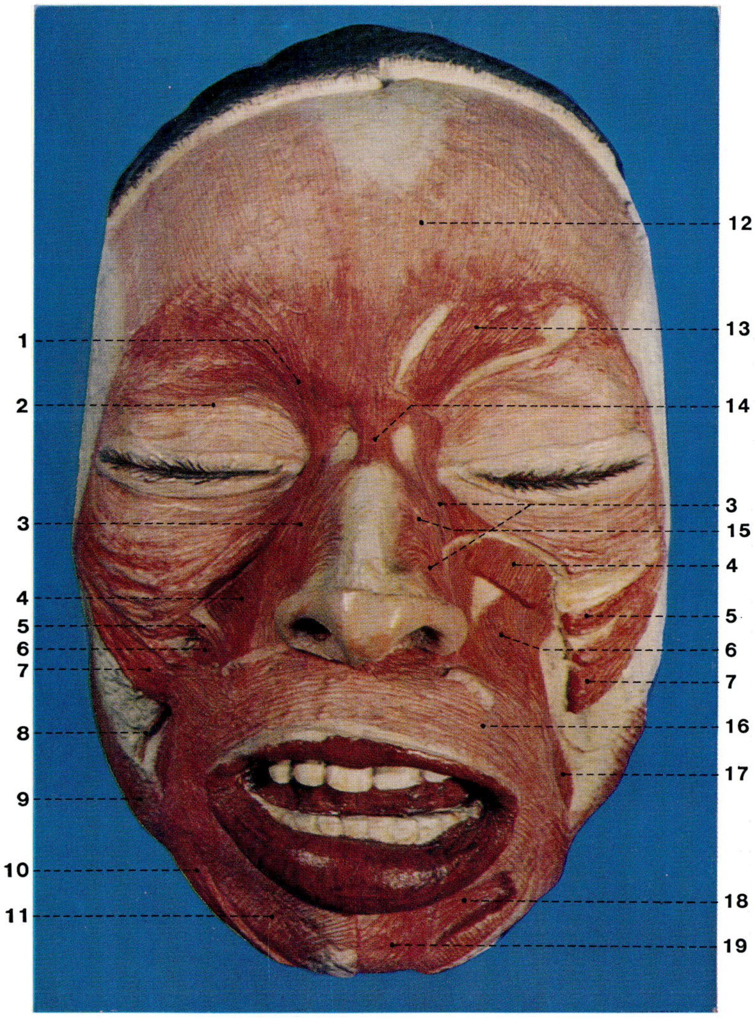

Mimische Muskulatur

Die mimische Muskulatur entwickelt sich von den Muskelgruppen um die Gesichtsöffnungen herum, wie z. B. die Mundöffnung oder Lidspalte, die Nasenlöcher oder die Gehörgänge. Die Anordnung der Muskelbündel ist daher vornehmlich radiär oder zirkulär auf diese Körperöffnungen hin orientiert.

Während die übrigen Körpermuskeln meist zwischen zwei sich gegeneinander bewegenden Knochen liegen, verlaufen die mimischen Muskeln von Knochen zur Haut des Gesichtes, die sie bewegen. Man nennt sie daher Hautmuskeln. Die Funktion solcher Hautmuskeln läßt sich z. B. deutlich am Hals eines Pferdes beobachten, das eine Fliege abwehrt.

1. M. depressor supercilii
2. M. orbicularis oculi
3. M. levator labii superioris alaeque nasi
4. M. levator labii sup.
5. M. zygomaticus minor
6. M. levator anguli oris
7. M. zygomaticus minor
8. M. risorius
9. Platysma
10. M. depressor anguli oris
11. M. depressor labii inf.
12. Venter frontalis m. occipito-frontalis
13. M. corrugator supercilii
14. M. procerus
15. Pars transversa m. nasalis
16. M. orbicularis oris
17. M. buccinator
18. M. depressor labii inf.
19. M. mentalis

Kaumuskulatur

Die Kaumuskulatur besteht beiderseits aus 4 Muskeln, die die Beiß- und Mahlbewegungen der Kiefergelenke durchführen. Der Hauptteil des M. temporalis, der M. masseter und der M. pterygoideus med. sind kräftige Schließer; der M. pterygoideus lat. öffnet und zieht den Unterkiefer nach vorn, der hintere Teil des M. temporalis zieht ihn wieder nach rückwärts.

1. M. temporalis
2. M. masseter
3. M. pterygoideus lat.
4. M. ptcrygoidcus mcd.
5. M. buccinator
6. Ductus parotideus

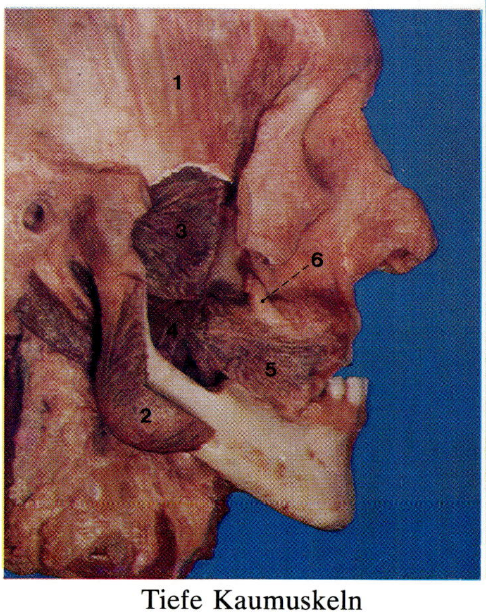

Tiefe Kaumuskeln

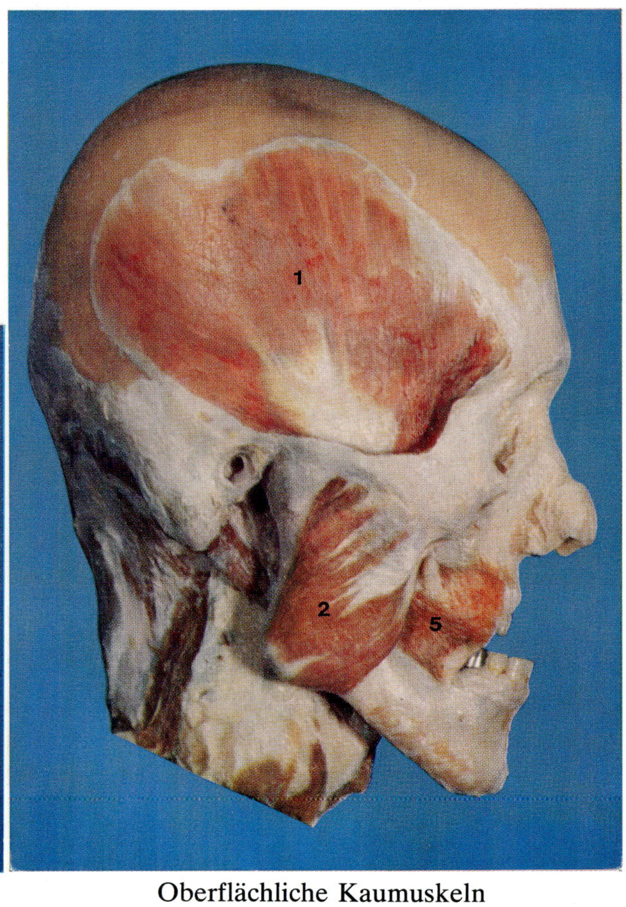

Oberflächliche Kaumuskeln

Muskeln der oberen Extremität
(Tiefe Schichten)

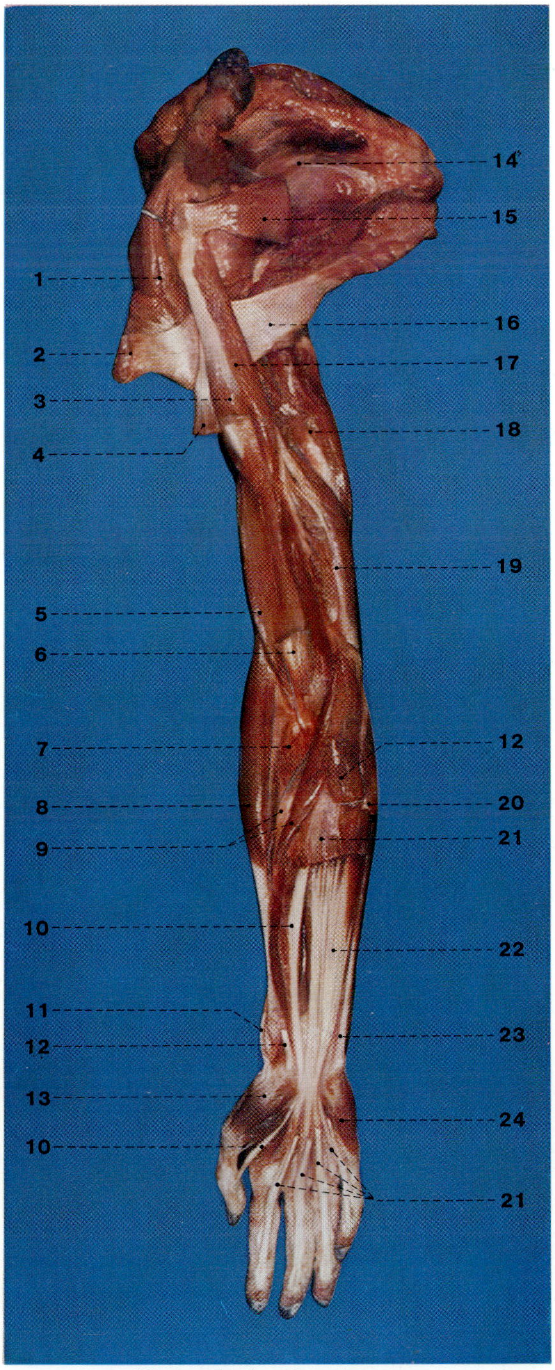

Ventralseite des Armes

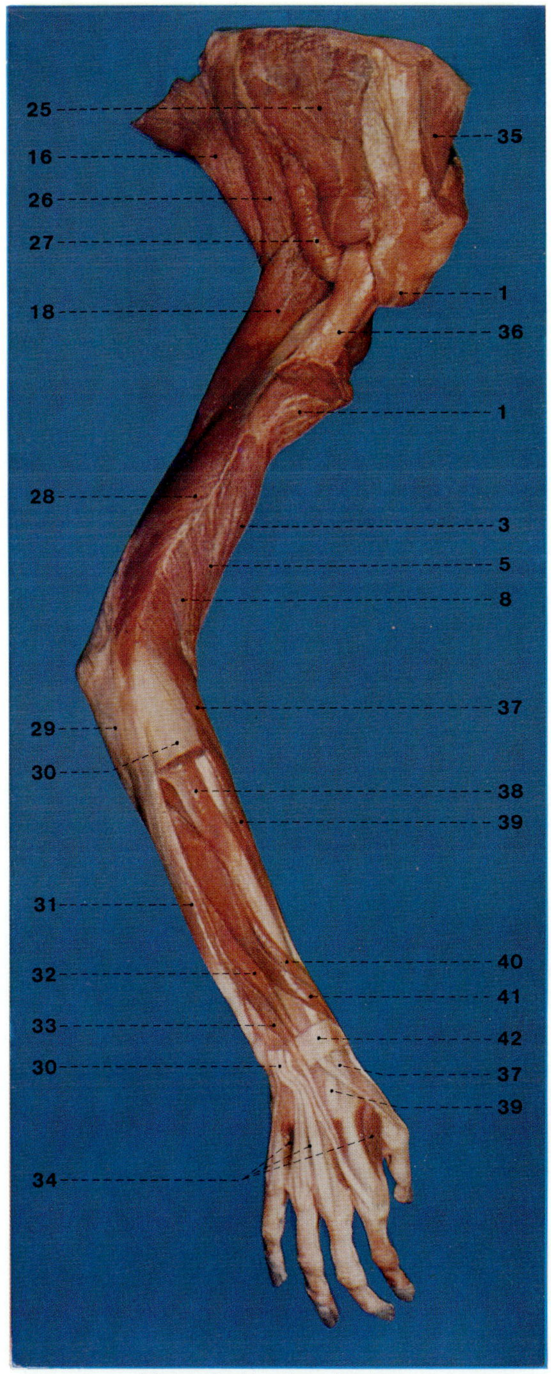

Dorsalseite des Armes

Die am Unterarm entspringenden Fingermuskeln führen Bewegungen aus, die größere Kraft erfordern, während die in der Hand gelegenen Fingermuskeln mehr für die Feineinstellung der Finger bei diffizilen Bewegungen, wie etwa beim Schreiben, da sind.

1. M. deltoideus; **2.** M. pectoralis major; **3.** Caput longum m. bicipitis; **4.** Caput breve m. bicipitis; **5.** M. brachialis; **6.** M. biceps brachii; **7.** M. supinator; **8.** M. brachioradialis; **9.** M. pronator teres; **10.** M. flexor pollicis longus; **11.** M. abductor pollicis longus; **12.** M. flexor carpi radialis; **13.** Thenarmuskulatur; **14.** M. subscapularis; **15.** M. pectoralis minor; **16.** M. latissimus dorsi; **17.** M. coracobrachialis; **18.** Caput longum m. tricipitis; **19.** Caput mediale m. tricipitis; **20.** M. palmaris longus; **21.** M. flexor digitorum superficialis; **22.** M. flexor digitorum profundus; **23.** M. flexor carpi ulnaris; **24.** Hypothenarmuskeln; **25.** M. infraspinatus; **26.** M. teres major; **27.** M. teres minor; **28.** Caput lat. m. tricipitis; **29.** M. anconaeus; **30.** M. extensor digitorum; **31.** M. extensor carpi ulnaris; **32.** M. extensor pollicis longus; **33.** M. extensor indicis; **34.** Mm. interossei dorsales; **35.** M. supraspinatus; **36.** Humerus; **37.** M. extensor carpi radialis longus; **38.** M. supinator; **39.** M. extensor carpi radialis brevis; **40.** M. abductor pollicis longus; **41.** M. extensor pollicis brevis; **42.** Retinaculum mm. extensorum.

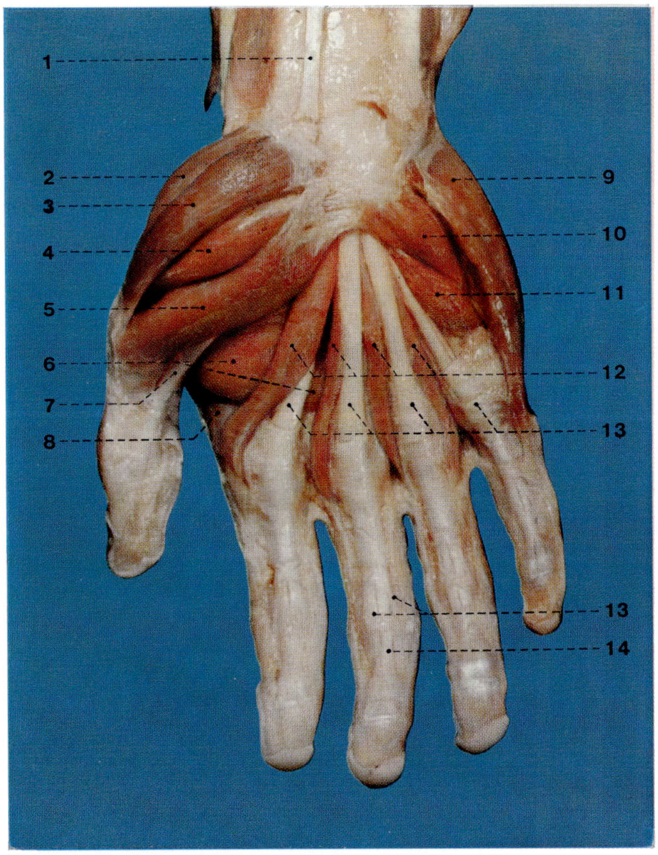

Handmuskulatur von ventral. Die Aponeurosis palmaris und der M. palmaris brevis wurden entfernt.

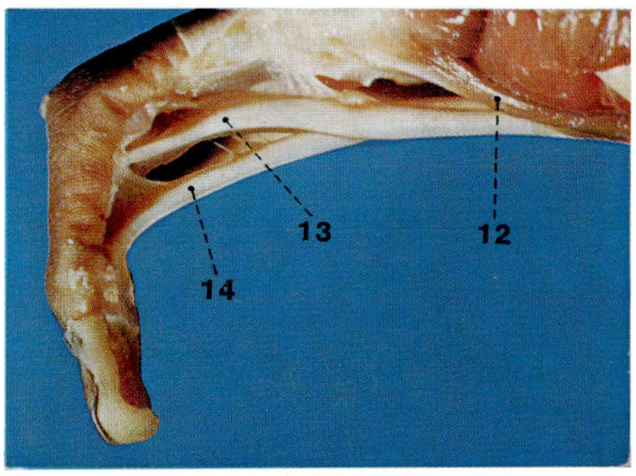

Die Sehne des M. flexor digitorum superficialis spaltet sich in 2 Sehnen auf, die an der Mittelphalanx ansetzen, während die Sehne des M. flexor digitorum profundus durch diese Sehnengabel hindurchzieht und an der Endphalanx ansetzt. Beide Muskeln wirken daher bei den Fingerbewegungen synergistisch zusammen, wobei der M. lumbricalis, dessen Sehne am Metakarpophangealgelenk vorbei in die Dorsalaponeurose der Finger einstrahlt, dafür sorgt, daß das Grundgelenk gestreckt bleibt.

1. M. palmaris longus; **2.** M. opponens pollicis; **3.** M. abductor pollicis brevis; **4.** M. flexor pollicis brevis (tiefer Kopf); **5.** M. flexor pollicis brevis (oberflächl. Kopf), **6.** Caput obliquum u. Caput transversum des M. adductor pollicis; **7.** M. flexor pollicis longus; **8.** M. interosseus dors. I; **9.** M. abductor digiti minimi; **10.** M. flexor digiti minimi brevis; **11.** M. opponens digiti minimi; **12.** M. lumbricalis; **13.** M. flexor digitorum superficialis; **14.** M. flexor digitorum profundus.

Muskeln der unteren Extremität
(Tiefe Schichten)

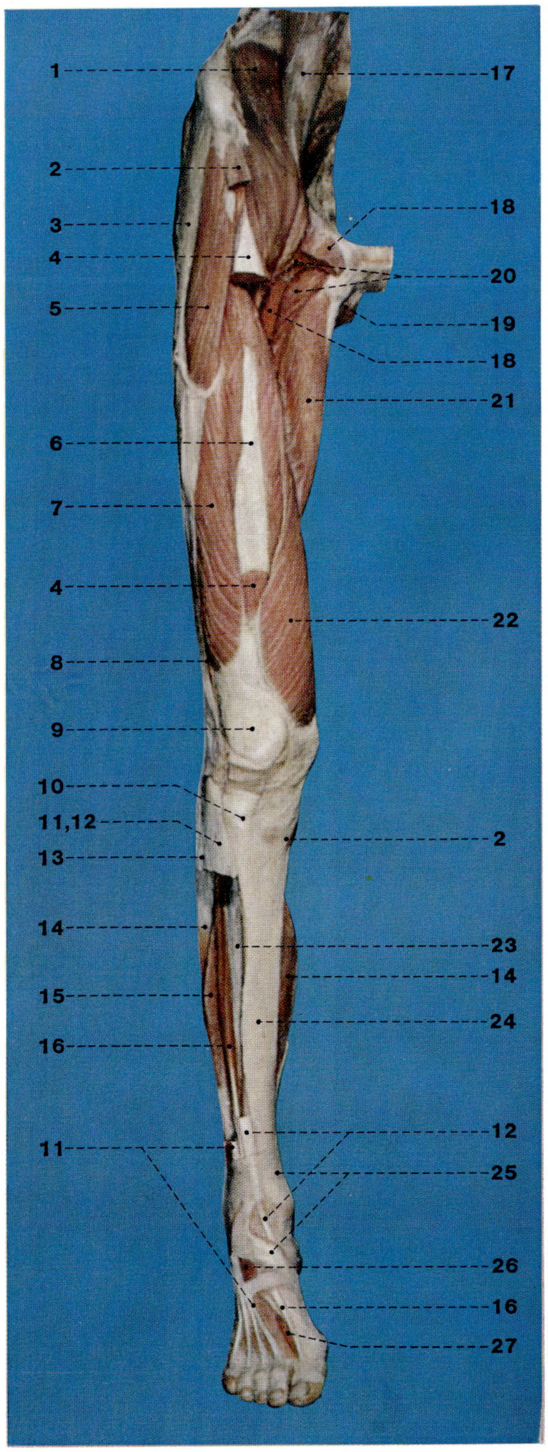

Muskulatur des Beines in der Ansicht von vorne

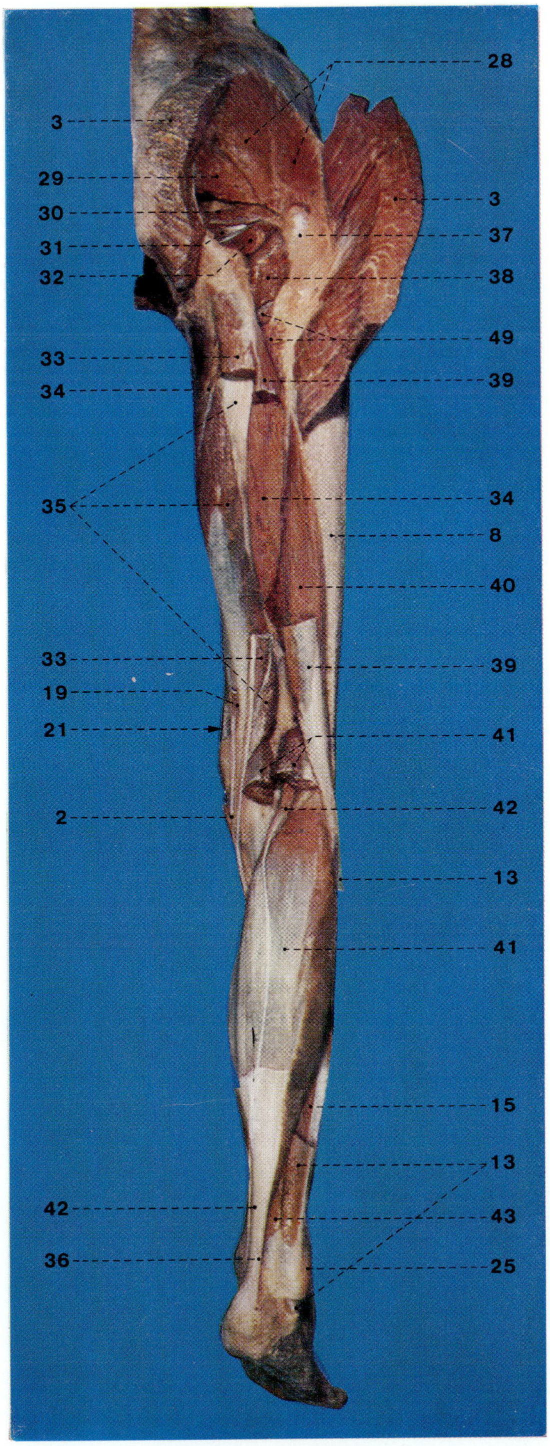

Ansicht von hinten

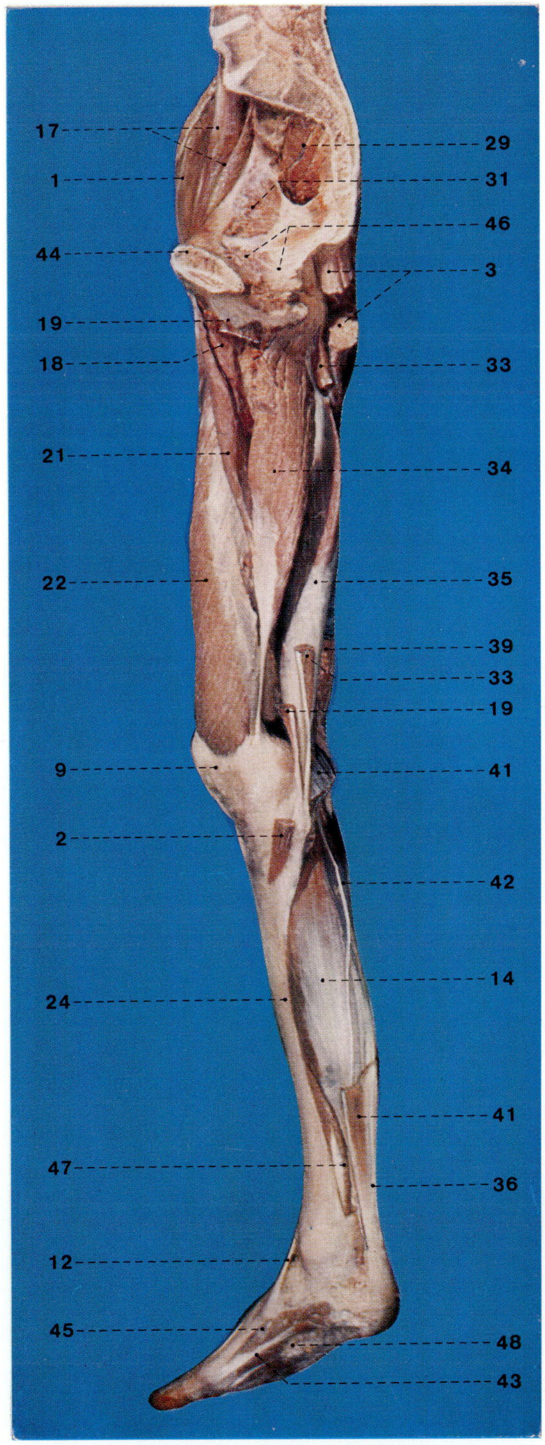

Ansicht von innen (medial)

1. M. iliacus; **2.** M. sartorius; **3.** M. glutaeus maximus; **4.** M. rectus femoris; **5.** M. tensor fasciae latae; **6.** M. vastus intermedius; **7.** M. vastus lateralis; **8.** Tractus iliotibialis; **9.** Patella; **10.** Tuberositas tibiae; **11.** M. extensor digitorum longus; **12.** M. tibialis anterior; **13.** M. peronaeus longus; **14.** M. soleus; **15.** M. peronaeus brevis; **16.** M. extensor hallucis longus; **17.** M. psoas major; **18.** M. pectineus; **19.** M. gracilis; **20.** M. obturatorius externus, M. adductor brevis; **21.** M. adductor longus; **22.** M. vastus medialis; **23.** Membrana interossea; **24.** Tibia; **25.** Retinaculum extensorum sup. und inf.; **26.** M. extensor hallucis brevis; **27.** M. interosseus dorsalis; **28.** M. glutaeus medius; **29.** M. piriformis; **30.** M. gemellus superior; **31.** M. obturatorius internus; **32.** M. gemellus inferior; **33.** M. semitendinosus; **34.** M. adductor magnus; **35.** M. semimembranosus; **36.** Achillessehne (Tendo calcaneus); **37.** Trochanter major; **38.** M. quadratus femoris; **39.** M. biceps femoris (Caput longum); **40.** M. biceps femoris (Caput breve); **41.** M. gastrocnemius; **42.** M. plantaris; **43.** M. flexor hallucis longus; **44.** Schamfuge (Symphysis pubica); **45.** M. abductor hallucis; **46.** M. levator ani; **47.** M. flexor digitorum longus; **48.** M. flexor digitorum brevis; **49.** M. adductor minimus.

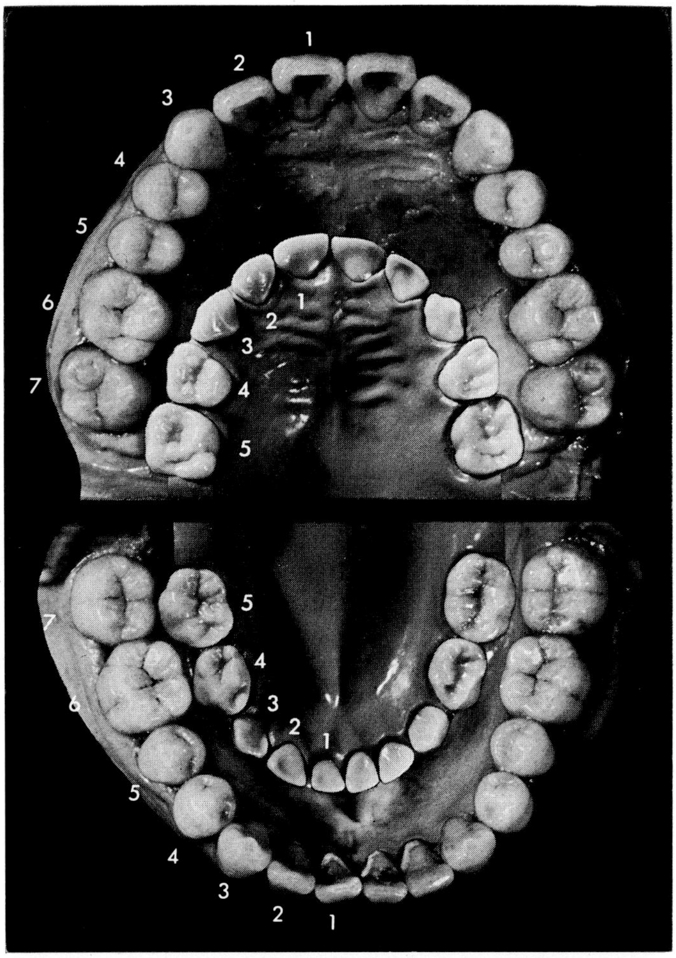

Zahnbogen des Milchgebisses (innen) und des permanenten Gebisses (außen).

Verdauungssystem

Zähne

Zahnbögen des kindlichen und erwachsenen Gebisses

Zahnformel

(8)	7	6	5	4	3	2	1	|	1	2	3	4	5	6	7	(8)
(8)	7	6	5	4	3	2	1	|	1	2	3	4	5	6	7	(8)

M_3	M_2	M_1	P_2	P_1	C	I_2	I_1	|	I_1	I_2	C	P_1	P_2	M_1	M_2	M_3
M_3	M_2	M_1	P_2	P_1	C	I_2	I_1	|	I_1	I_2	C	P_1	P_2	M_1	M_2	M_3

Die ersten 5 Zähne des bleibenden Gebisses ersetzen die entsprechenden Zähne des Milchgebisses, während die 3 Molaren (6, 7, 8) »Zuwachszähne« darstellen, die keine Vorläufer im Milchgebiß haben. Die Zahnformel gibt schematisch Zahl, Anordnung und Art der jeweiligen Zähne wieder. Der 3. Molar (»Weisheitszahn«) bricht meist zwischen dem 19.–22. Jahr durch. Häufig fehlt er jedoch ganz. Nur in 1/3 aller Fälle wird dieser Zahn überhaupt ausgebildet.

Oberkieferzähne

Unterkieferzähne

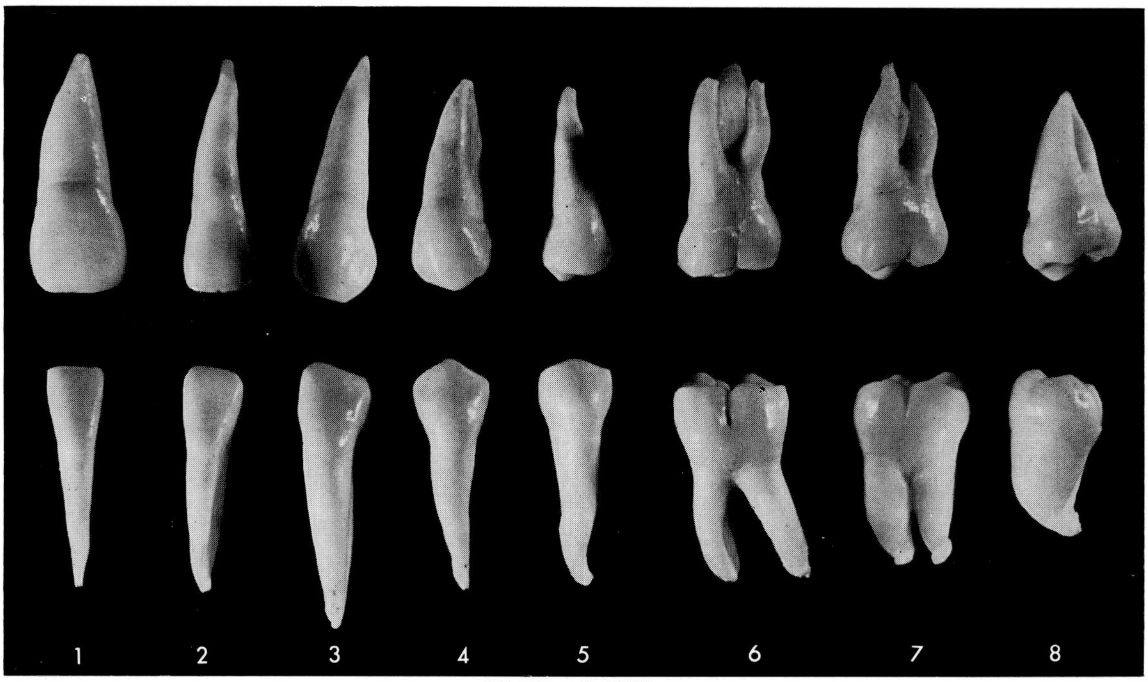

Bleibende Zähne

1. Medialer Schneidezahn (I_1); **2.** Lateraler Schneidezahn (I_2); **3.** Eckzahn (C); **4.** Erster Prämolar (P_1); **5.** Zweiter Prämolar (P_2); **6.** Erster Molar (M_1); **7.** Zweiter Molar (M_2); **8.** Dritter Molar (M_3).

Kindliches Gebiß (Milchgebiß)

Die Milchzähne brechen in der Zeit zwischen dem 6. Lebensmonat und dem 2. bis 3. Lebensjahr durch. Erst im 6. bis 7. Lebensjahr beginnt der Durchbruch der bleibenden Zähne.

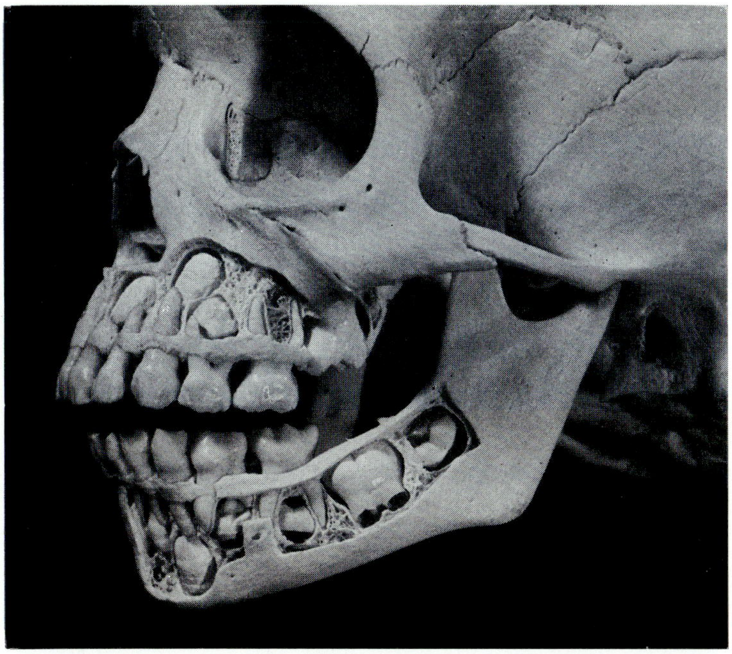

Kindlicher Schädel mit Milchzähnen und Anlagen der bleibenden Zähne.

Die Anlagen der Zahnkronen des erwachsenen Gebisses liegen noch im Kiefer, teilweise zwischen den Milchzahnwurzeln.

1. Schmelz (Substantia adamantina)
2. Dentin (Substantia eburnea)
3. Zahnpulpa
4. Zement (Substantia ossea)
5. Wurzelkanal
6. Zahnkrone
7. Zahnhals
8. Zahnwurzel
9. Alveolarknochen
10. Gefäße und Nerven

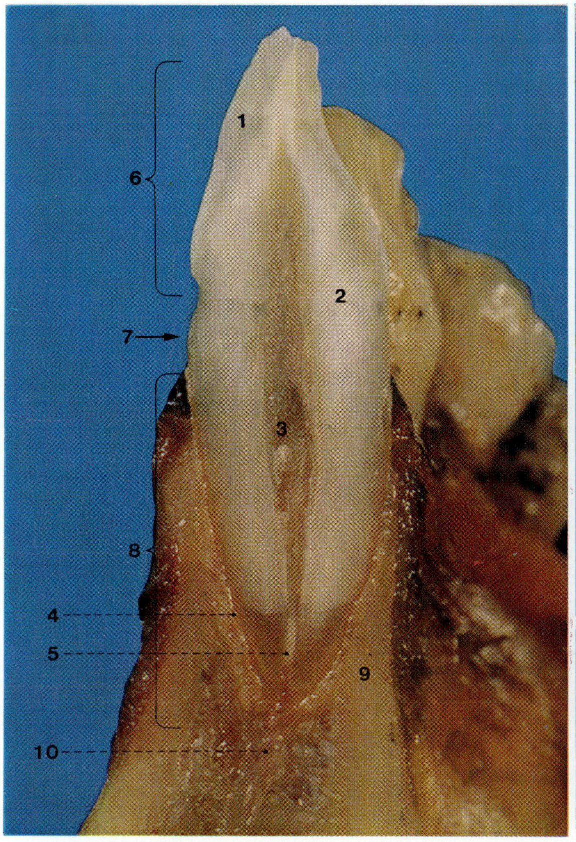

Längsschnitt durch einen Schneidezahn

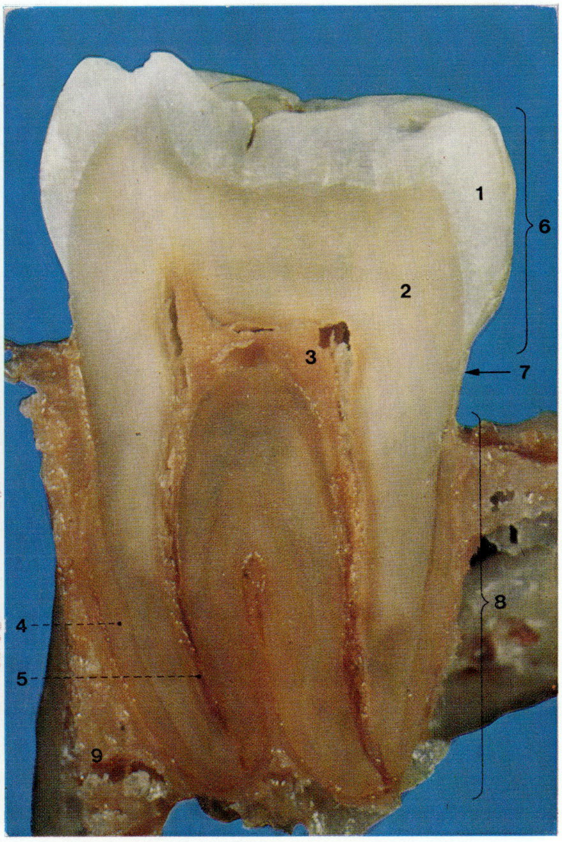

Längsschnitt durch einen Molaren

Die Zahnwurzeln sind in den Alveolarknochen durch die Wurzelhaut (Desmodont oder Periodontium) elastisch eingekeilt, so daß (auch beim gesunden Zahn) noch leichte Verschiebungen möglich sind. Die Blutgefäße und Nerven erreichen die Pulpa durch die Wurzelkanälchen.

Zunge und Pharynx

Es gibt 3 Arten von Tonsillen: 1. die *Tonsilla palatina* oder Gaumenmandel (paarig). Sie liegt jederseits am Übergang von der Mundhöhle in den Schlund zwischen den beiden Gaumenbögen *(Isthmus faucium);* 2. die *Tonsilla lingualis* (die Gesamtheit des lymphatischen Gewebes innerhalb der Zungenwurzel); 3. die *Tonsilla pharyngea* oder Rachenmandel (unpaarig), an der hinteren-oberen Wand des Nasopharynx gelegen (vgl. S. 40).

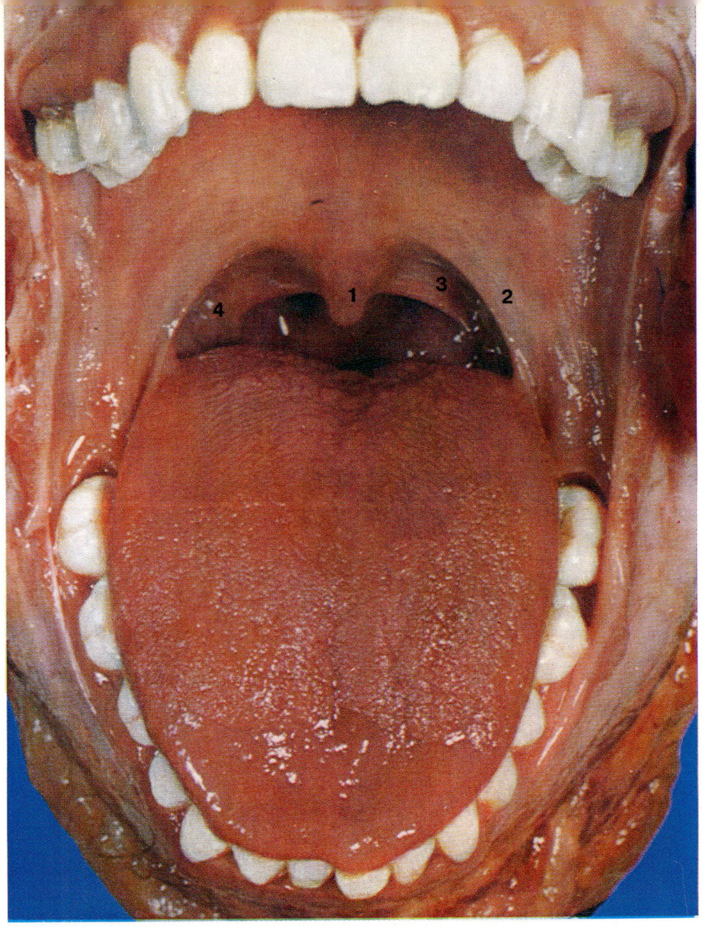

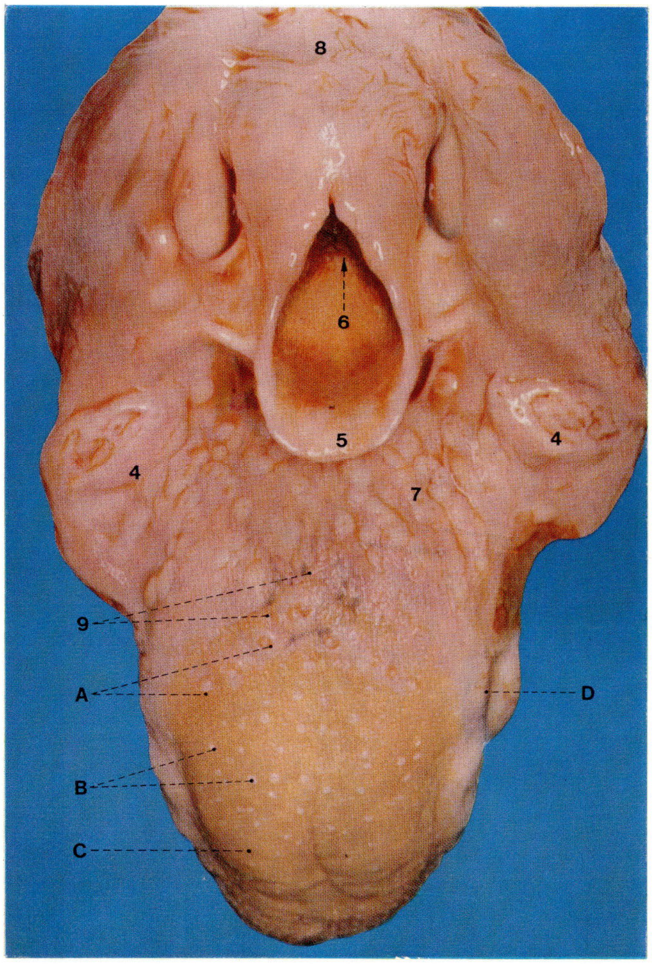

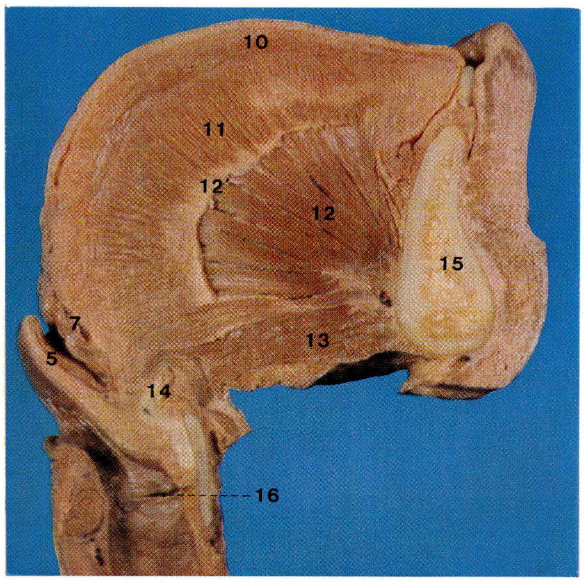

Die vorderen ²/₃ des Gaumens bilden den harten Gaumen (Palatum durum) und besitzen eine knöcherne Grundlage, das hintere Drittel ist muskulös und bildet den weichen Gaumen (Palatum molle), der den hinteren Teil der Nasenhöhle beim Schluckakt verschließen kann. Der weiche Gaumen läuft hinten in das bewegliche Zäpfchen (Uvula) aus; nach unten gehen 2 Schleimhautfalten ab, die beiden Gaumenbögen (*Arcus palatoglossus* u. *palatopharyngeus*), zwischen denen die Tonsilla palatina liegt.

Zungenmuskulatur

Die Zunge ist ein schleimhautüberzogener Muskelkörper, der beim Schlucken, Kauen und Sprechen von Bedeutung ist sowie auch ein wichtiges Sinnesorgan (Schmecken, Tasten) darstellt. Im hinteren Bereich des Zungenrückens *(Dorsum linguae)* liegt das Foramen caecum. An dieser Stelle hat sich während der Embryonalentwicklung die Schilddrüse entwickelt. Das Foramen caecum liegt an der Spitze des sog. »V-linguae«, einer nach hinten gerichteten V-förmigen Furche *(Sulcus terminalis),* die den Zungenkörper *(Corpus linguae)* vom Zungengrund *(Radix linguae)* trennt. Vorne läuft die Zunge in die freibewegliche, verformbare Zungenspitze aus *(Apex linguae).* Die Schleimhaut des Zungenrückens bildet zahlreiche verschiedenartige Papillen, die mit Ausnahme der Fadenpapillen (Pap. filiformes) Geschmacksorgane enthalten.

A: Papillae vallatae; **B:** Papillae fungiformes; **C:** Papillae filiformes; **D:** Papillae foliatae; **1.** Uvula; **2.** Arcus palatoglossus; **3.** Arcus palatopharyngeus; **4.** Tonsilla palatina; **5.** Epiglottis; **6.** Aditus laryngis; **7.** Lymphfollikel der Zunge (Tonsilla lingualis); **8.** Eingang zum Ösophagus; **9.** Foramen caecum und Sulcus terminalis; **10.** M. longitudinalis superficialis der Zunge; **11.** M. verticalis and transversus linguae; **12.** M. genioglossus; **13.** M. geniohyoideus; **14.** Os hyoideum; **15.** Mandibula; **16.** Larynx (Ventriculus laryngis).

Ösophagus und Magen

Die Wand des Ösophagus ist im oberen Teil aus quergestreiften und im unteren aus glatten Muskeln zusammengesetzt. In der Mitte mischen sich beide Muskelarten. Die Längsmuskulatur liegt außen, die Ringmuskulatur innen.

Die Nahrungsbrocken werden durch die Schwerkraft nach unten gezogen, aber auch durch die peristaltischen Bewegungen der Speiseröhre in den Magen befördert. Der Mensch kann daher in jeder Körperlage Wasser trinken, das somit auch entgegen der Schwerkraft in den Magen gelangt. Ähnlich wie die Mundhöhle ist auch die Speiseröhre von einer kutanen Schleimhaut ausgekleidet, d. h. sie besitzt ein mehrschichtiges Plattenepithel mit zahlreichen Schleimdrüsen, die das Gleiten der Nahrungsbrocken erleichtert. Fermente, die die Nahrungsbestandteile auflösen können, werden in der Speiseröhre nicht abgesondert. Normalerweise ist das Lumen der Speiseröhre geschlossen.

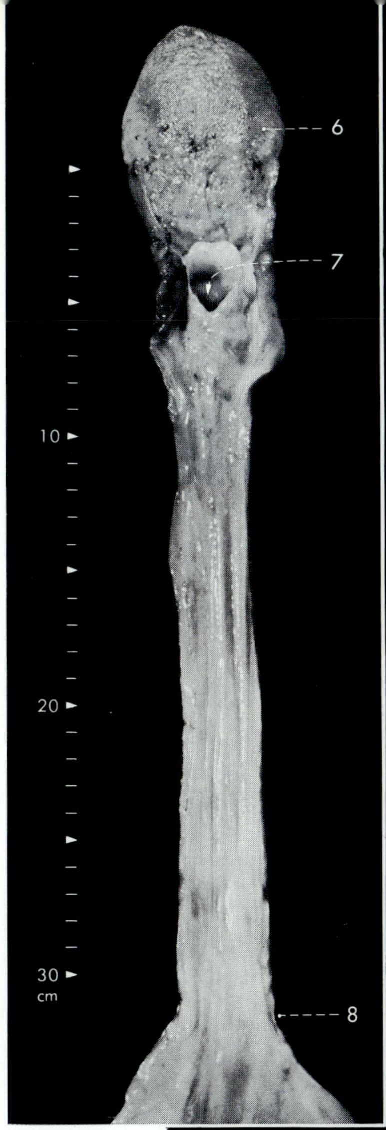

Speiseröhre, der Länge nach aufgeschnitten

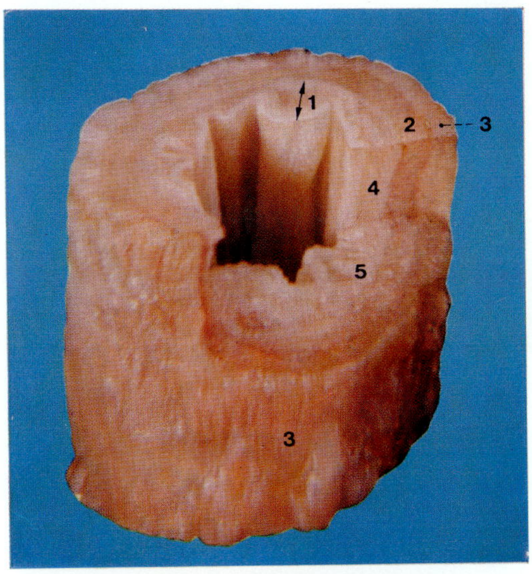

Querschnitt durch die Speiseröhre (Adventitia entfernt)

1. Schleimhaut (Mucosa); **2.** Innere Ringmuskulatur; **3.** Äußere Längsmuskelschicht; **4.** Submucosa; **5.** Oesophagusdrüsen; **6.** Zunge; **7.** Aditus laryngis; **8.** Cardia; **9.** Oesophagus; **10.** Fundus ventriculi; **11.** Corpus ventriculi, **12.** Pylorus; **13.** Curvatura minor; **14.** Curvatura major; **15.** Duodenum.

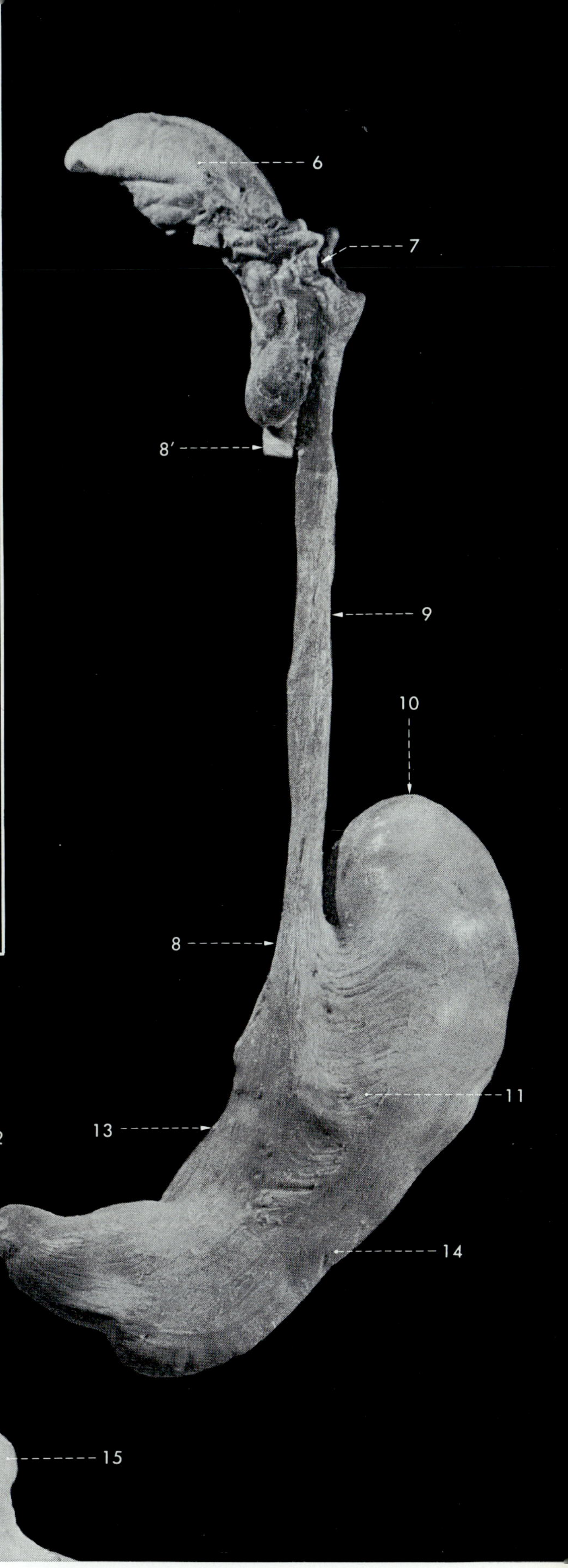

Die Serosa des Magens wurde entfernt, um die Muskelschichten des Magens zu zeigen.

Das Magenpräparat zeigt 2 Muskelschichten: eine äußere longitudinale und eine innere zirkuläre Muskelschicht. Zusätzlich ist eine unvollständige Lamelle schräg verlaufender Muskelfasern vorhanden (Fibrae obliquae), die hauptsächlich im Fundus- und Korpusbereich vorkommt. Im Pylorusabschnitt bilden die zirkulären Fasern einen kräftigen Sphinkter.

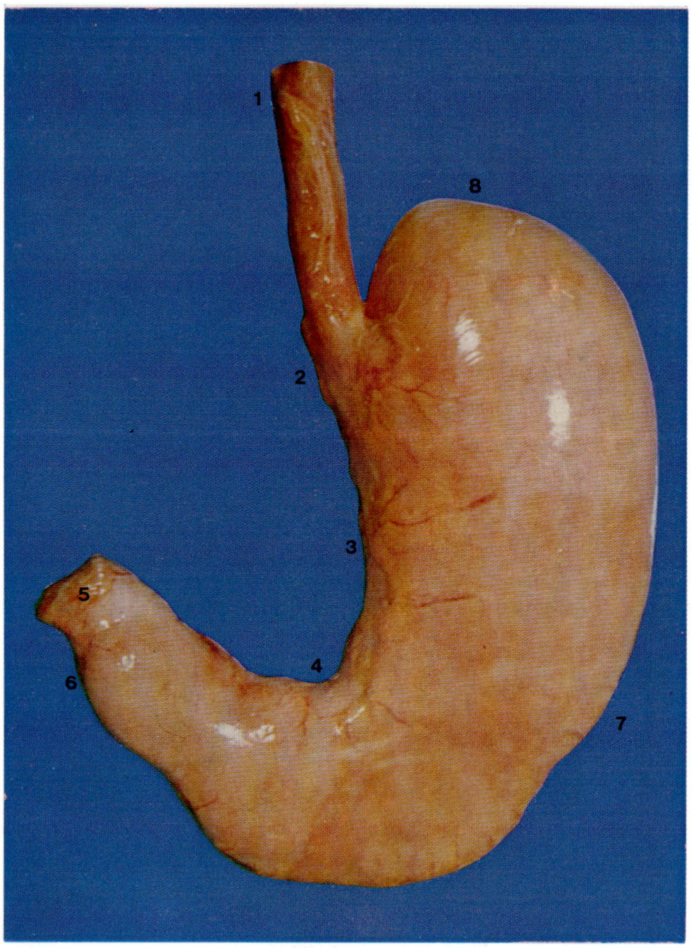

Vorderansicht des Magens

1. Oesophagus; **2.** Cardia; **3.** Curvatura minor; **4.** Incisura angularis; **5.** Duodenum; **6.** Pylorus; **7.** Curvatura major; **8.** Fundus ventriculi.

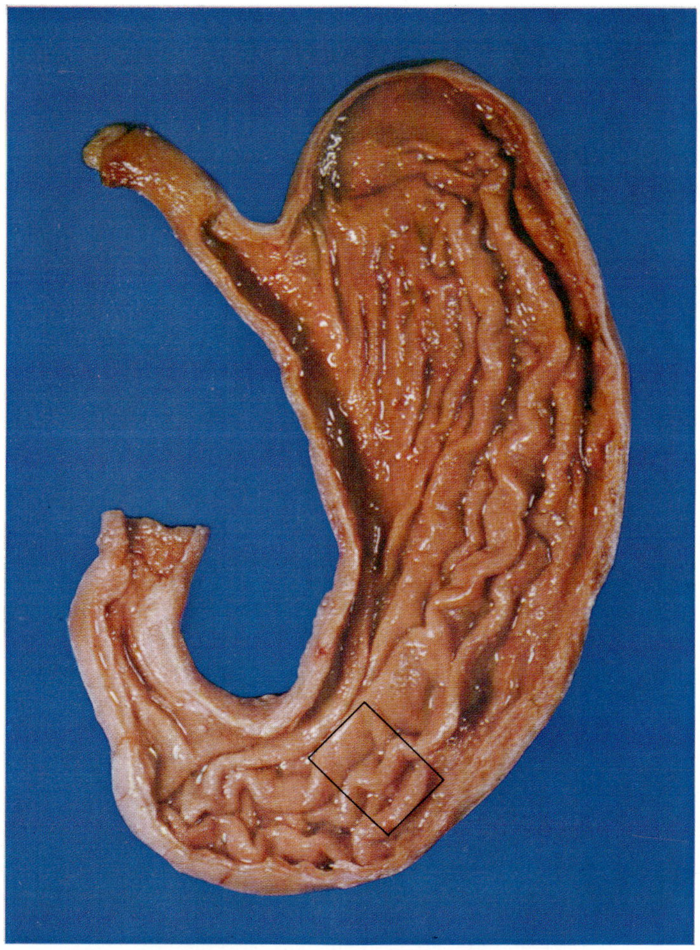

Magenschleimhaut (Längsschnitt)

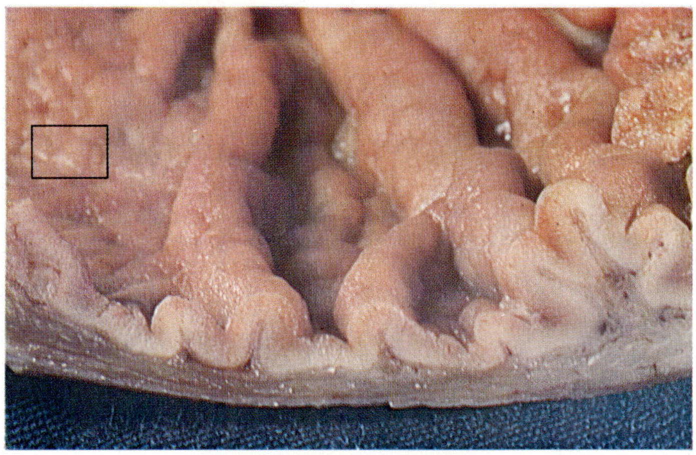

Magenschleimhaut (Lupenvergrößerung)

Die Form des Leichenmagens ist von der des lebenden Organs sehr verschieden. In der Regel verliert der Magen nach dem Tode seinen Tonus und weitet sich zu einer unförmigen Blase aus. Um den Magen im Röntgenbild sichtbar zu machen, muß der Patient einen Kontrastbrei zu sich nehmen. Dadurch lassen sich selbst feinere Falten im Schleimhautrelief des Magens gut zur Darstellung bringen. Auf diese Weise ist die Diagnose von Magengeschwüren oder Tumoren möglich.

Die Oberfläche des Magens ist glatt, da sie von einer Serosa (Bauchfell oder Peritoneum) überzogen ist. Dadurch wird der Magen gegenüber den übrigen Teilen der Bauchhöhle oder des Darmtraktes gleitfähig.

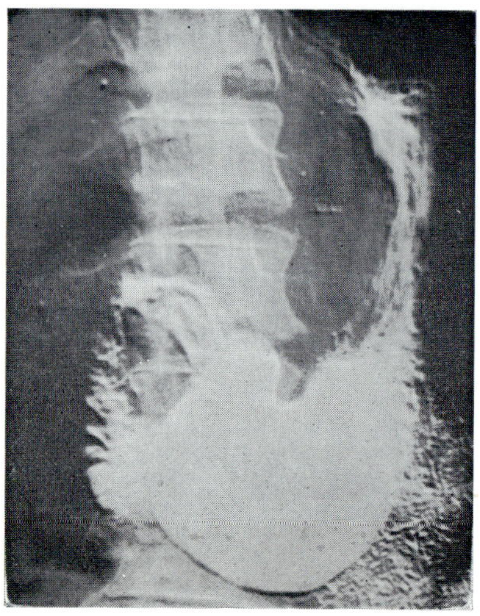

Röntgenbild des Magens

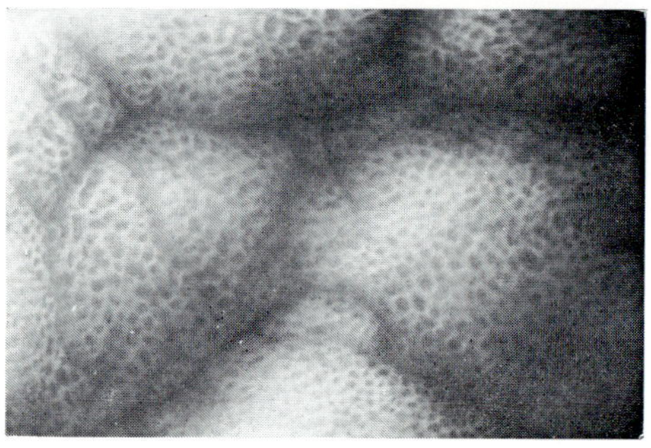

Magenschleimhaut (stärkere Vergrößerung)

Die kleinen schwarzen Punkte stellen die Öffnungen der Foveolae gastricae dar, in die die Fundusdrüsen einmünden.

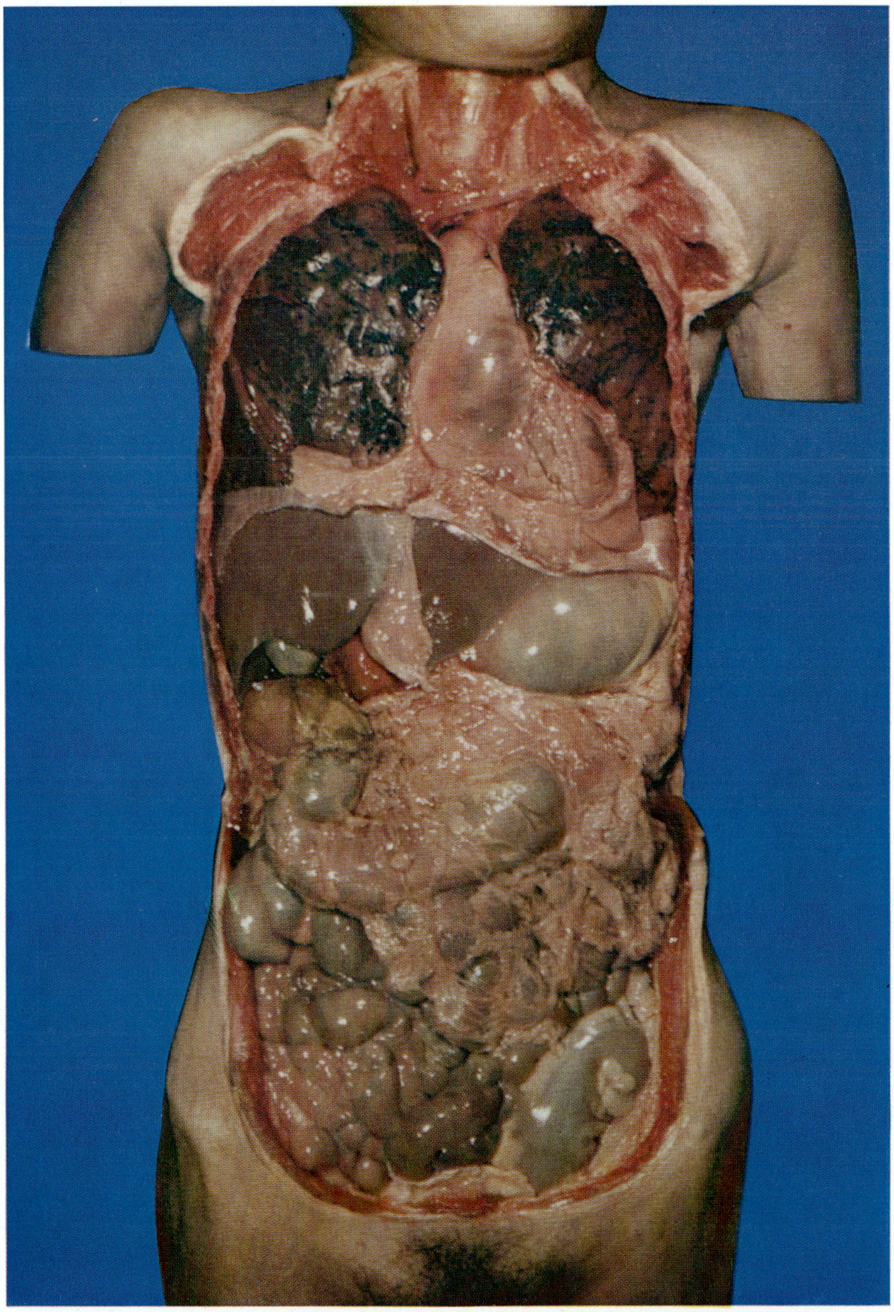

Organe der Brust- und Bauchhöhle

In der nebenstehenden Abbildung wurden Brust- und Bauchwand entfernt, um die Organe der Brust- und Bauchhöhle darzustellen. Das Zwerchfell wurde vorne teilweise abgetragen, so daß der Magen (links) und die Leber (rechts) sichtbar sind. Der Blinddarm (Colon caecum) wird teilweise durch den Dünndarm verdeckt. Die Dünndarmschlingen werden größtenteils durch das Omentum majus (das große Netz) überdeckt, so daß der Dünndarm nicht gegen die Bauchwand reibt.

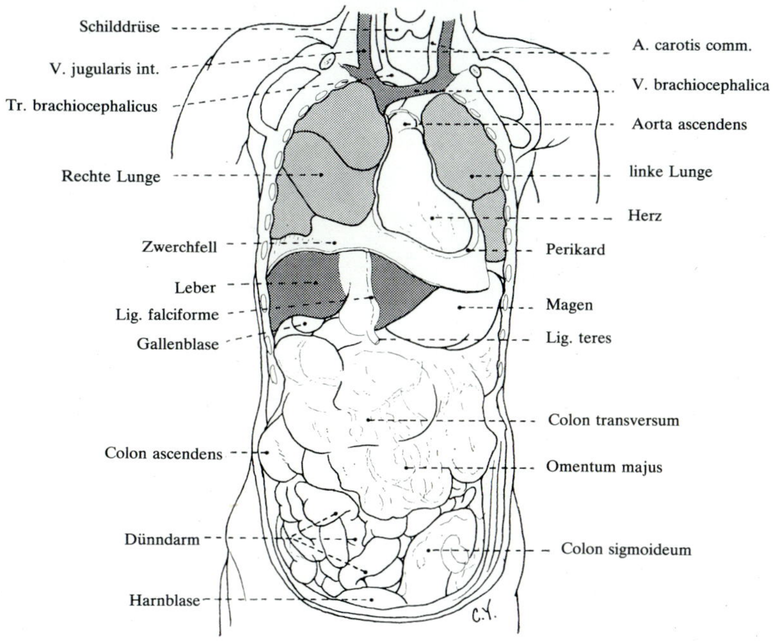

Länge des Darmtraktes

(Im Vergleich zu der des menschlichen Körpers)

Der Dünndarm beginnt mit dem Duodenum, d. h. dem Zwölffingerdarm (dieser hat seinen Namen daher, daß er angeblich so lang sein soll wie 12 Finger breit sind). Anschließend folgt das Jejunum (der Name bedeutet eigentlich Leerdarm, da das Jejunum nach dem Tode meist

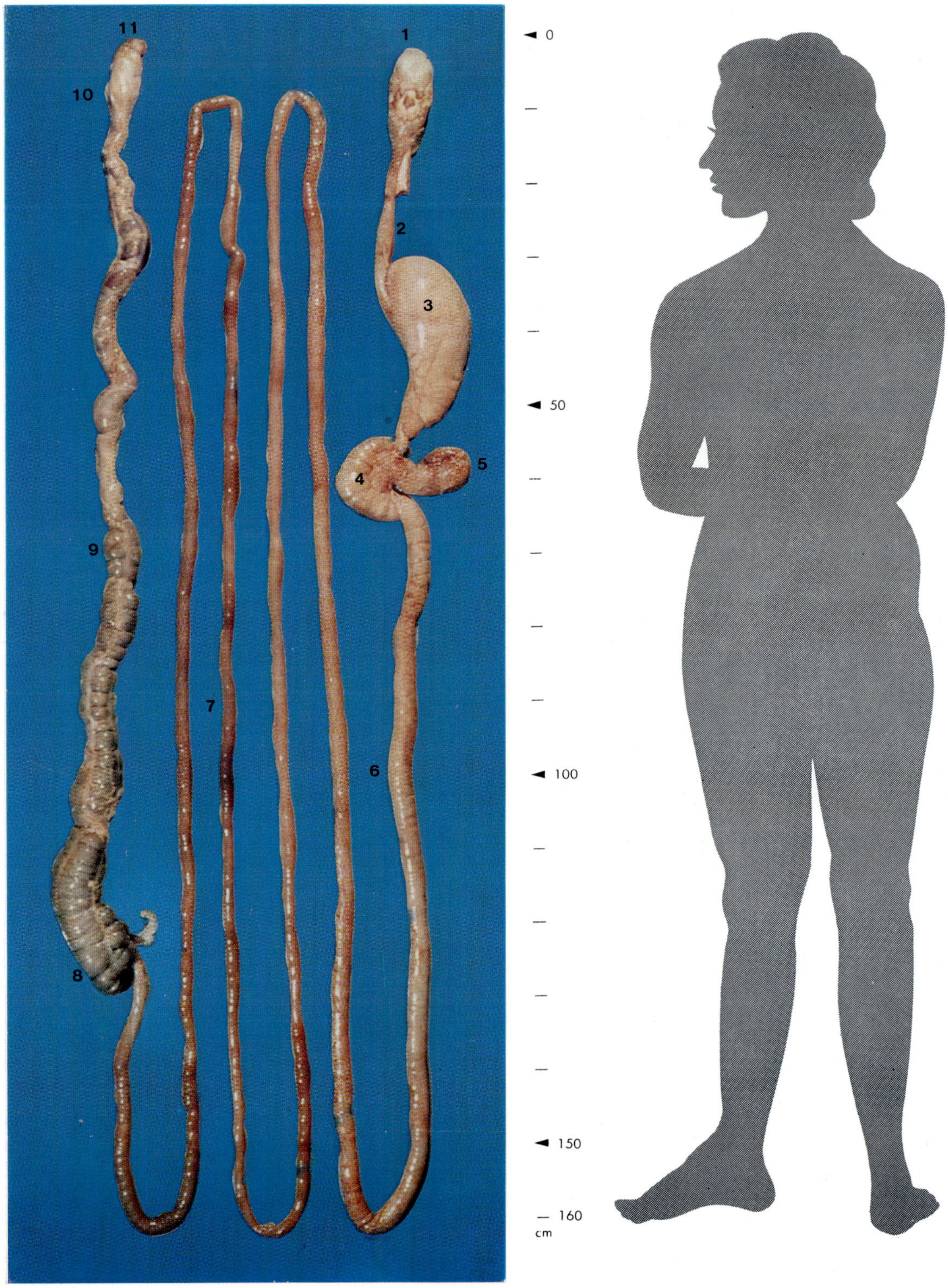

leer gefunden wird). Als letzter Dünndarmabschnitt ist schließlich das Ileum zu nennen (Ileum bedeutet Krummdarm, weil dieser Abschnitt besonders stark gewunden ist). Das Ileum mündet in den Blinddarm ein, mit dem der Dickdarmabschnitt des Verdauungsapparates beginnt (Blinddarm bedeutet eigentlich blind endender Darm). Der Dickdarm umgibt den übrigen Darm girlandenartig, er steigt zunächst an der rechten Bauchseite auf (Colon ascendens), überquert die Bauchhöhle nach links (Colon transversum) und steigt dann an der linken Seite abwärts (Colon descendens), um in das Sigmoid (Colon sigmoideum oder Sigma) und den Mastdarm (Rectum) überzugehen. Der letzte Abschnitt des Rektums ist ampullenartig erweitert, um den Kot vor der Ausscheidung anzusammeln.

1. Zunge (Lingua); **2.** Speiseröhre (Oesophagus); **3.** Magen (Ventriculus); **4.** Zwölffingerdarm (Duodenum); **5.** Bauchspeicheldrüse (Pancreas); **6.** Leerdarm (Jejunum); **7.** Krummdarm (Ileum); **8.** Blinddarm und Wurmfortsatz (Caecum und Appendix); **9.** Dickdarm (Colon); **10.** Mastdarm (Rectum); **11.** Anus

Magen-Darmkanal

1. Flexura coli dextra (hepatica)
2. Colon ascendens
3. Colon caecum
4. Processus vermiformis (Appendix)
5. Ampulla recti
6. Oesophagus
7. Magen
8. Flexura coli sinistra (lienalis)
9. Colon transversum
10. Omentum majus
11. Jejunum
12. Colon descendens

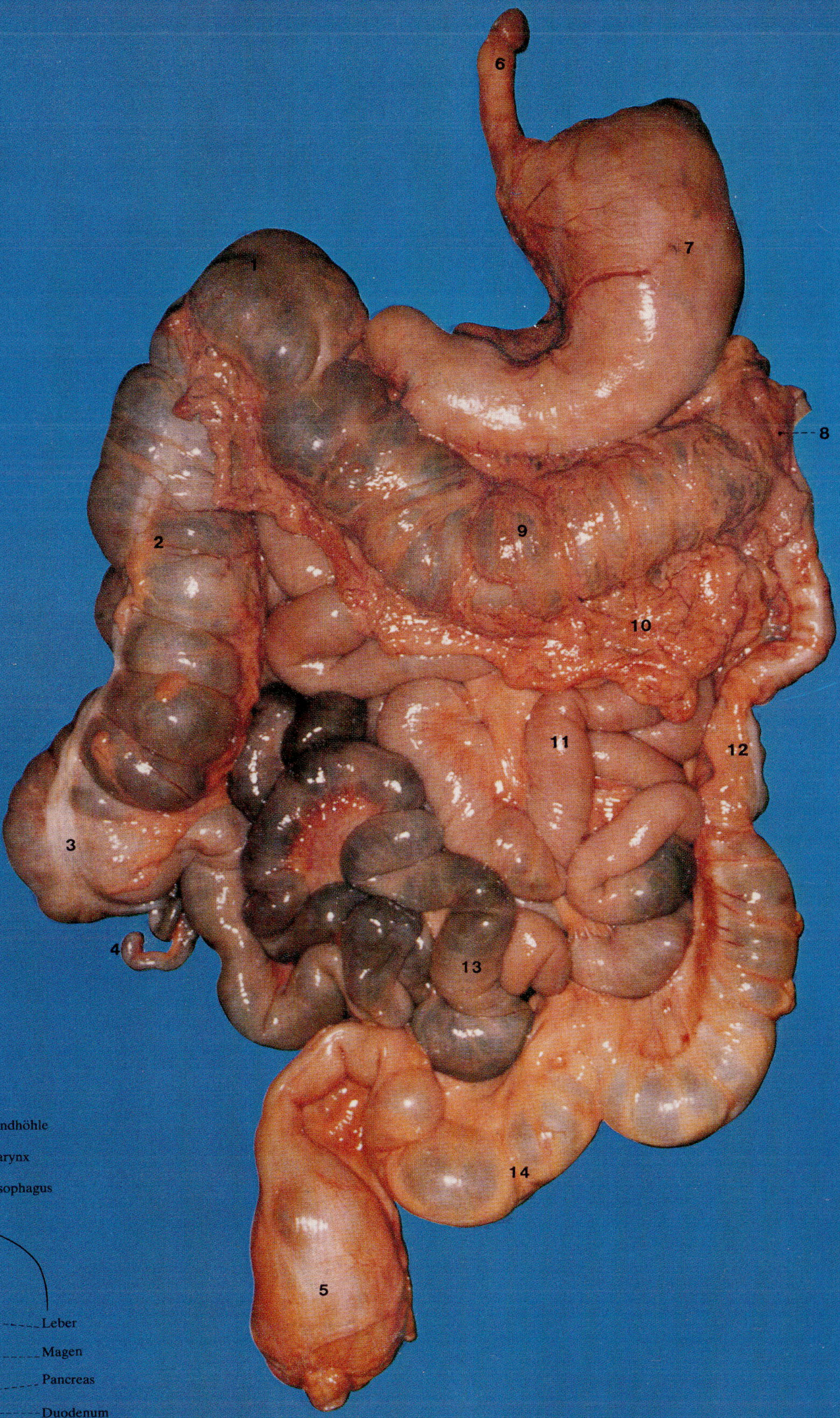

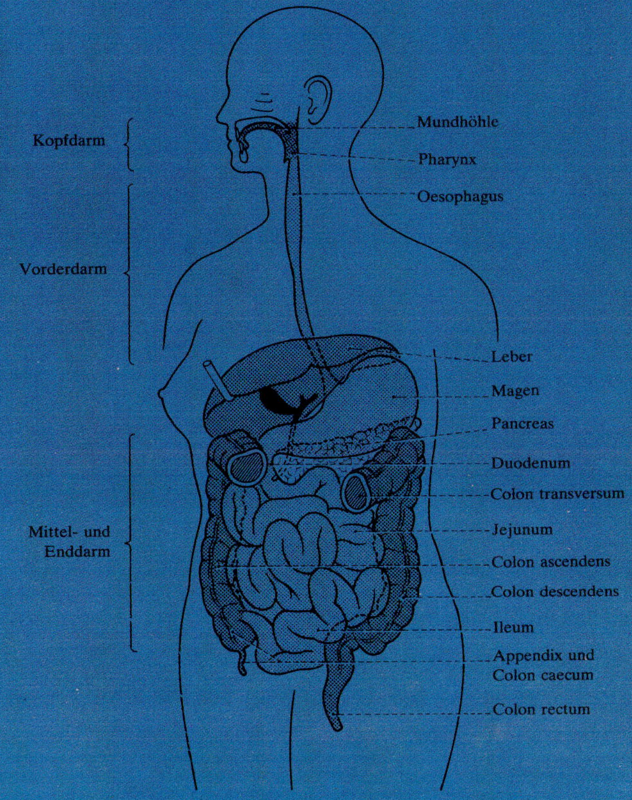

Vergleich verschiedener Darmabschnitte

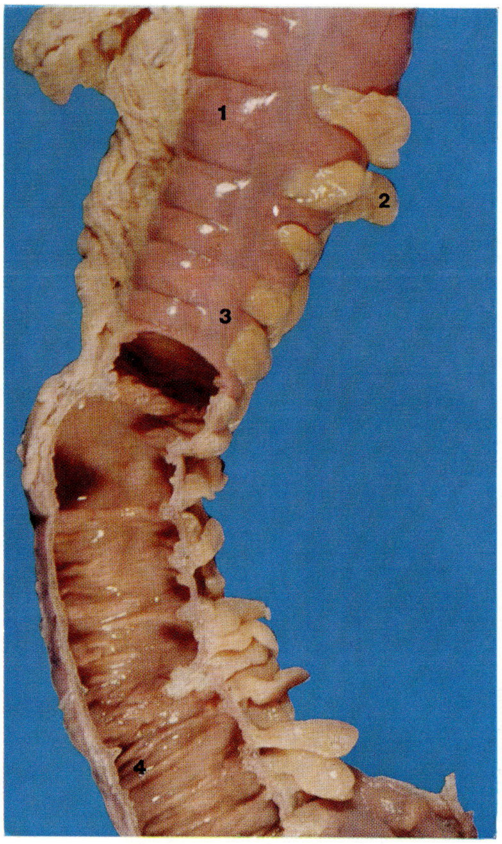

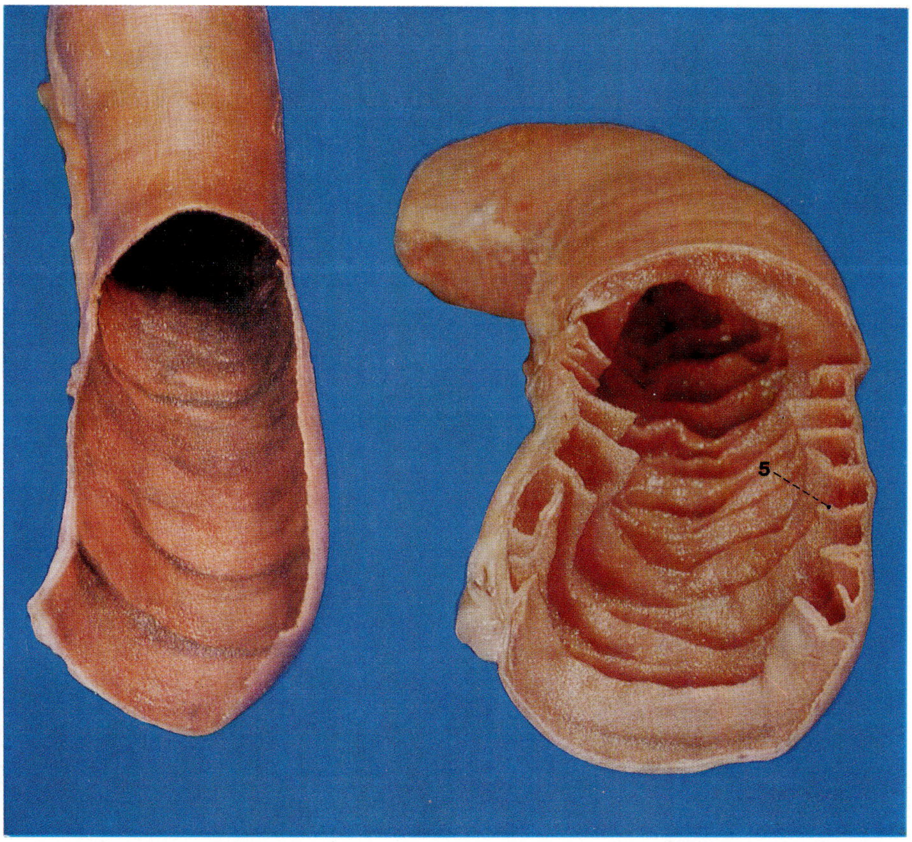

Dickdarm (Colon) Dünndarm: Ileum Jejunum

Der Dünndarm im engeren Sinne gliedert sich in das Jejunum (die oberen $^2/_5$) und das Illeum (die unteren $^3/_5$). Eine scharfe Trennung dieser Darmabschnitte ist jedoch nicht möglich. Das Jejunum ist durch zirkuläre Schleimhautfalten charakterisiert, die zum Ileum hin spärlicher werden. Die Ileumschleimhaut besitzt viele lymphatische Gewebsinseln, die besonders bei Typhus und Tuberkulose erkranken können. Beim Dickdarm finden sich außen Längsstreifen (Tänien), die aus Längsmuskulatur bestehen. Außerdem ist der Dickdarm durch Fettanhänge (Appendices epiploicae), gekennzeichnet. Den Tänien entsprechen an der Innenseite Längsfalten der Schleimhaut. Durch tief einschneidende Querfalten wird der Dickdarm (Colon) in sogenannte Haustren unterteilt.

1. Haustra; **2.** Appendices epiploicae; **3.** Taenia; **4.** Plica semilunaris; **5.** Plica circularis; **6.** Colon ascendens; **7.** Colon caecum; **8.** Processus vermiformis (Appendix); **9.** Mesenteriolum; **10.** Ileum.

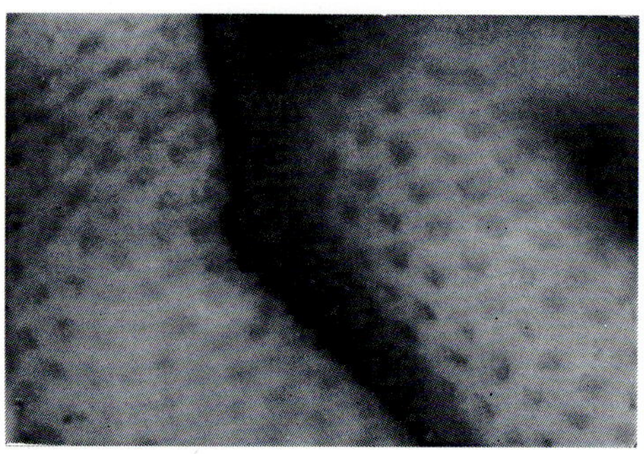

Der Dickdarm besitzt keine Zotten, sondern nur einfache tubulösc Drüscn (Kryptcn), dic rcichlich Schlcim sezernieren, der die Passage der eingedickten Nahrungsreste (Faeces) ermöglicht.

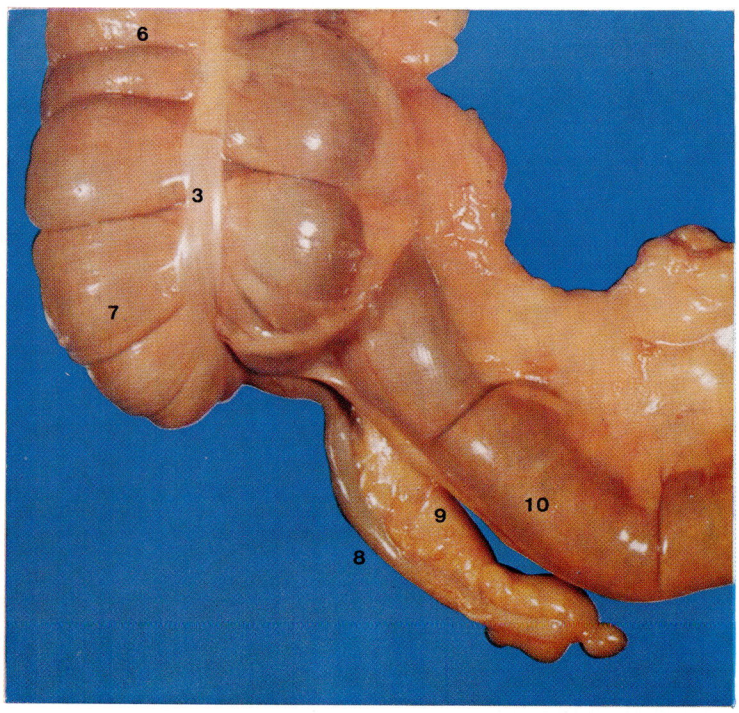

Colon caecum und Appendix

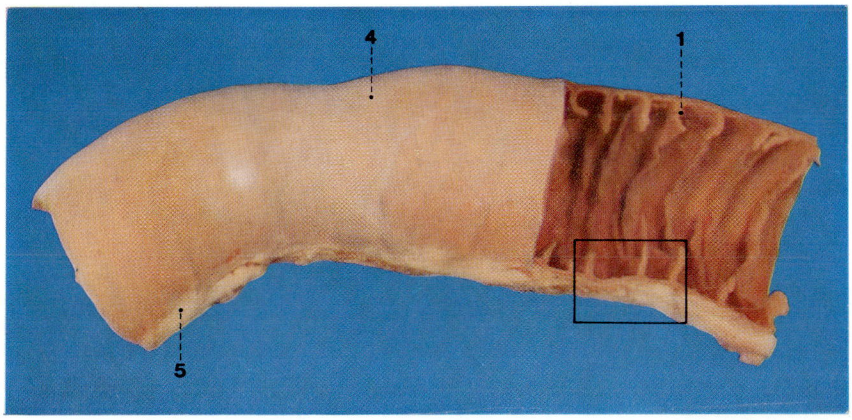

Jejunum mit Schleimhaut (rechts)

1. Plica circularis
2. Ringmuskelschicht
3. Längsmuskelschicht
4. Serosa (Peritoneum)
5. Mesenterium

Die Duodenumschleimhaut bildet stark vorspringende zirkuläre Falten (Plicae circulares), die zur Vergrößerung der Oberfläche dienen. Analwärts werden diese Falten immer niedriger. Im Ileum kommen schließlich kaum noch Falten vor, statt dessen finden sich zahlreiche lymphatische Organe (s. Bild rechts unten).

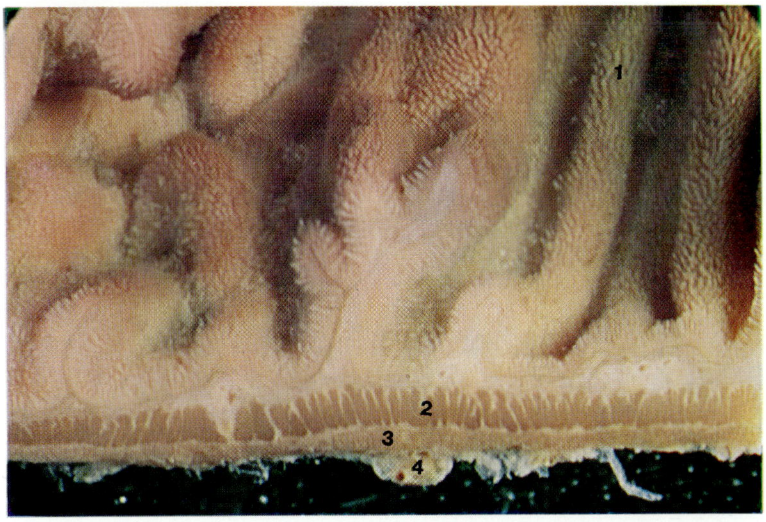

Dünndarmschleimhaut mit Zotten (Lupenvergrößerung)

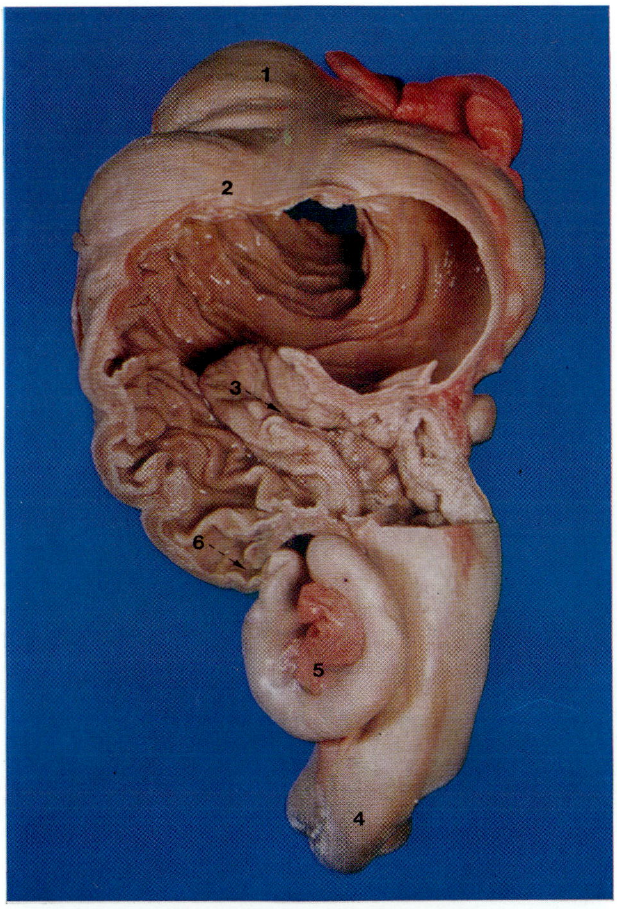

1. Colon ascendens
2. Colon caecum
3. Valvula ileocoecalis
4. Ileum
5. Processus vermiformis (Appendix)
6. Eingang in das Lumen des Appendix

Colon caecum und Appendix

An der Stelle, an der das Ileum in das Caecum übergeht, bildet sich die Ileozäkalklappe, die eine Rückwärtsbewegung des Dickdarminhaltes in den Dünndarm verhindert. Am Ende des Blinddarmes findet sich der Wurmfortsatz (Appendix), der meist 5–6 cm lang wird. Er enthält viel lympathisches Gewebe, das leicht zur Ursache von Entzündungsprozessen werden kann.

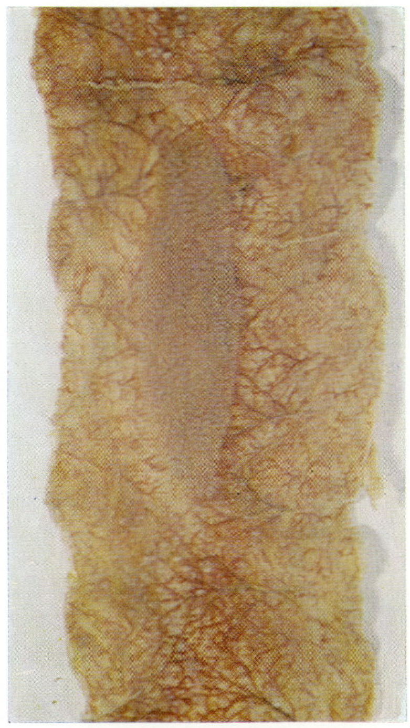

Peyersche Platte (Lymphonodulus aggregatus)

Ansammlungen von lymphatischem Gewebe in Form der Lymphonoduli aggregati finden sich nur im Ileum. Wenn sie sich durch Tuberkel- oder Typhusbakterien entzünden, kann die Darmwand perforieren oder es können sich Dünndarmgeschwüre entwickeln.

Leber

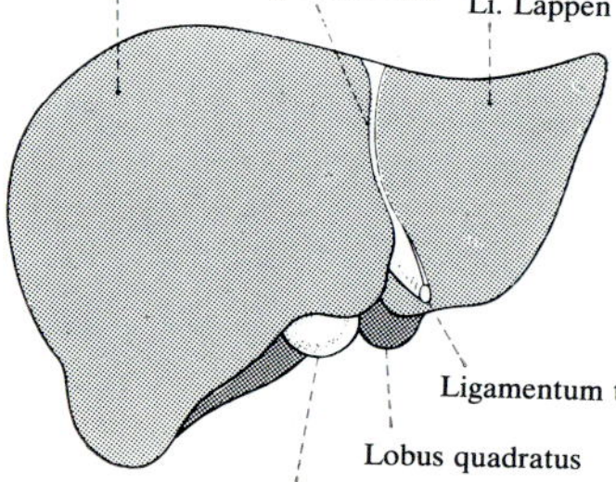

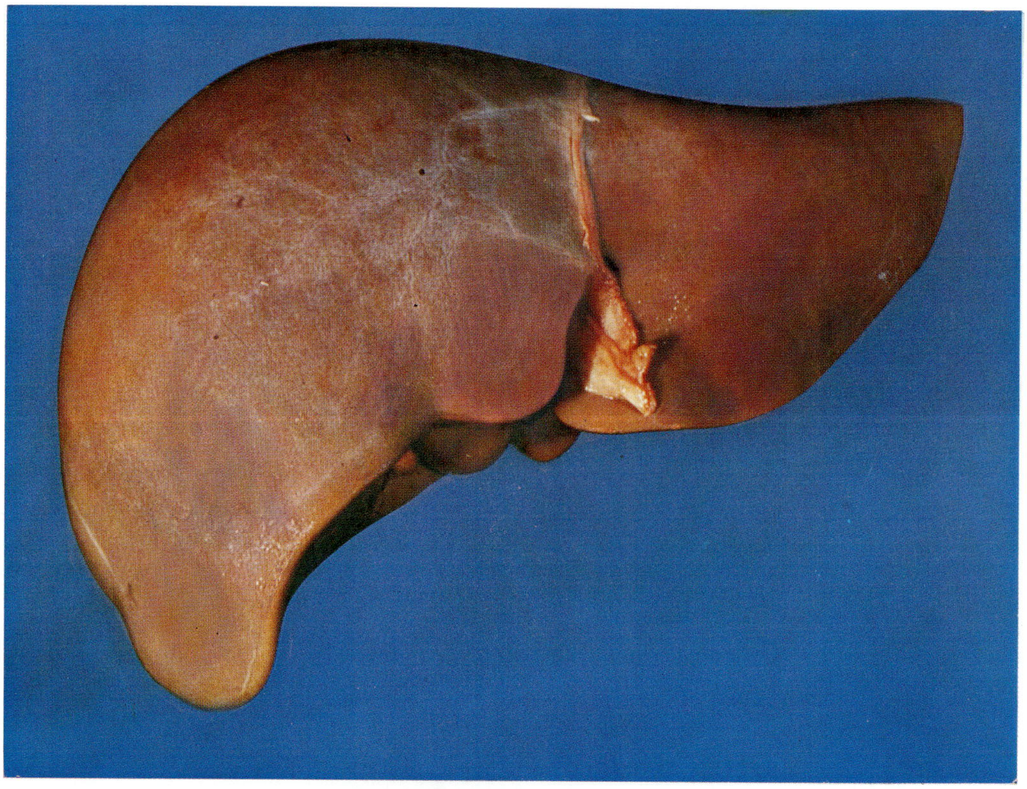

Leber in der Ansicht von vorne

Die Leber ist das größte Organ des menschlichen Körpers und wiegt ungefähr 1200–1500 g. Da die Leber hinten oben am Zwerchfell festgeheftet ist, bewegt sie sich bei der Atmung in vertikaler Richtung. Die Leber sezerniert die Galle und speichert Glykogen, das ihr aus dem Dünndarm zugeführt wird. Sie hat außerdem eine wichtige Entgiftungsfunktion, indem sie schädliche, in den Körper eingedrungene Stoffe abbauen kann. Die Galle wird zeitweise in der Gallenblase gesammelt und dort konzentriert. Wenn Nahrungsbrei in das Duodenum kommt, wird die Galle durch den Ductus choledochus in den Zwölffingerdarm entleert, zusammen mit dem Saft der Bauchspeicheldrüse (Pankreas). An der Vorderfläche der Leber liegt das Ligamentum falciforme, dessen unterer Rand vom Ligamentum teres eingenommen wird. Das runde Band enthält die obliterierte Nabelvene, durch die das Blut während der Embryonalentwicklung von der Plazenta über den Nabel in den Fetalkreislauf gelangt (vgl. S. 75).

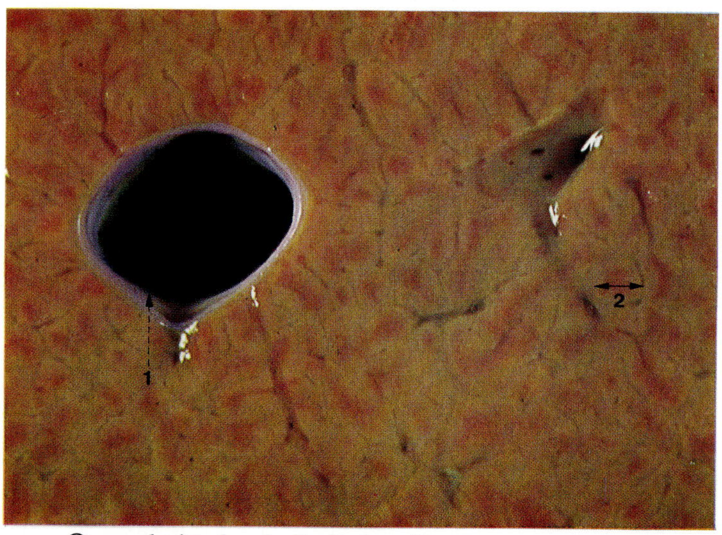

Querschnitt durch die Leber (Lupenvergrößerung)

1. Lebervene (ca. 8 mm im Durchmesser); **2.** Leberläppchen.

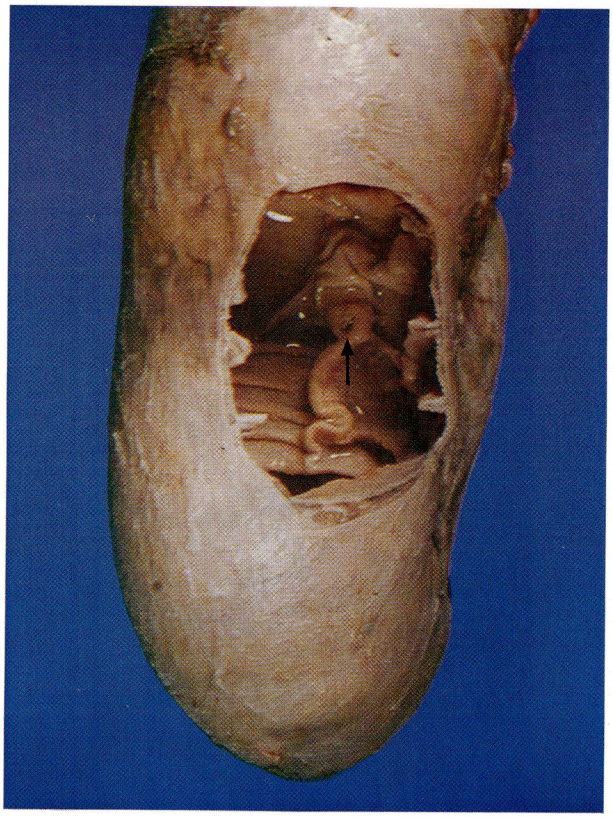

Duodenum (gefenstert), um die Papilla duodeni (Pfeil) mit der Einmündung des Gallen- und Pankreasganges zu zeigen.

Pankreas

Das Pankreas liegt hinter dem Magen an der dorsalen Bauchwand und verläuft vom Duodenum schräg nach links oben bis zur Milz. Der exokrine Anteil produziert Verdauungsfermente, der endokrine Anteil das Insulin. Dieses Hormon wird von den sog. Langerhansschen Inseln gebildet, die aber makroskopisch nicht sichtbar sind (ca. 0,1–0,2 mm im Durchmesser).

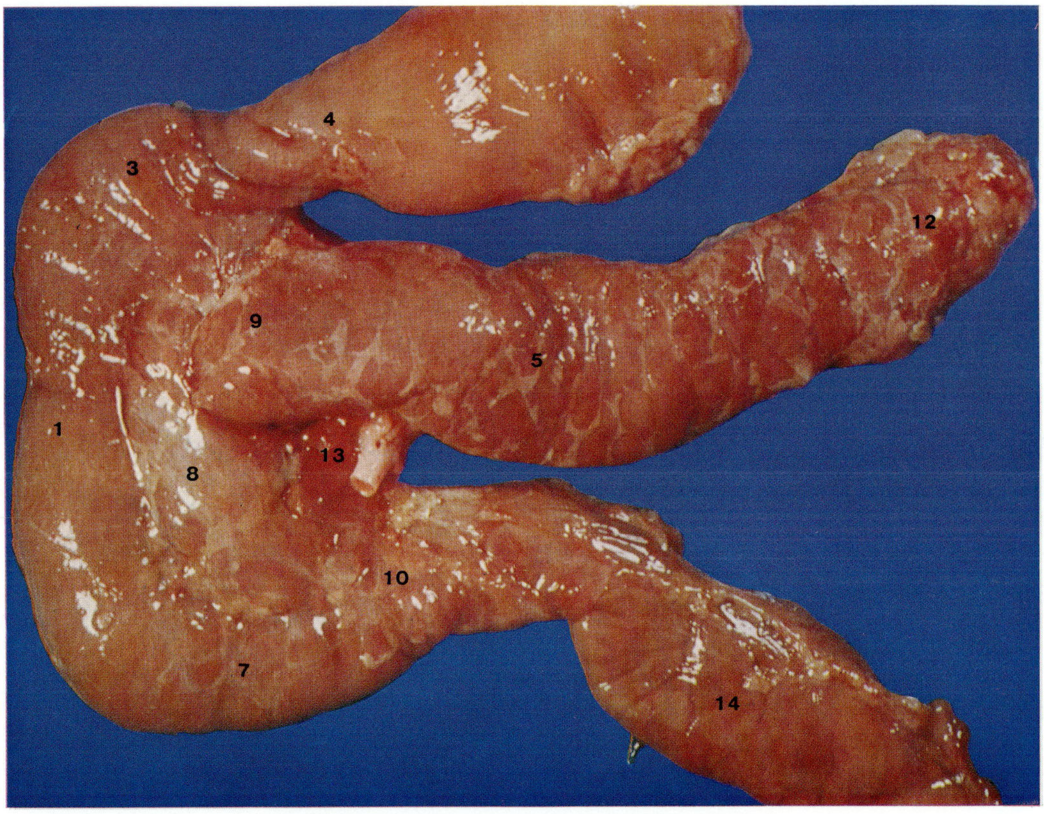

Duodenum und Pankreas (Vorderansicht)

1. Pars descendens des Duodenums; **2.** Gallenausführungsgang (Ductus choledochus); **3.** Pars superior des Duodenums; **4.** Magenpförtner (Pylorus); **5.** Pankreaskörper; **6.** Papilla duodeni (mit der Einmündung der Gänge); **7.** Horizontaler Teil des Duodenums; **8.** Processus uncinatus des Pankreas; **9.** Pankreaskopf; **10.** Pars ascendens des Duodenums; **11.** Ductus pancreaticus (Wirsung); **12.** Pankreasschwanz (cauda pancreatis); **13.** A. und V. mesenterica sup; **14.** Jejunum.

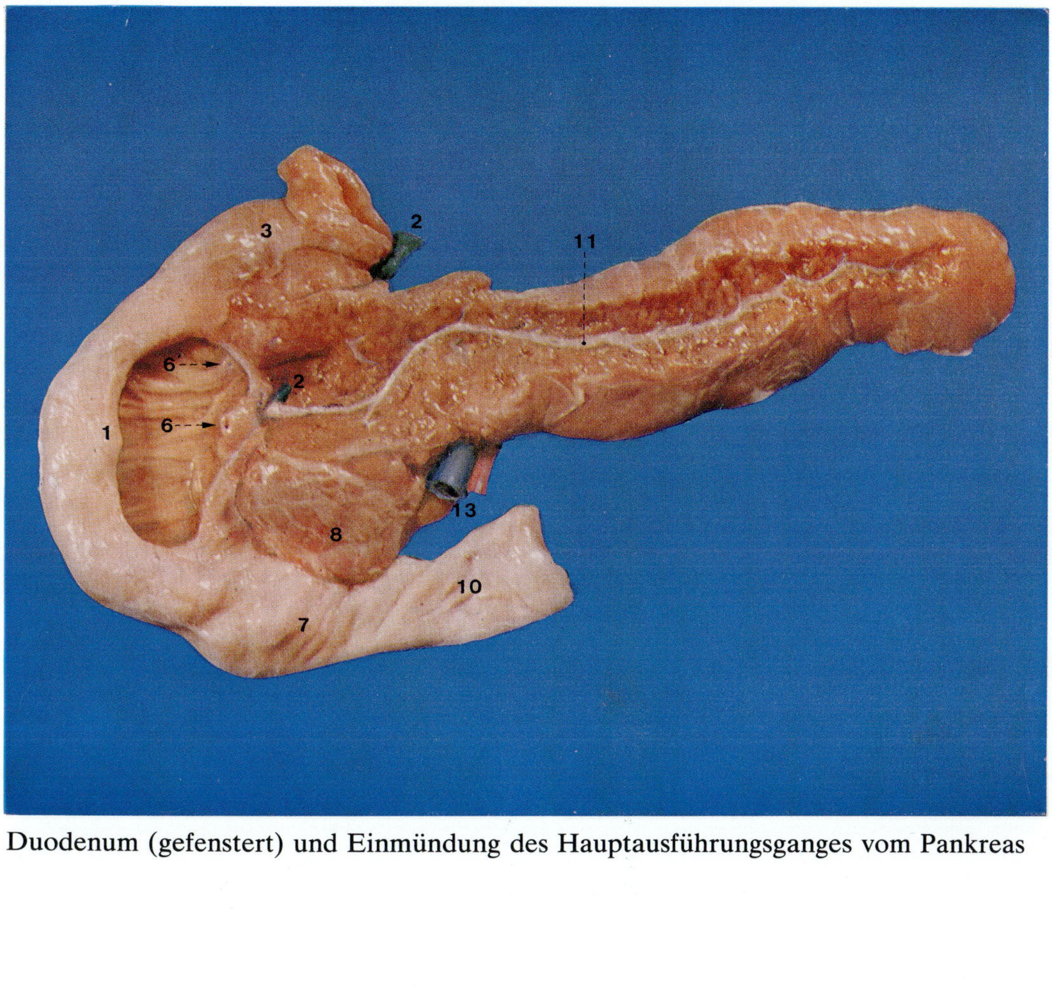

Duodenum (gefenstert) und Einmündung des Hauptausführungsganges vom Pankreas

Atmungs-System

Nasenhöhle

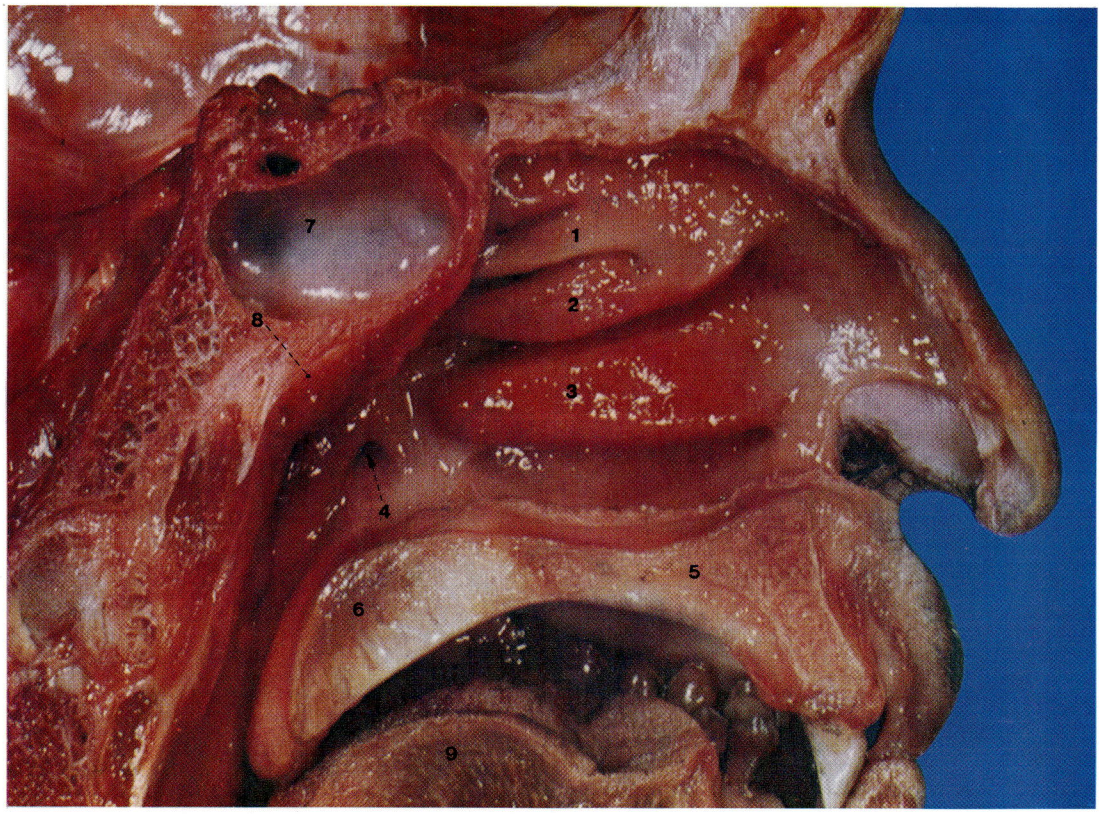

Linke Nasenhöhle von der Seite gesehen (das Nasenseptum wurde entfernt)

1. Obere Muschel (Concha sup.); **2.** Mittlere Muschel (Concha media); **3.** Untere Muschel (Concha inf.); **4.** Schlundöffnung der Tube (Eustachische Röhre, Tuba auditiva); **5.** Harter Gaumen (Palatum durum); **6.** Weicher Gaumen (Palatum molle); **7.** Keilbeinhöhle (Sinus sphenoidalis); **8.** Rachenmandel (Tonsilla pharyngea); **9.** Zunge (Lingua); **10.** Nasenscheidewand (Septum nasi); **11.** Stirnhöhle (Sinus front.); **12.** Medulla oblongata; **13.** Stimmband (Lig. vocale); **14.** Luftröhre (Trachea); **15.** Speiseröhre (Oesophagus); **16.** Rückenmark (Medulla spinalis); **17.** Kehldeckel (Epiglottis).

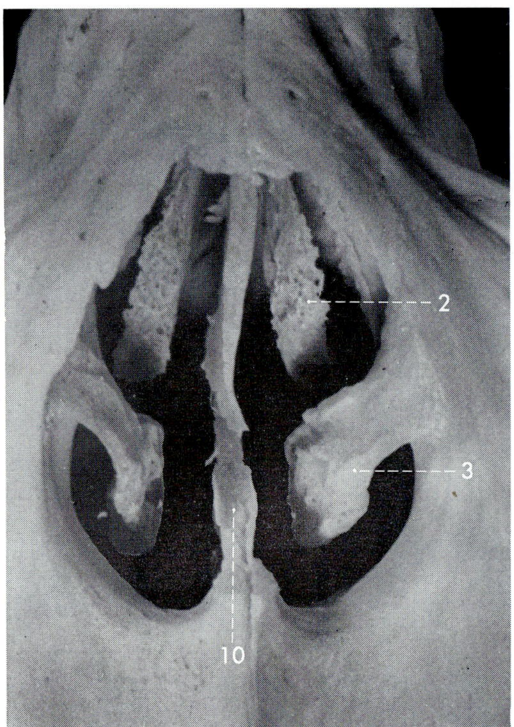

Knöcherne Nasenhöhle, in der Ansicht von vorne

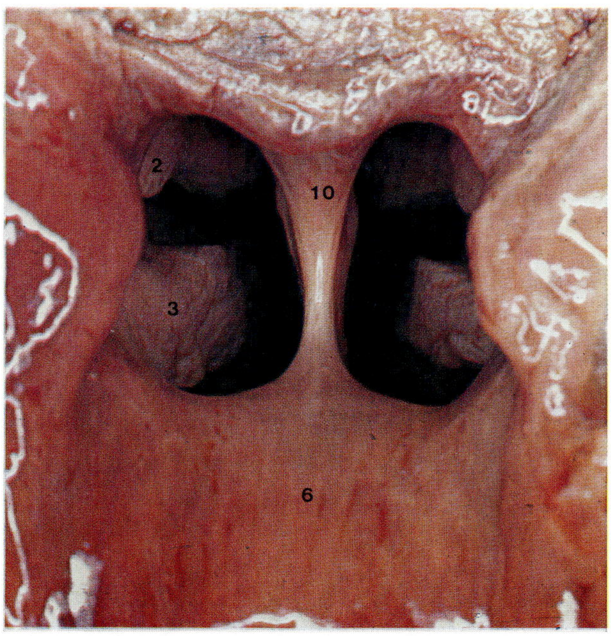

Einblick in die Nasenhöhle von hinten (sichtbar sind die beiden Choanen)

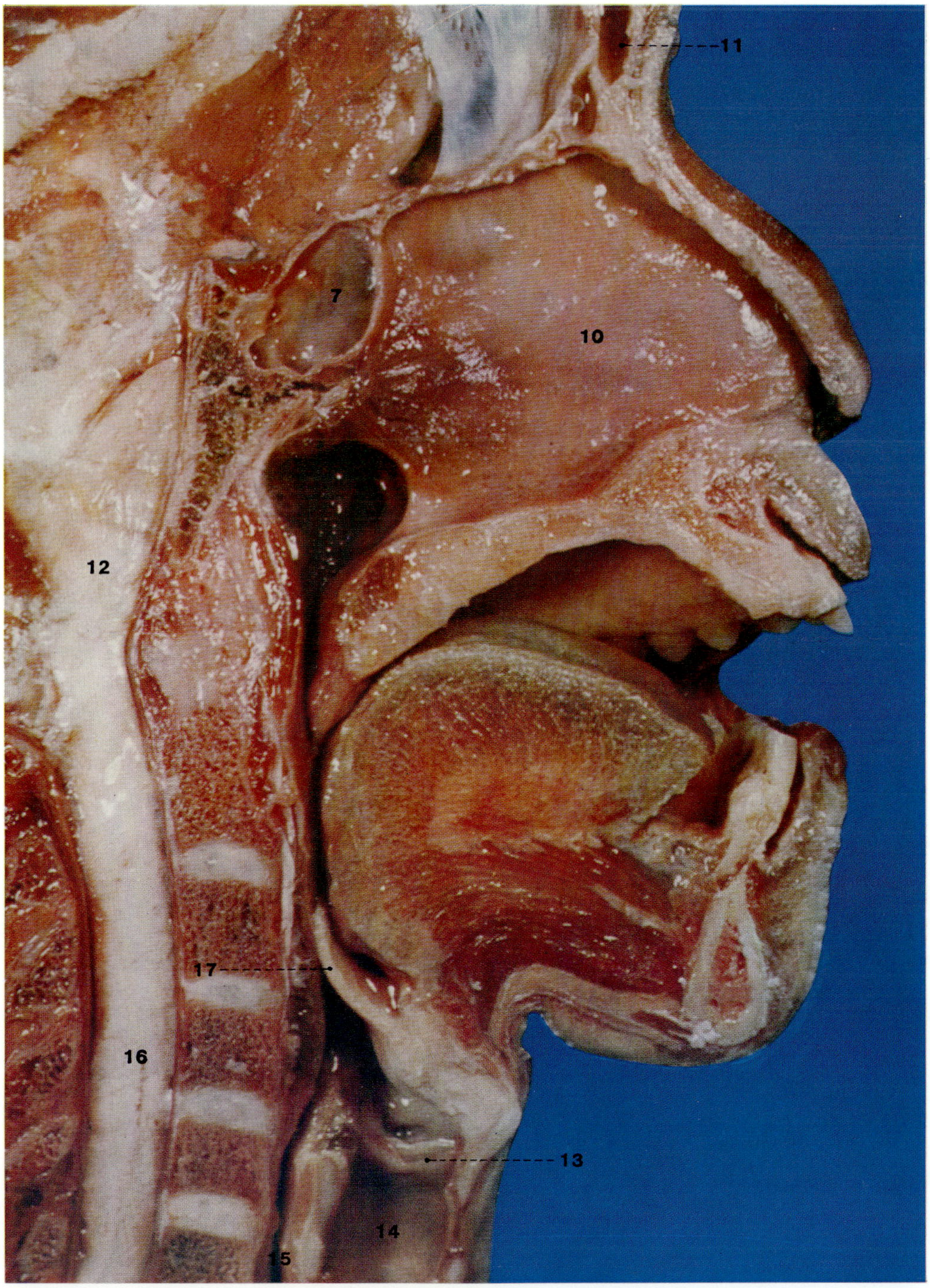

Nasenscheidewand (Septum nasi)

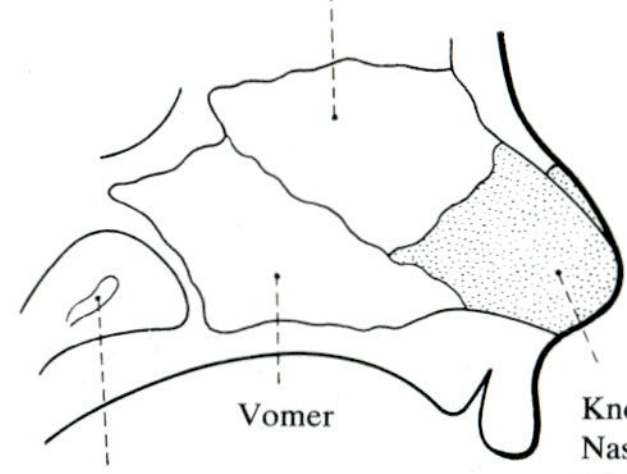

Die Nasenscheidewand (Septum nasi) teilt die Nasenhöhle median in zwei Hälften. Sie besteht aus einem knorpeligen und einem knöchernen Anteil. Der relativ geräumige Nasenraum wird durch 3 Muscheln (die obere, mittlere und untere Muschel) weiter untergliedert, wodurch die Oberfläche vergrößert und eine Aufheizung sowie eine Anfeuchtung der eingeatmeten Luft erreicht wird (Regio respiratoria nasi). In der Schleimhaut der oberen Muschel und der angrenzenden Abschnitte der Nasenscheidewand sind die Sinneszellen für den Geruchsapparat lokalisiert (Regio olfactoria nasi).

Die Eustachische Röhre (Tuba auditiva) verbindet den oberen Abschnitt des Schlundes mit dem Mittelohr. Auf diese Weise wird ein Druckausgleich zwischen beiden Räumen möglich. Durch einen Verschluß der Tube können sich Hörstörungen ergeben, da die Schwingungsfähigkeit des Trommelfells durch den fehlenden Luftdruckausgleich eingeschränkt ist (vgl. S. 94).

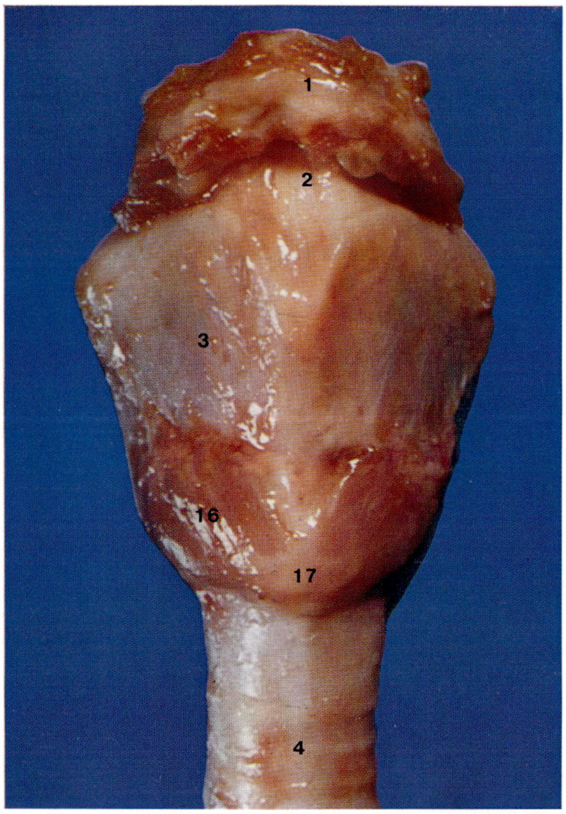

Kehlkopf in der Ansicht von vorn

Kehlkopf (Larynx)

Die beiden Stimmfalten (Ligg. vocalia) sind zwischen dem Ring- und Schildknorpel (Cartilago cricoidea und thyreoidea) ausgespannt. Jede Falte besteht aus einem elastischen Band (Lig. vocale) und einem Muskel. Die spaltförmige Öffnung zwischen den beiden Stimmbändern heißt Glottis (Stimmritze). Bei der Atmung ist sie weitgestellt, beim Sprechen oder Singen (Phonation) verengt. Die Luft wird durch die Stimmritze hindurchgepreßt, wodurch die Stimmfalten in Schwingung kommen und so den Ton erzeugen. Oberhalb der Stimmfalten liegen die Taschenfalten (Plicae ventriculares). Diese spielen bei der Phonation keine Rolle. Sie befeuchten die Stimmlippen. Beim Mann vergrößert sich der Schildknorpel in der Pubertät rasch, wodurch der sog. Stimmbruch zustande kommt. Bei Frauen bleibt der Schildknorpel kleiner, so daß die Stimmveränderungen hier nicht so stark hervortreten.

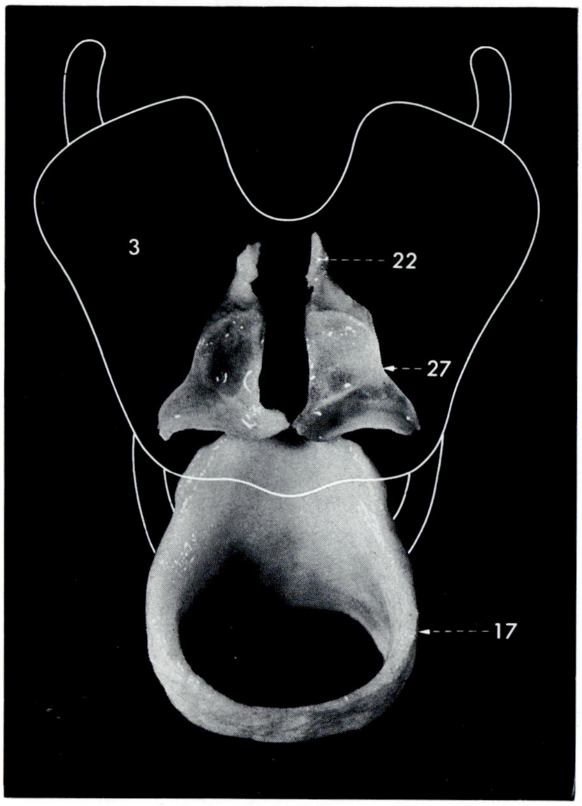

Frontalschnitt durch den Kehlkopf (vordere Hälfte)

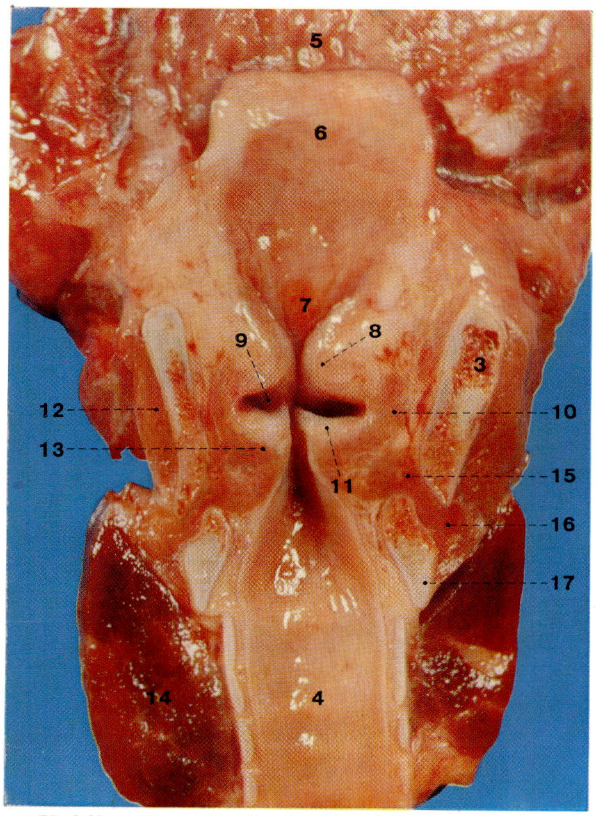

Kehlkopfknorpel in der Ansicht von vorn

1. Zungenbein (Os hyoideum)
2. Membrana thyreohyoidea
3. Cartilago thyreoidea
4. Luftröhre (Trachea)
5. Zunge
6. Kehldeckel (Epiglottis)
7. Vorraum (Vestibulum laryngis)
8. Taschenfalte (Plica vestibularis)
9. Ventriculus laryngis
10. M. thyreoarytaenoideus
11. Lig. vocale
12. M. thyreohyoideus,
M. sternohyoideus
M. constrictor pharyngis inf.
13. M. vocalis
14. Schilddrüse (Gl. thyreoidea)
15. M. cricoarytaenoideus lat.
15. M. cricoarytaenoideus post.
16. M. cricothyreoideus
17. Cartilago cricoidea
18. Plica glossoepiplottica mediana
19. Vallecula
20. Stimmritze (Glottis)
21. Cartilago cuneiformis
22. Cartilago corniculata
23. Schlund (Pharynx)
24. M. arytaenoideus, pars obliqua
25. M. arytaenoideus, pars transversa
26. Recessus piriformis
27. Cartilago arytaenoidea

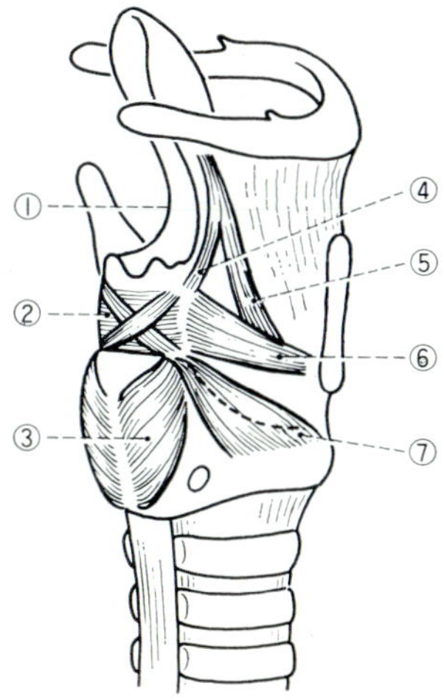

1. Plica aryepiglottica
2. M. arytaenoideus
3. M. cricoarytaenoideus post.
4. M. aryepiglotticus
5. M. thyreoepiglotticus
6. M. thyreoarytaenoideus
7. M. cricoarytaenoideus lat.

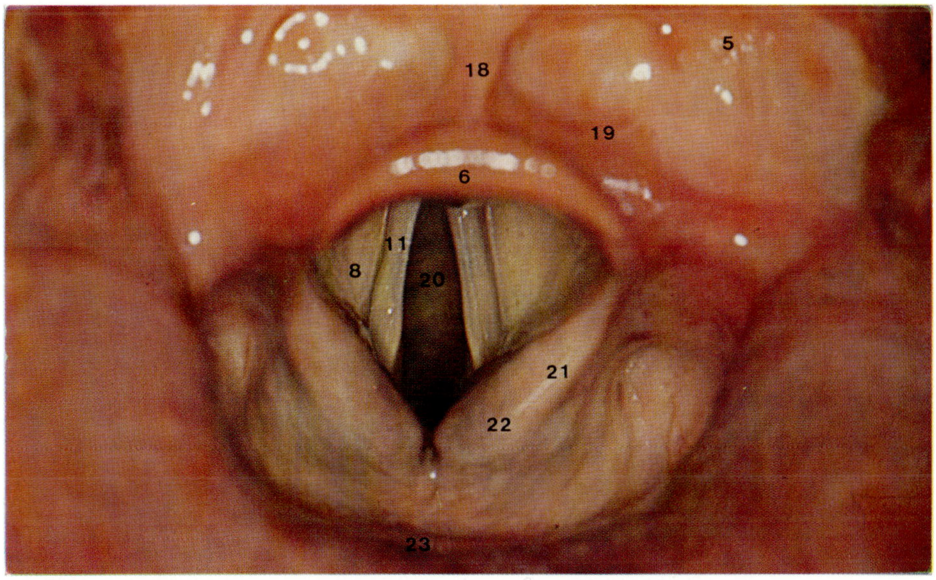

Stimmritze (Glottis) – von oben gesehen

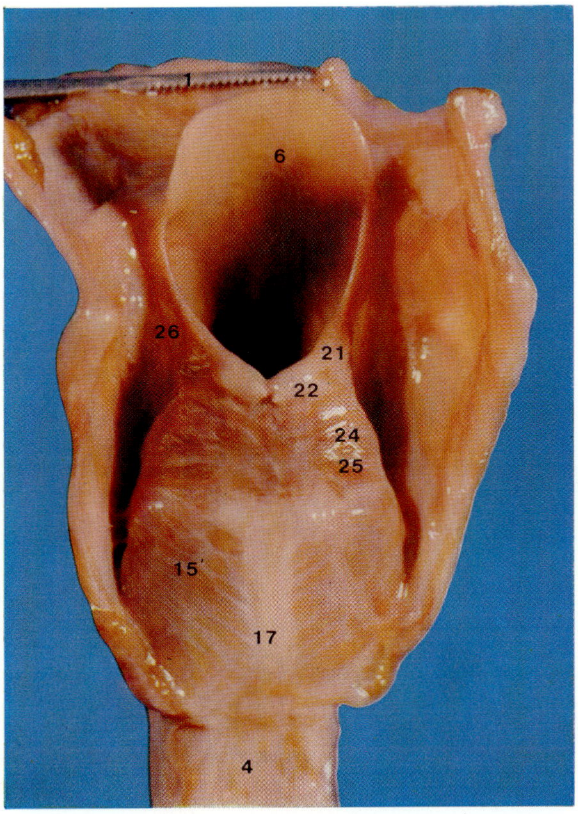

Kehlkopfmuskulatur (in der Ansicht von hinten)

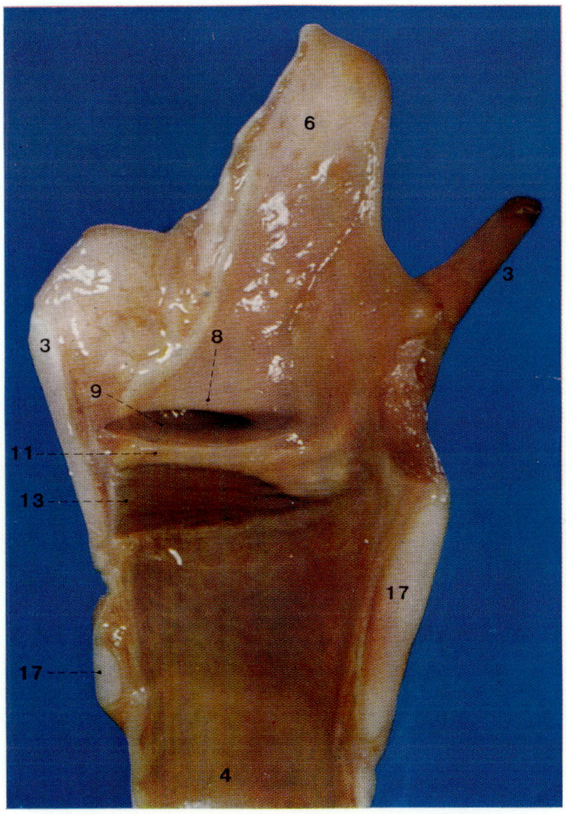

Sagittalschnitt durch den Kehlkopf
←vorn hinten→

Der Kehldeckel (Epiglottis) überdeckt schützend den Eingang zum Kehlkopf und zur Trachea, so daß Speiseteile und Flüssigkeit nicht in die Atemwege gelangen können.

Luftröhre und Bronchien

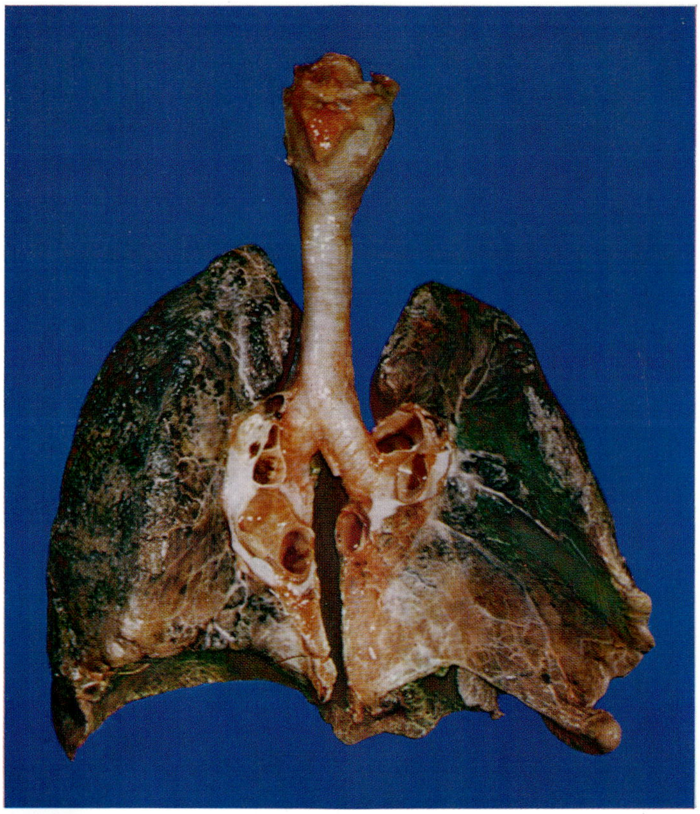

Die Luftröhre (Trachea) teilt sich in zwei Hauptbronchien, die außerhalb der Lungen liegen. Die anschließenden Lappen- und Segmentbronchien teilen sich innerhalb des Lungengewebes dichotom in immer feinere Äste auf (Bronchiolen), um schließlich in die alveolären Säckchen (Saccus und Ductus alveolares) überzugehen.

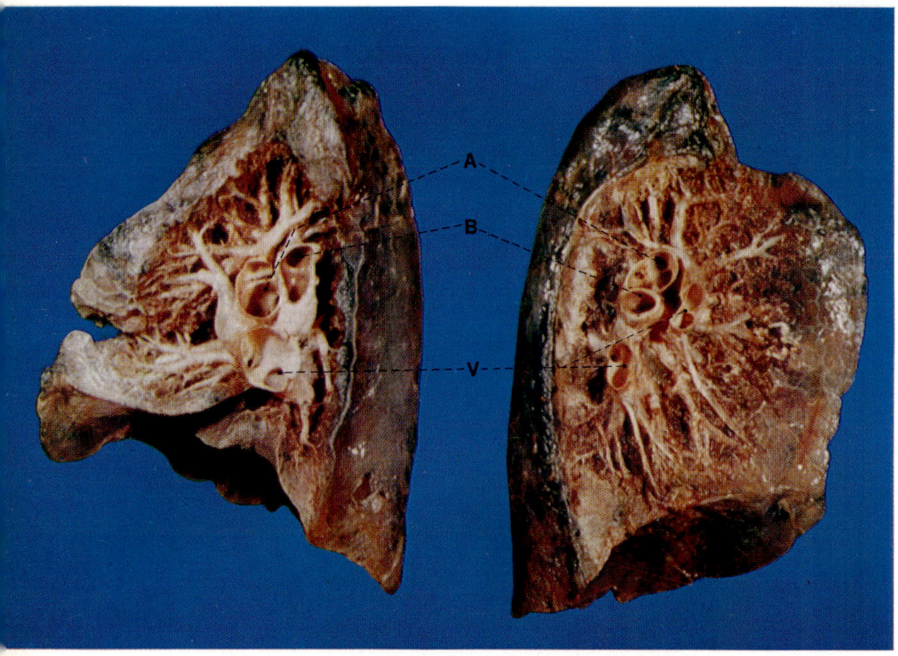

A: A. pulmonalis; **V:** V. pulmonalis; **B:** Hauptbronchus.

Lungenhilus
Im nebenstehenden Bild ist das Herz entfernt. Beide Lungen sind von der medialen Seite aus präpariert. Man sieht die sich verzweigenden Bronchien und die Querschnitte der großen Blutgefäße, die vom Hilus aus in das Lungengewebe eindringen bzw. dieses wieder verlassen.

In unregelmäßiger Anordnung finden sich in der Trachea und den Hauptbronchien hufeisenförmige Knorpel, die das Kollabieren der Luftwege bei den während der Atmung auftretenden negativen Drücken verhindern. Der hintere Abschnitt der Trachea wird durch eine Schicht glatter Muskulatur verspannt, so daß der Durchmesser der Luftröhre aktiv verändert werden kann. Zahlreiche Schleimdrüsen befeuchten die Schleimhaut und sorgen für die Entfernung von Staub- und Fremdpartikeln, die meist mit dem Schleim zusammen ausgehustet werden (Selbstreinigung der Lunge).

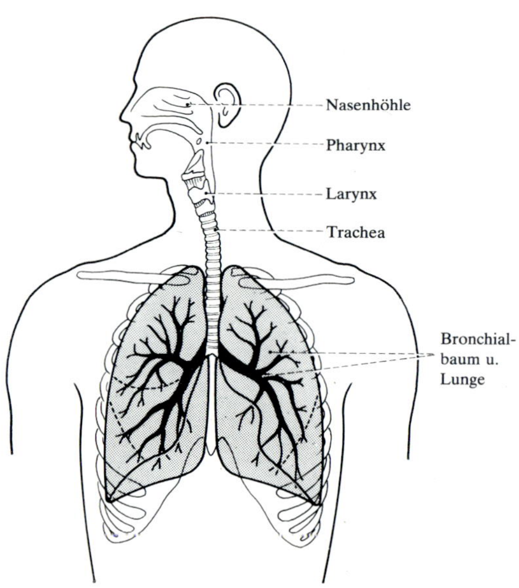

Lunge

Rechte Lunge | Seitenansicht | Linke Lunge

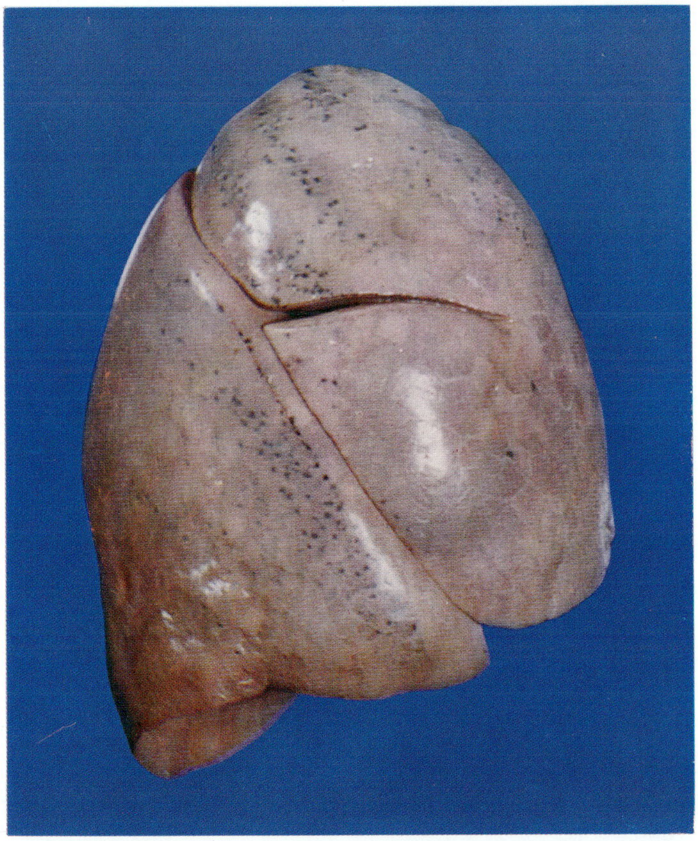

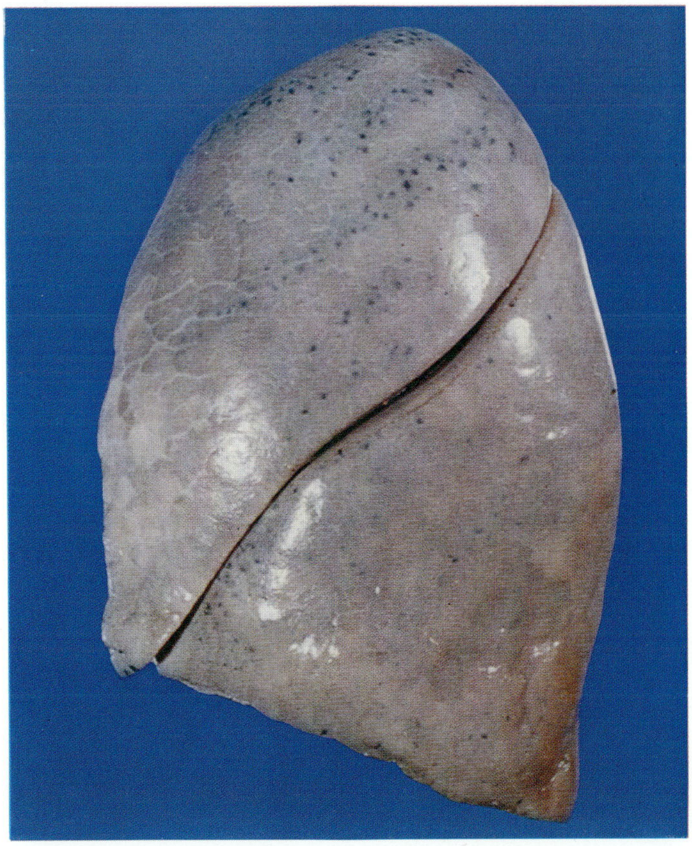

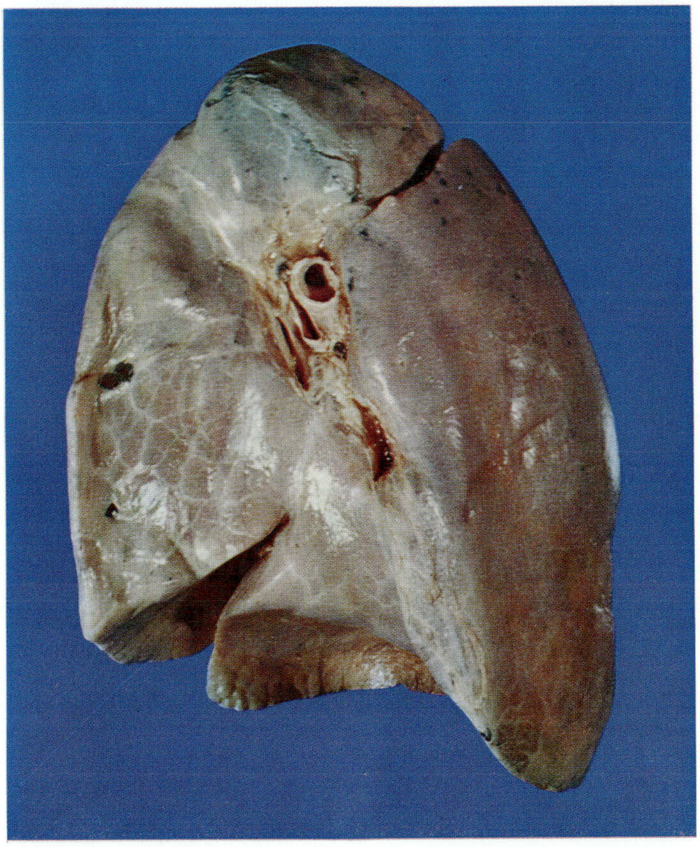

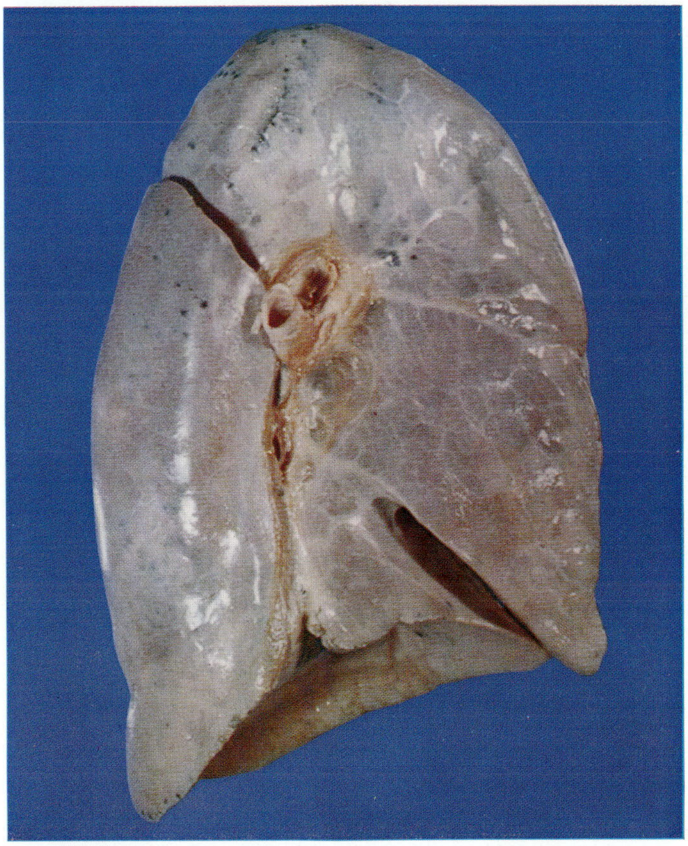

Mediastinale Ansicht (Medialseite) der Lungen

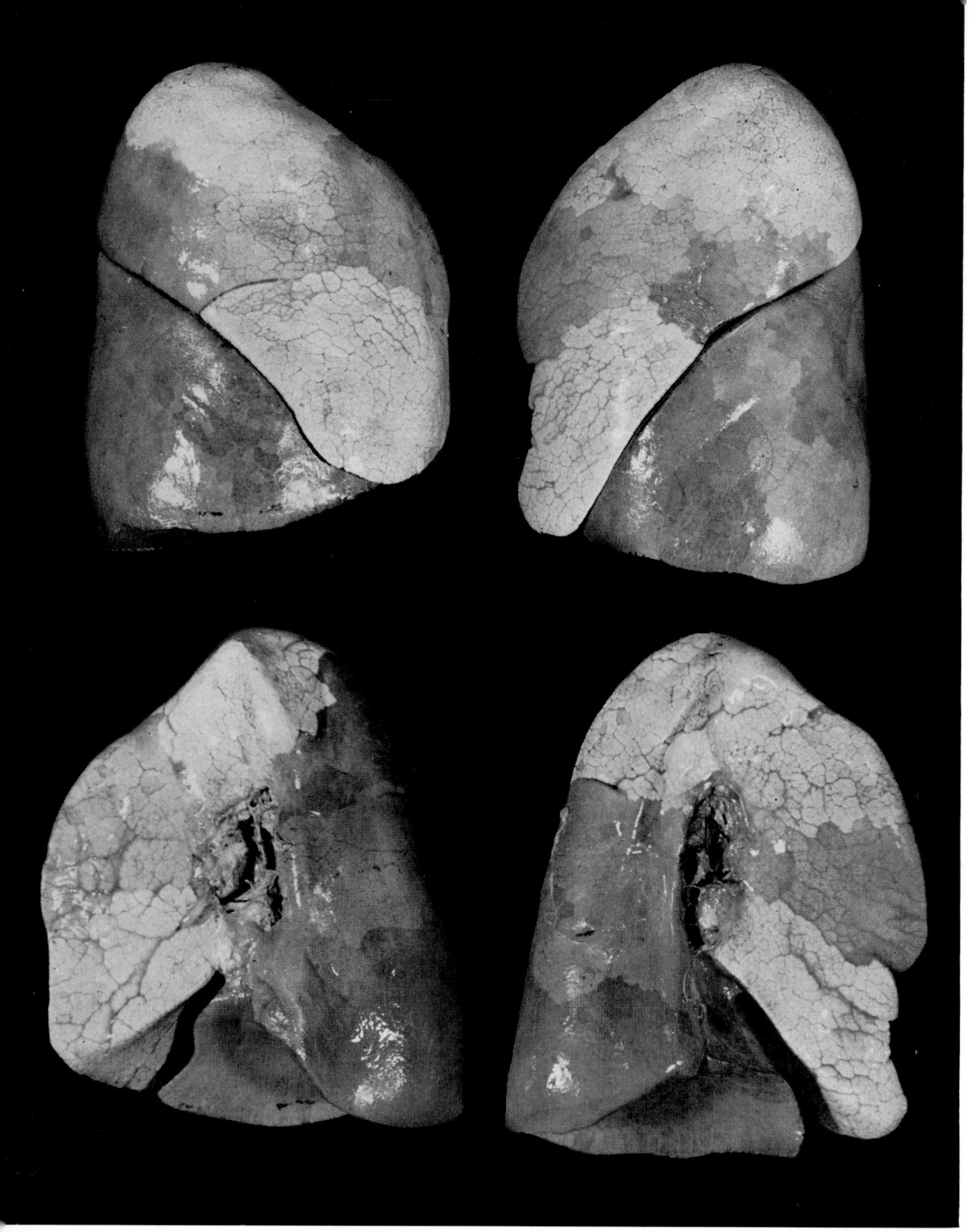

Lungensegmente

Die rechte Lunge ist etwas größer als die linke, weil das Herz nach links verlagert ist. Die rechte Lunge hat daher 3 Lappen, die linke nur zwei. Jeder Lappen setzt sich wiederum aus mehreren, etwa 5 cm^3 großen Segmenten zusammen, die rechte insgesamt aus 10, die linke aus 9. Größe und Form dieser Lungensegmente variieren individuell. Jedes Segment umfaßt wiederum etwa 10 Läppchen, deren Volumen jeweils etwa 1,5 cm^3 ausmacht. Diese sog. sekundären Läppchen gliedern sich wieder in zahlreiche primäre Läppchen (Acini) auf, die die zahllosen Lungenbläschen (Alveolen) enthalten (vgl. S. 47). Die Lungensegmente können isoliert reseziert werden, z. B. im Falle einer Tuberkulose.

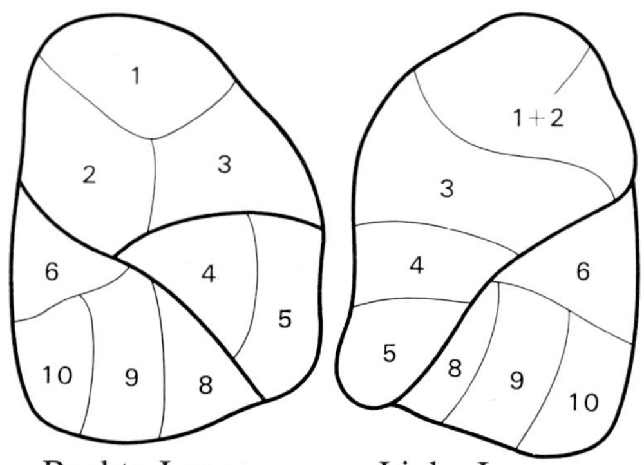

Rechte Lunge Linke Lunge
Außenseite

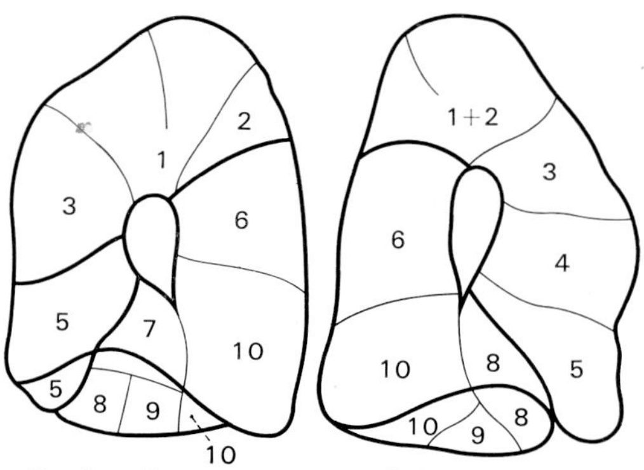

Rechte Lunge Linke Lunge
Mediastinale Seite

Segmente der rechten Lunge:

Oberlappen:
1. Apikales Segment
2. Posteriores Segment
3. Anteriores Segment

Mittellappen:
4. Laterales Segment
5. Mediales Segment

Unterlappen:
6. Apikales Segment
7. Mediobasales Segment
8. Anterobasales Segment
9. Laterobasales Segment
10. Posterobasales Segment

Segmente der linken Lunge:

Oberlappen:

Pars superior
1. Apikales Segment
2. Posteriores Segment
3. Anteriores Segment

Pars inferior (lingularis)
4. Superiores Segment
5. Inferiores Segment

Unterlappen:
6. Apikales Segment
8. Anterobasales Segment
9. Laterobasales Segment
10. Posterobasales Segment

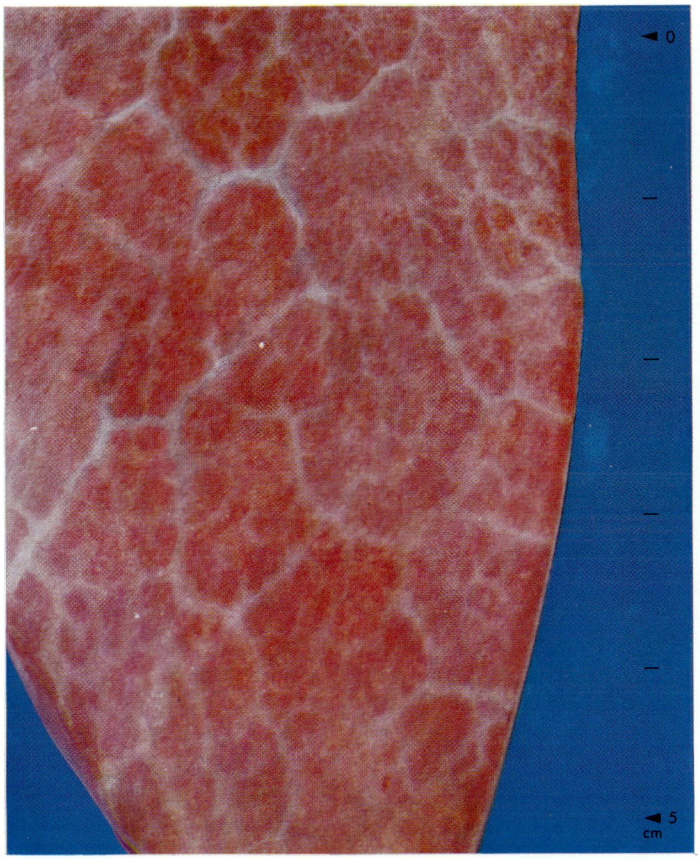

Schnitt durch pigmentfreies (sauberes) Lungengewebe

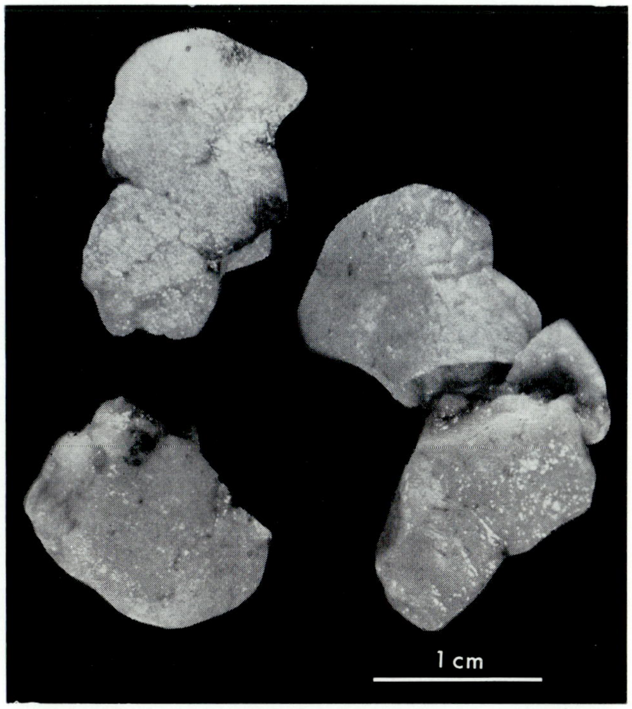

Sekundäre Lungenläppchen (präparativ getrennt)

Mit der Atemluft gelangen Staubpartikelchen in die Lunge und haften an der Alveolarwand, von wo aus sie über die interlobulären Lymphgefäße abtransportiert werden. In der Regel werden die Partikelchen von alveolären oder histiozytären Freßzellen (Phagozyten) aufgenommen, die überall unter dem Lungenfell (Pleura) oder innerhalb des Lungengewebes gefunden werden können.

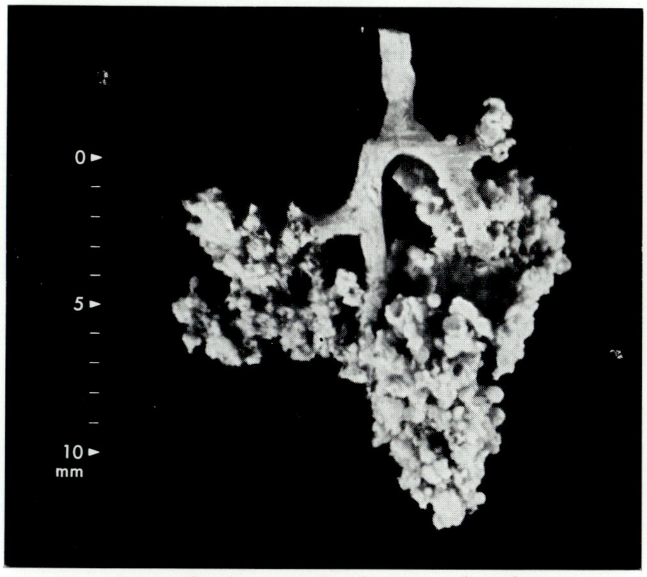

Ausgußpräparat der Lungenalveolen

Die Alveolen stellen kleine Aussackungen dar, die zum Bronchialsystem hin offen sind. Die größeren, kugelförmigen Gebilde sind die Alveolarsäckchen.

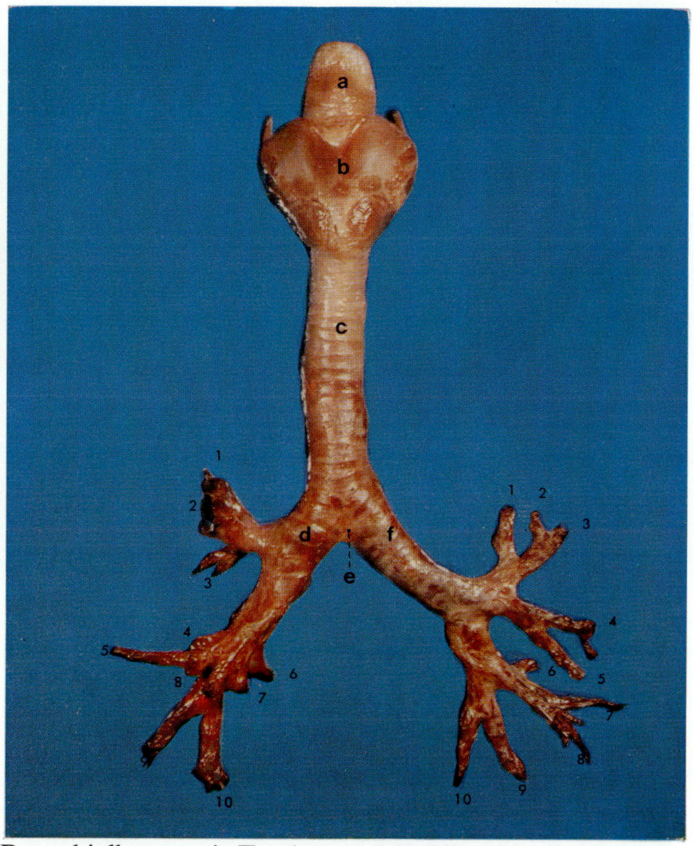

Bronchialbaum mit Trachea und Kehlkopf in der Ansicht von vorne.
(Numerierung der Segmente vgl. S. 46, 1–10).

a: Epiglottis; **b:** Cartilago thyreoidea; **c:** Trachea; **d:** Rechter Hauptbronchus; **e:** Bifurcatio tracheae; **f:** Linker Hauptbronchus.

Zwerchfell

Brust- und Bauchhöhle werden durch das Zwerchfell (Diaphragma), eine kuppelförmige Muskelplatte, getrennt. Das Zwerchfell ist am Sternum, den Rippen- und den Lendenwirbeln befestigt. Im Zentrum bildet es eine Sehnenplatte, die mit dem Herzbeutel (Perikard) verwachsen ist. Im hinteren Teil liegen die Durchtrittsstellen für die Aorta, den Oesophagus und die V. cava inferior.

1. Dorsale Thoraxwand (mit Pleura)
2. Perikard
3. Lungen
4. Herz
5. Centrum tendineum
6. Vena cava inferior
7. Oesophagus
8. Aorta und Crus sinistrum des Zwerchfells
9. Pars lumbalis des Zwerchfells
10. Crus dextrum des Zwerchfells
11. M. quadratus lumborum
12. M. psoas
13. M. iliacus
14. Lendenwirbelkörper
15. Rektum
16. Uterus und Adnexen
17. M. transversus abdominis
18. Medulla spinalis

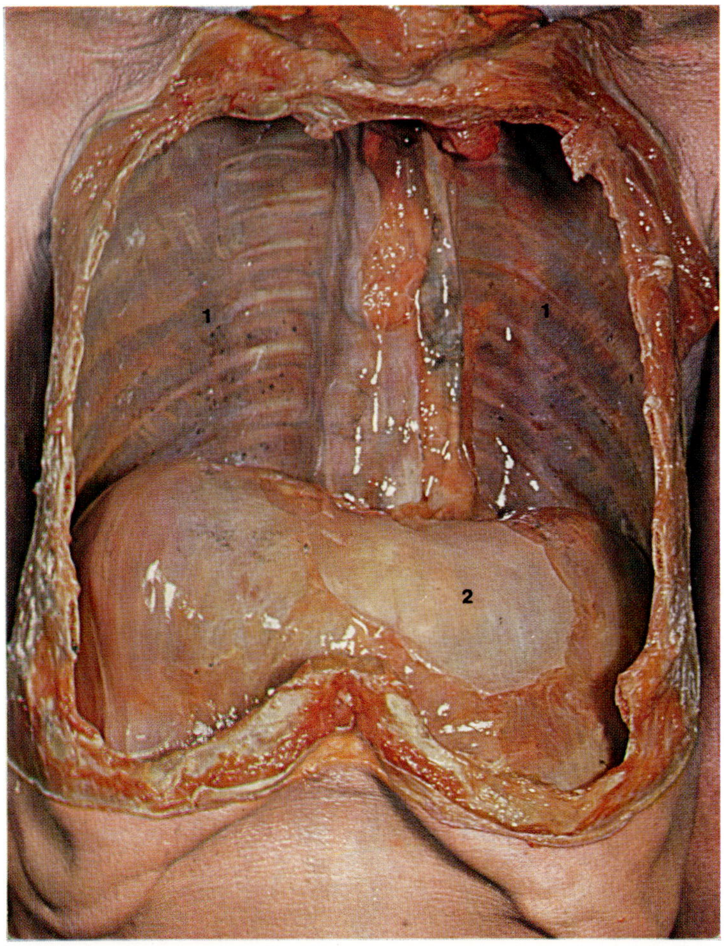

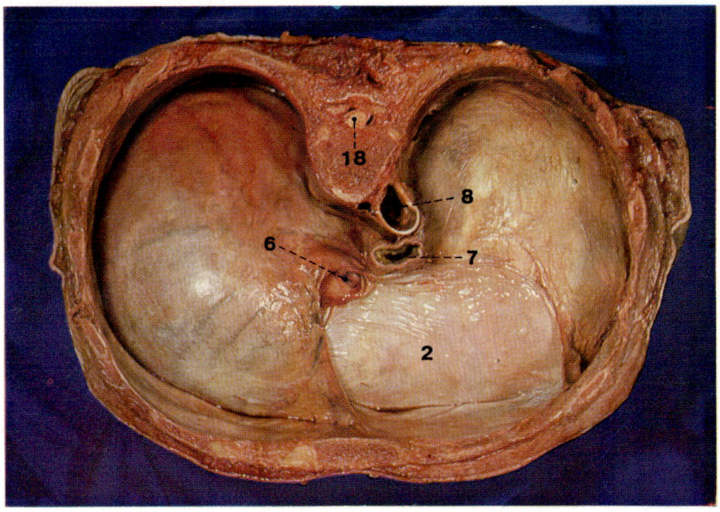

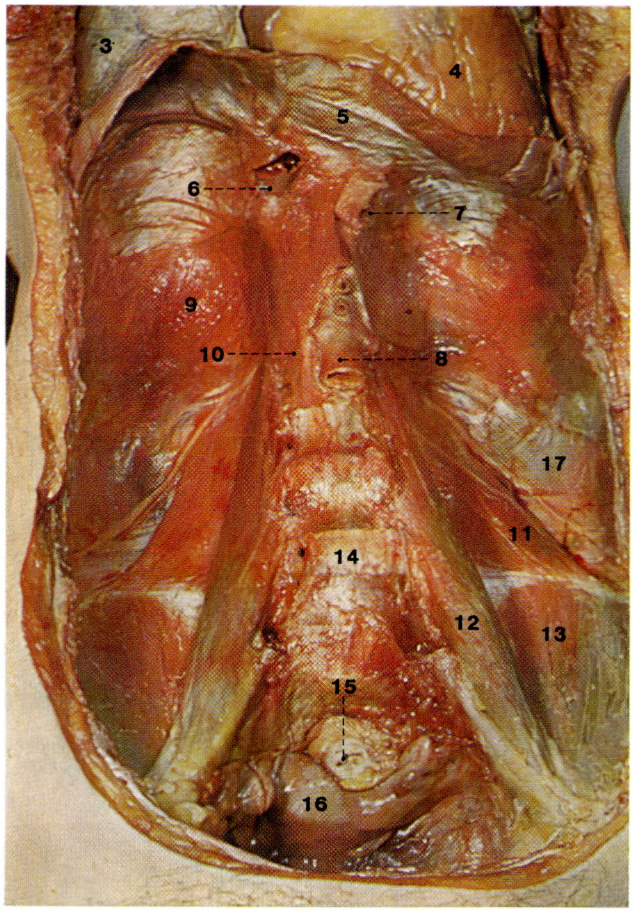

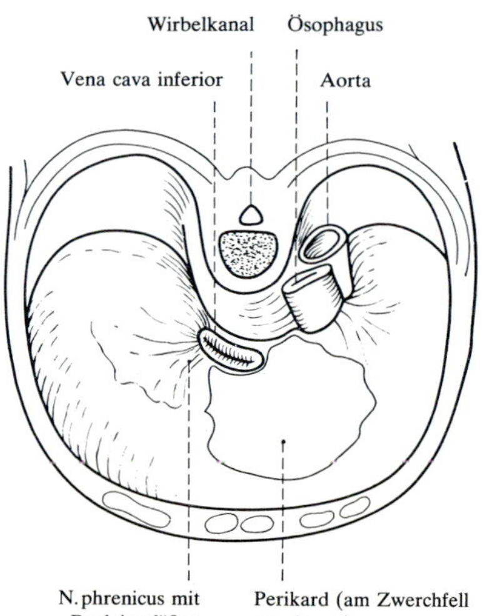

Harnorgane

Nieren

Die Niere ist ein bohnenförmiges Organ von ungefähr 10 cm Länge. Am Schnitt kann man eine Rinden- und eine Markzone sowie das Nierenbecken (im Innern) unterscheiden. Die Nierenrinde enthält die Nierenkörperchen und die gewundenen Teile der Nierenkanälchen, während das Mark aus den geraden Teilen der Nierentubuli und den Henleschen Schleifen sowie den Sammelrohren, die man schon mit dem bloßen Auge sehen kann, besteht. Die Marksubstanz stülpt sich in Form der Nierenpapillen in das Nierenbecken vor. Sie wird ihrerseits von Rindensubstanz bogenförmig umgeben (Bertinische Säulen). Im Nierenbecken wird der Harn gesammelt. Wegen der lebenswichtigen Ausscheidungsfunktion der Nieren ist die Blutversorgung besonders reichlich und die Nierengefäße sind daher sehr groß.

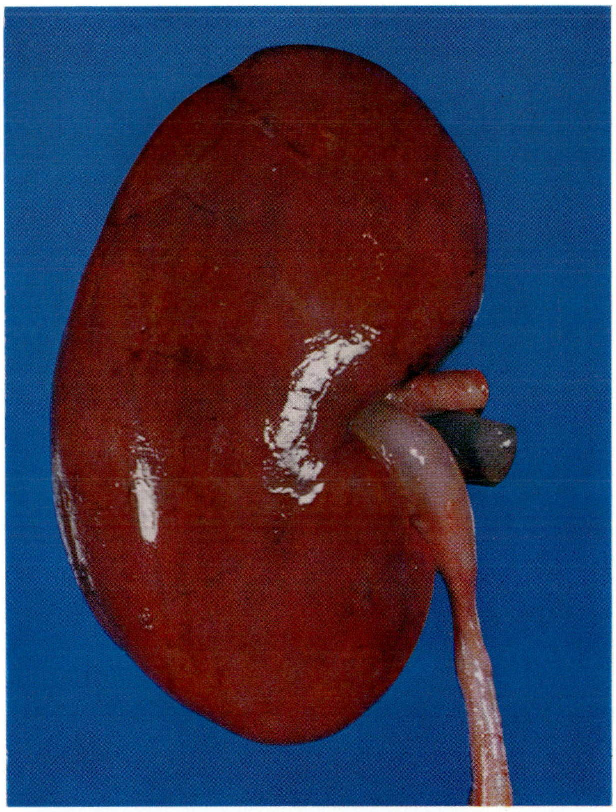

Linke Niere (Ansicht von hinten)

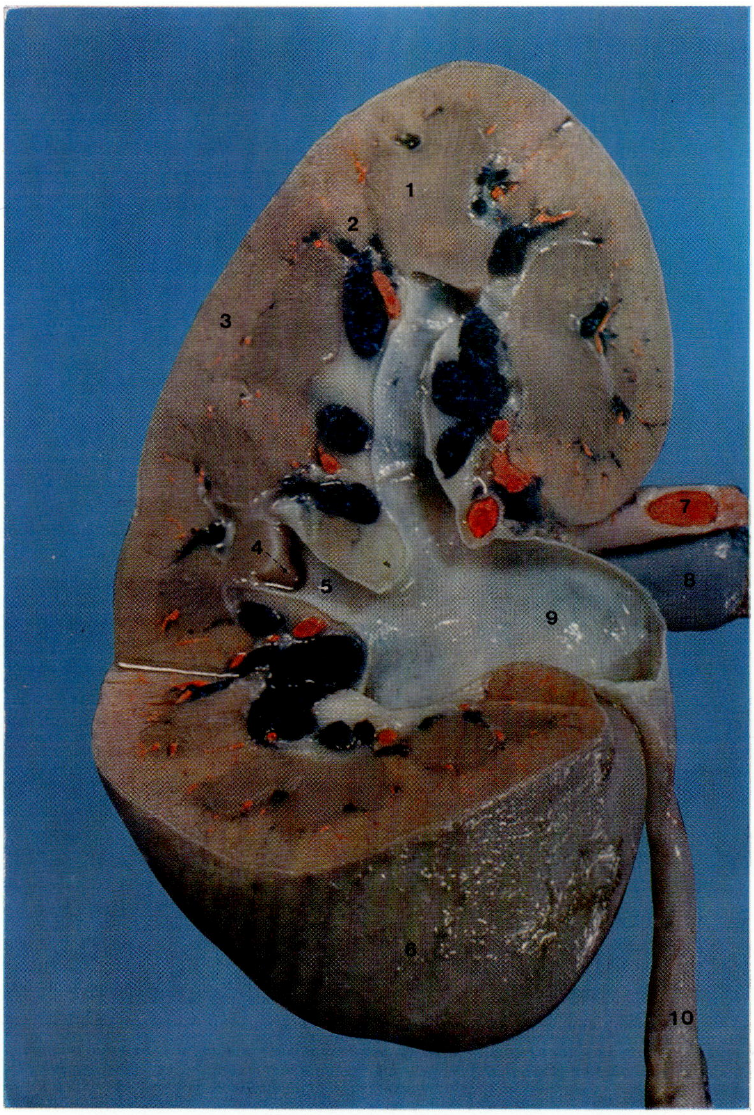

Frontal- und Horizontalschnitt durch die Niere

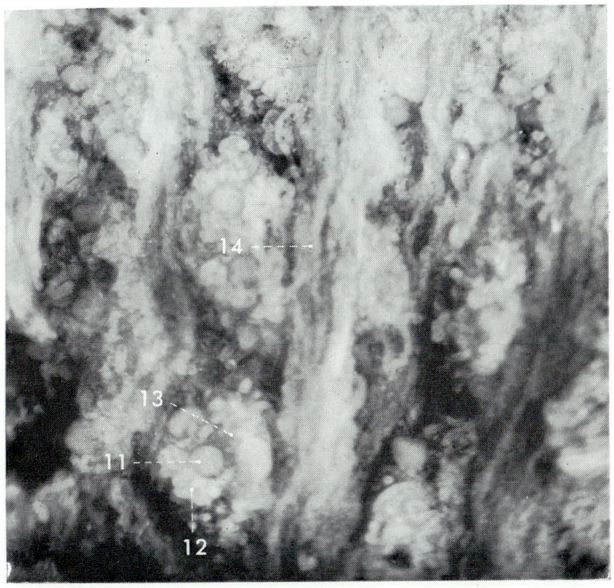

Nephrone (Glomeruli und Harnkanälchen, stark vergrößert)

1. Pyramide; **2.** Columna renalis; **3.** Nierenrinde (Cortex); **4.** Papilla renalis; **5.** Calyx minor; **6.** Nierenkapsel; **7.** A. renalis; **8.** V. renalis; **9.** Nierenbecken (Pelvis renalis); **10.** Ureter; **11.** Nierenkörperchen (Glomerulus und Bowmansche Kapsel); **12.** Proximale Harnkanälchen; **13.** Distale Harnkanälchen; **14.** Sammelrohre.

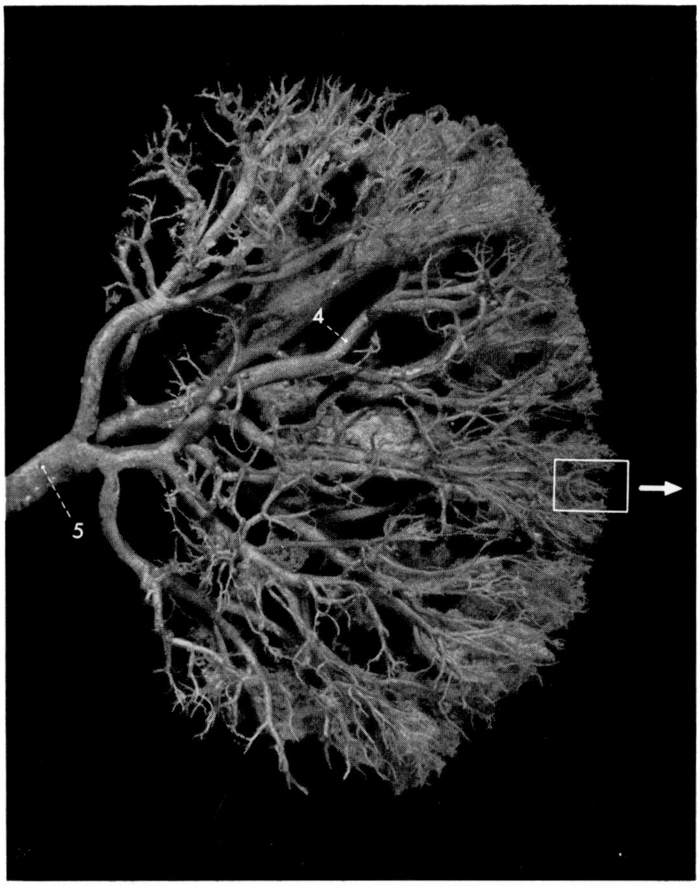

Korrosionspräparat des arteriellen Gefäßsystems der Niere (natürliche Größe)

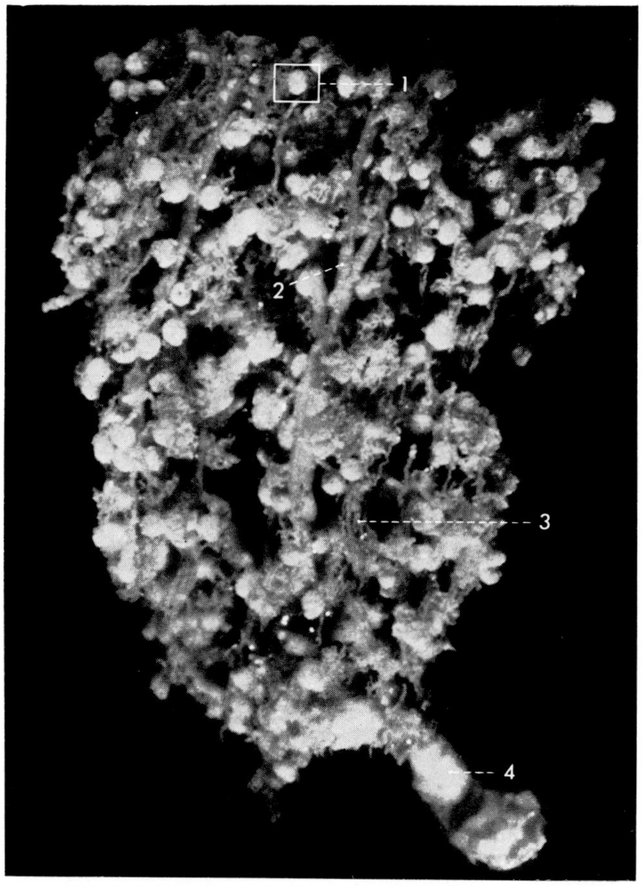

Ausschnittsvergrößerung (s. nebenstehendes Rechteck) (Lupenvergrößerung)

1. Glomerulus; **2.** Arteria interlobularis; **3.** Kapillarschlingen; **4.** li. Bild: A. interlobaris; re. Bild: A. interlobularis; **5.** Arteria arcuata; **6.** Arteria renalis.

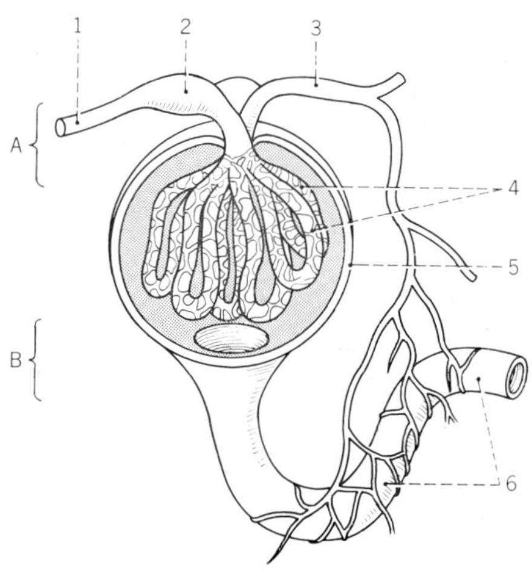

1. Arteriola afferens; **2.** Polkissen; **3.** Arteriola efferens; **4.** Glomerulusschlingen; **5.** Bowmansche Kapsel; **6.** Harnkanälchen; **A:** Gefäßpol; **B:** Harnpol.

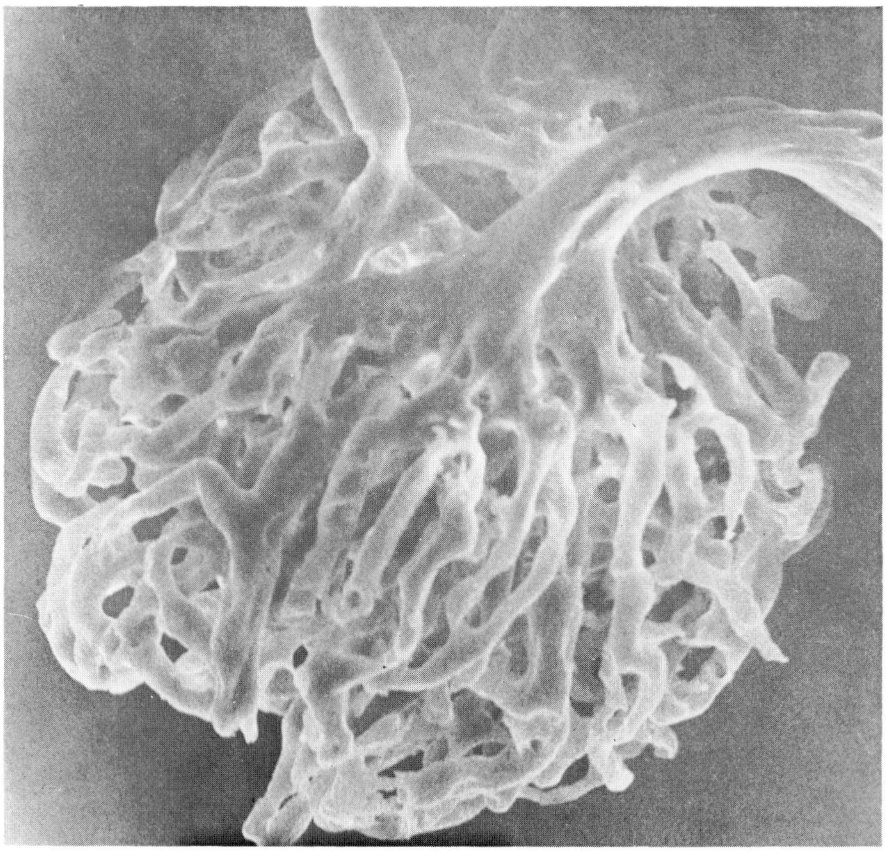

Ausgußpräparat eines Glomerulus (starke Vergrößerung)

Urogenitalsystem

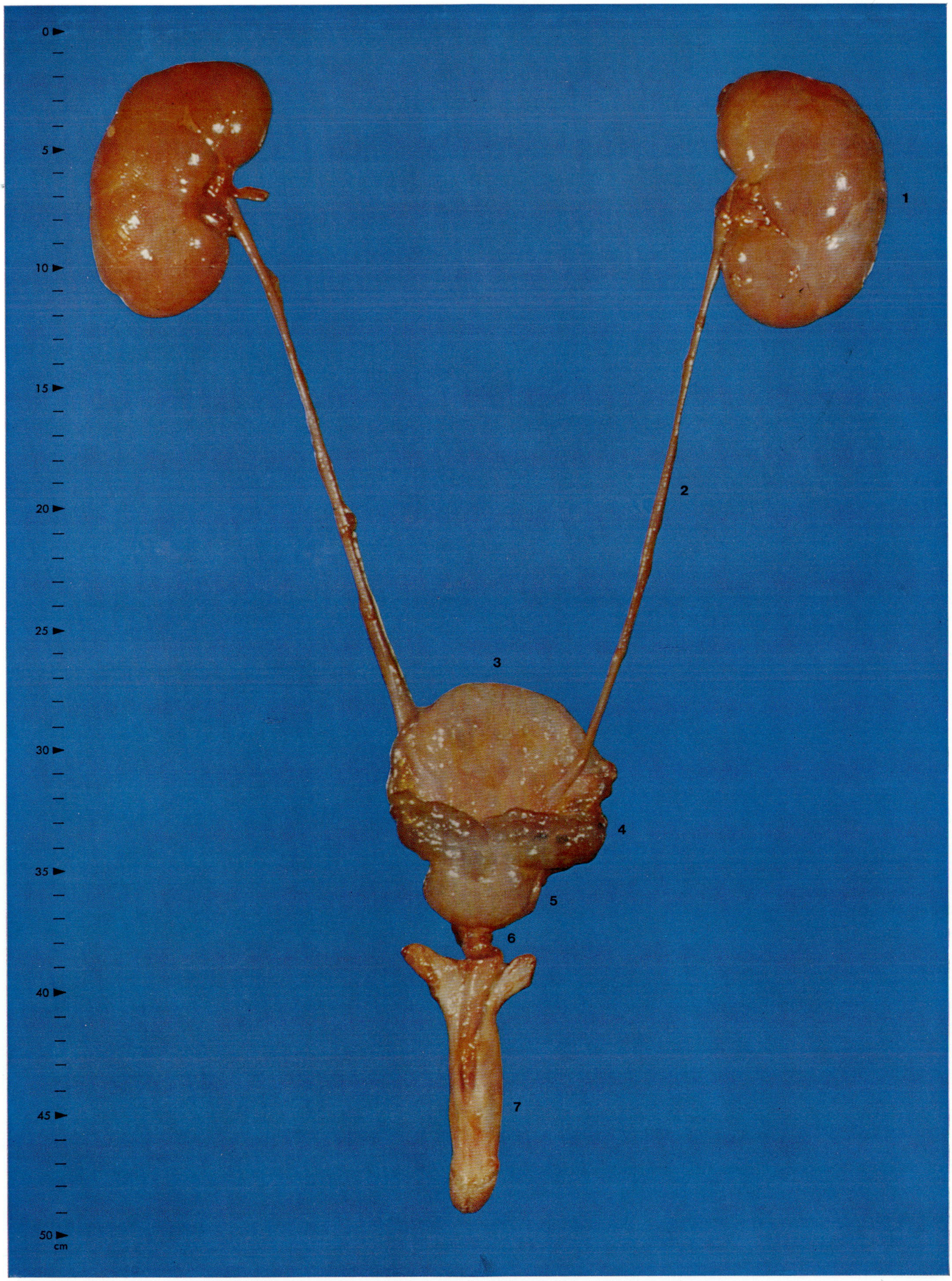

Übersicht über das gesamte Urogenitalsystem (von dorsal gesehen)

1. Niere; **2.** Harnleiter (Ureter); **3.** Harnblase (Vesica urinalis); **4.** Samenbläschen (Vesiculae seminales); **5.** Vorsteherdrüse (Prostata); **6.** Harnröhre (Urethra) und Cowpersche Drüsen; **7.** Penis.

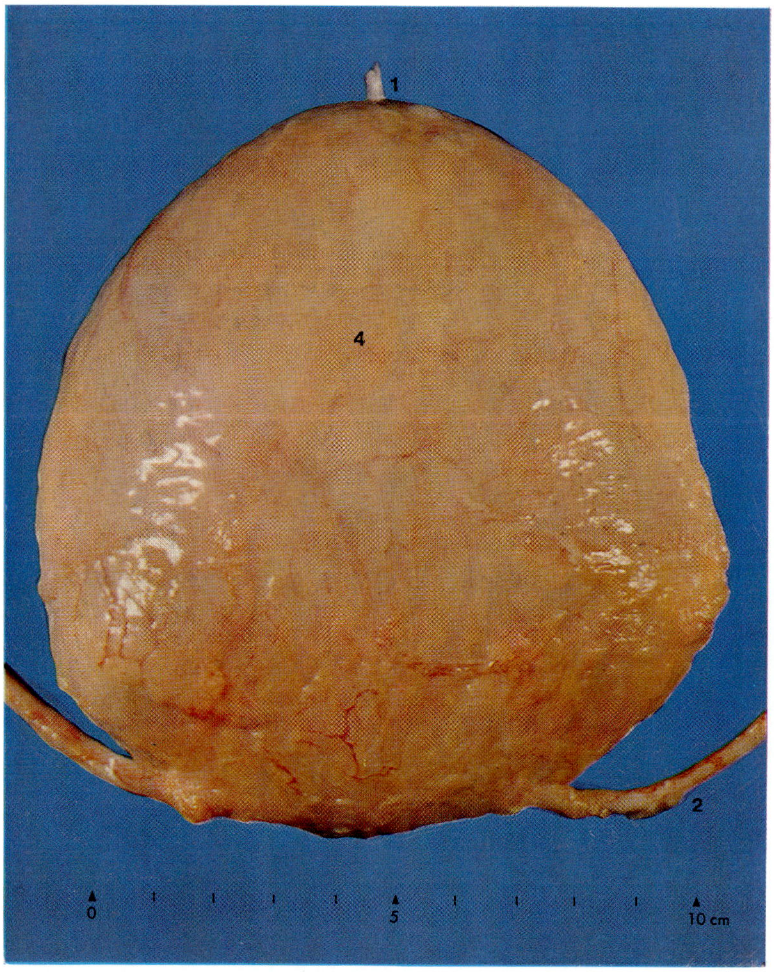

Weibliche Harnblase (Dorsalansicht, Füllung etwa 300 ml)

Harnblase

Beide Fotos sind im gleichen Verkleinerungsmaßstab wiedergegeben

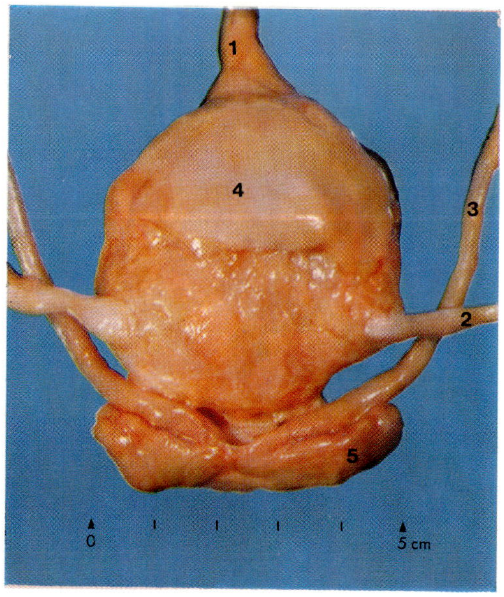

Männliche Harnblase (leer, Dorsalansicht)

1. Lig. umbilicale medianum; **2.** Ureter; **3.** Ductus deferens; **4.** Peritoneum; **5.** Samenblase (Vesicula seminalis); **6.** Ostium ureteris; **7.** Urethra.

Der im Nierenbecken gesammelte Harn wird durch die peristaltischen Bewegungen des Harnleiters in die Harnblase befördert. Die Blasenwandung, die sehr dehnbar ist, besteht aus 3 geflechtartig verwobenen Muskellagen. Die Harnblasenwandung kann bei geringer Füllung bis zu 1 cm dick werden (vgl. S. 60), bei stärkerer Füllung wird sie jedoch hauchdünn. Ihre normale Kapazität beträgt beim Manne ungefähr 470 ml, bei der Frau etwa $^5/_6$ davon. Der Scheitel der gefüllten Harnblase kann bis zu 5 cm über die Symphyse nach oben reichen.

Die beiden Ureteren durchsetzen die Wand der Harnblase von hinten unten in schräger Richtung, so daß sie bei der Füllung der Blase abgeklemmt werden. Dadurch wird ein Rückstrom von Harn in die Ureteren verhindert.

Die Urethra und die beiden Harnleiteröffnungen bilden am Blasengrund ein Dreieck (Trigonum vesicae), das sich bei den wechselnden Füllungszuständen der Harnblase nicht verändert.

Im leeren Zustand ist die Wand der Blase sehr dick und ihre Schleimhaut zeigt zahlreiche Falten. Im nebenstehenden Bild zeigen die beiden oberen Pfeile auf die Einmündungsstellen der Harnleiter (Ureteren).

Der untere Pfeil zeigt auf die innere Öffnung der Harnröhre (Urethra).

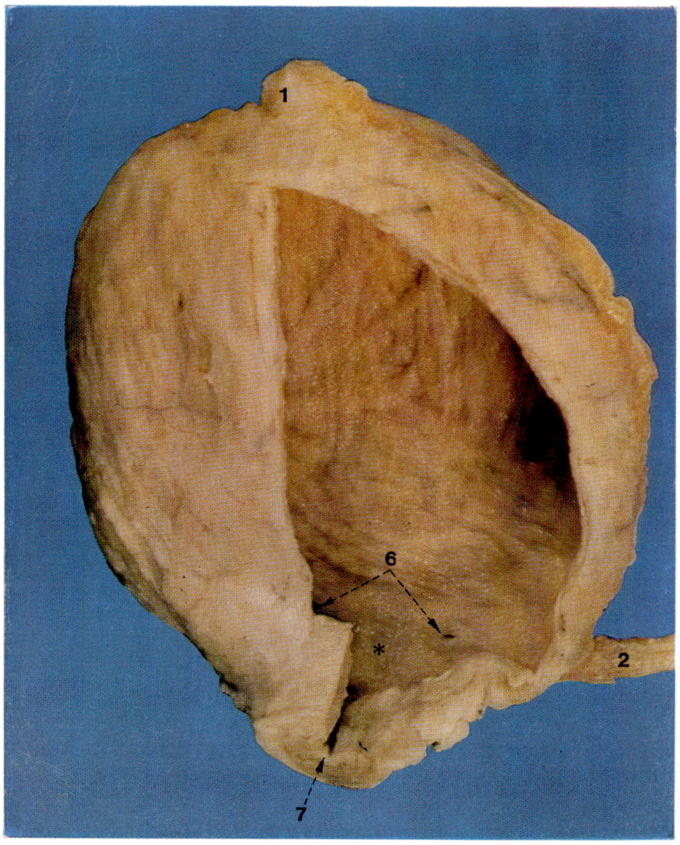

Trigonum vesicae
Weibliche Harnblase (leer) – (Ansicht von vorne und von der Seite)

Fortpflanzungsorgane

Männliche Genitalorgane

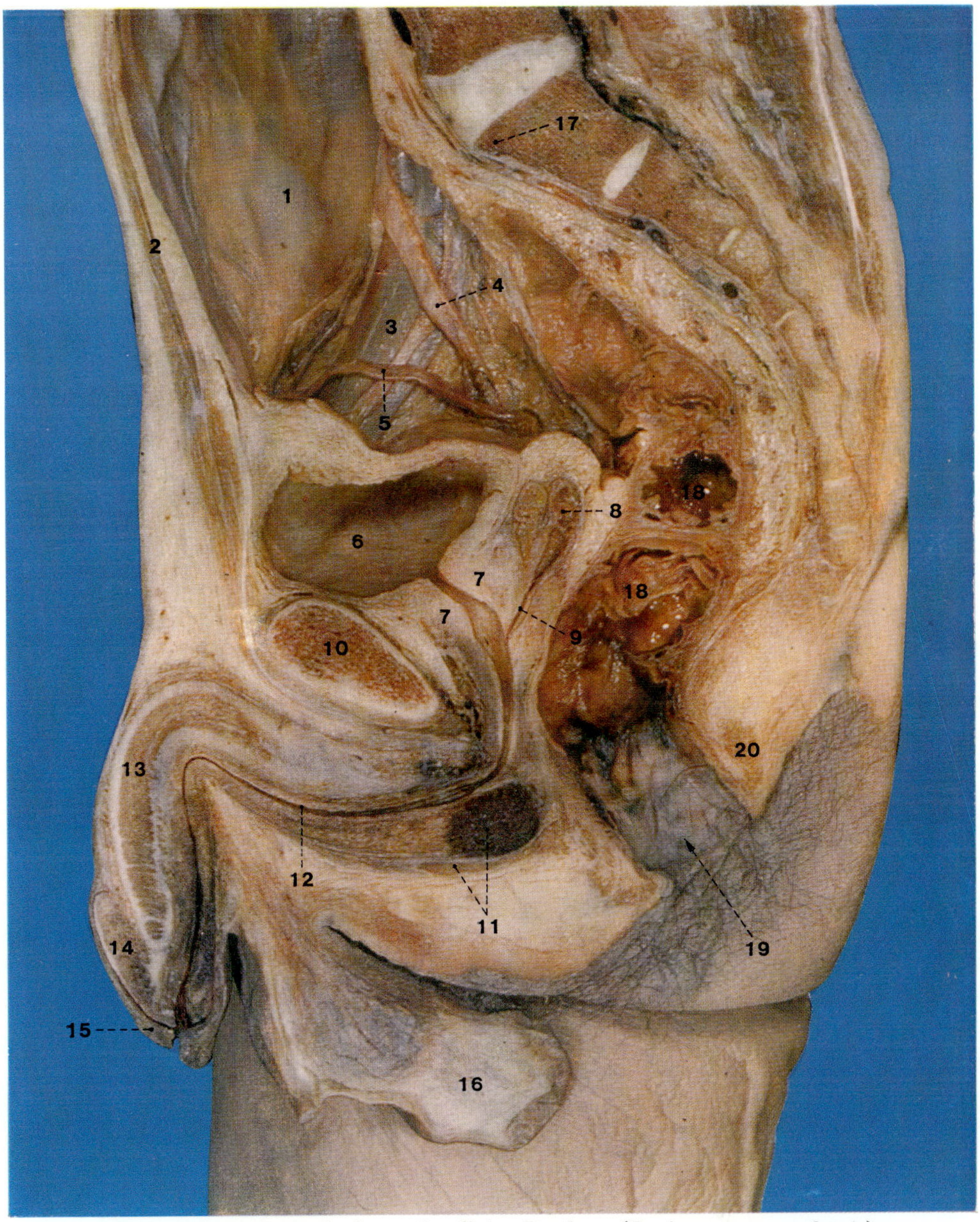

1. Bauchhöhle
2. M. rectus abdominis
3. M. psoas
4. Ureter
5. Ductus deferens
6. Vesica urinaria
7. Prostata
8. Vesicula seminalis
9. Ductus ejaculatorius
10. Symphysis pubica
11. Corpus spongiosum urethrae und M. bulbospongiosus
12. Urethra
13. Corpus cavernosum penis
14. Glans penis
15. Praeputium
16. Scrotum
17. Promontorium
18. Colon rectum
19. Anus
20. M. sphincter ani externus

Medianschnitt durch das männliche Becken (Peritoneum entfernt)

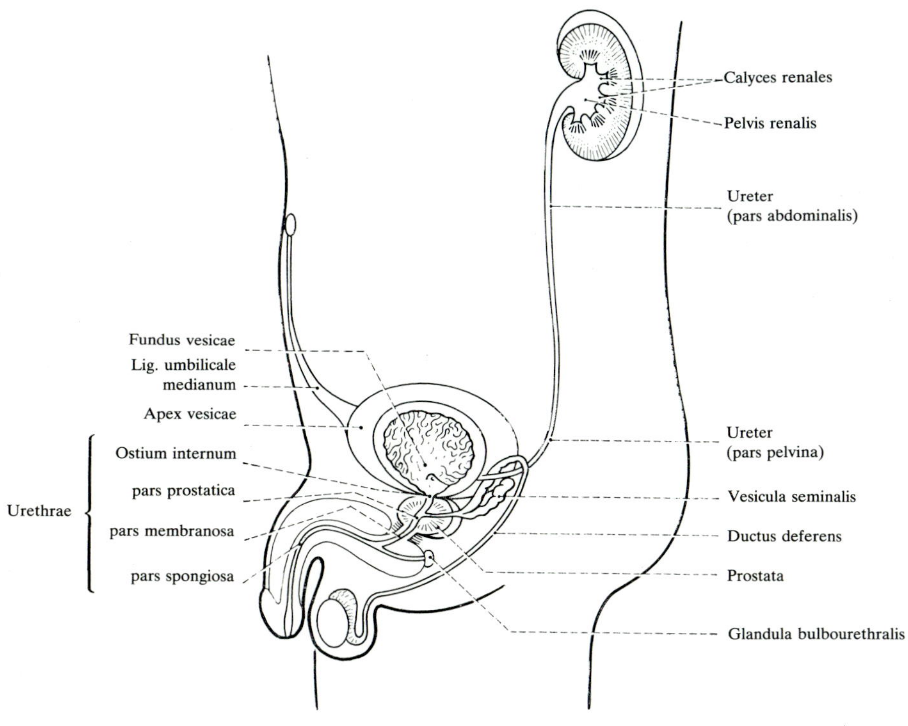

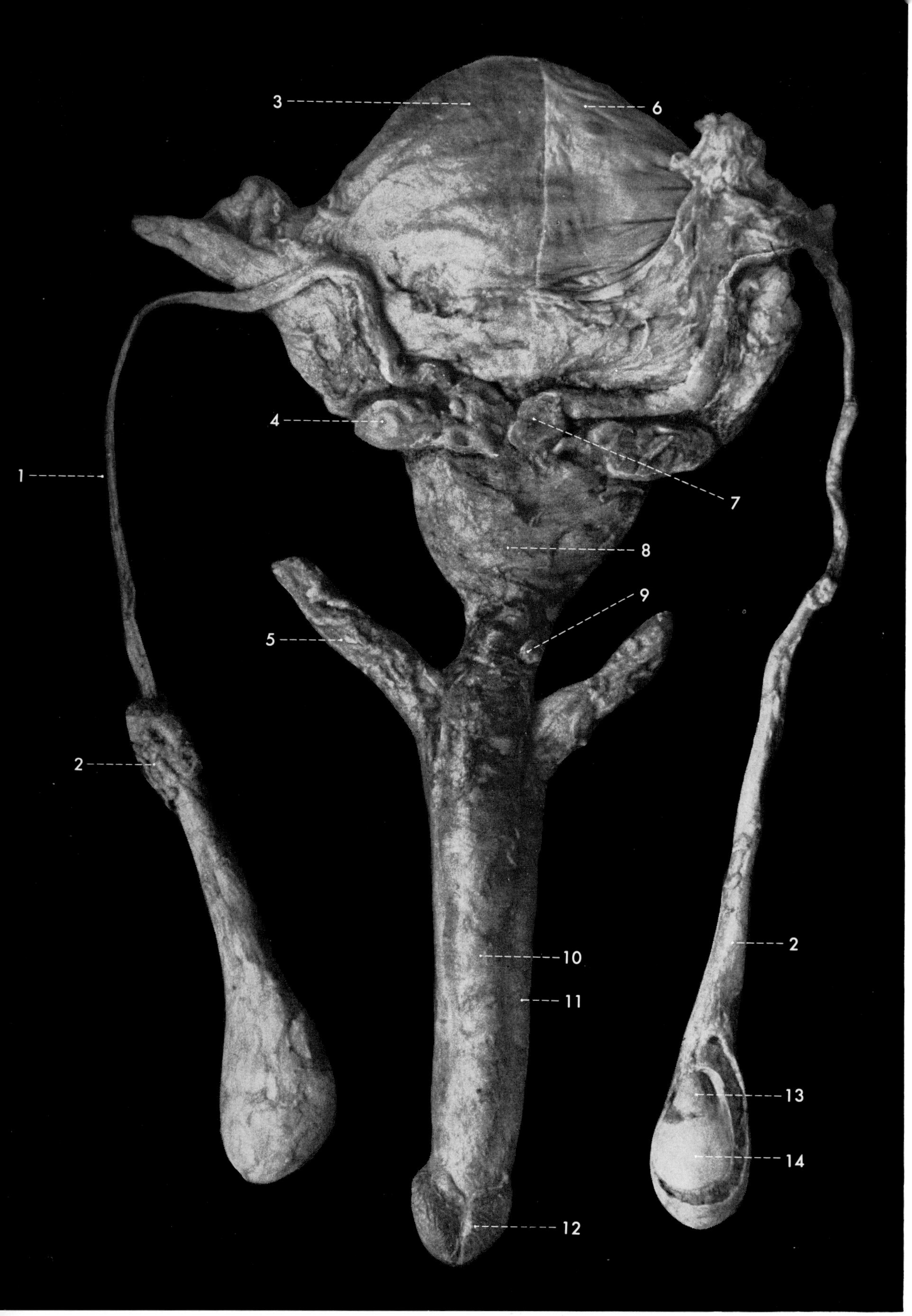

1. Samenleiter (Ductus deferens)
2. M. cremaster
3. Harnblase
4. Samenbläschen (Vesicula seminalis)
5. Penisschwellkörper (Corpus cavernosum penis)
6. Bauchfell (Peritoneum)
7. Ampulle des Ductus deferens
8. Vorsteherdrüse (Prostata)
9. Cowpersche Drüse (Glandula bulbourethralis)
10. Harnröhrenschwellkörper (Corpus spongiosum urethrae)
11. Penisschwellkörper (Corpus cavernosum penis)
12. Eichel (Glans penis)
13. Nebenhoden (Epididymis)
14. Hoden (Testis)

Männliche Genitalorgane in der Ansicht von hinten

Die Samenzellen werden im Hoden gebildet und dann durch den Nebenhoden und den Samenleiter (Ductus deferens) in die Harnröhre befördert, wo sie sich mit dem Sekret der Vorsteherdrüse (Prostata) und der Samenbläschen mischen, bevor sie als Same (Sperma) nach außen entleert werden. Kurz bevor der Samenleiter in die Harnröhre einmündet, vereinigt er sich mit dem Ausführungsgang der Samenbläschen, die ebenfalls ihr Sekret der Samenflüssigkeit beimischen. Die sog. Cowperschen Drüsen (Glandulae bulbourethrales) liegen im Beckenboden und produzieren eine farblose, durchscheinende und visköse Flüssigkeit, die die Harnröhre vor dem Geschlechtsakt neutralisiert und von Harnresten befreit.

Hoden und Penis

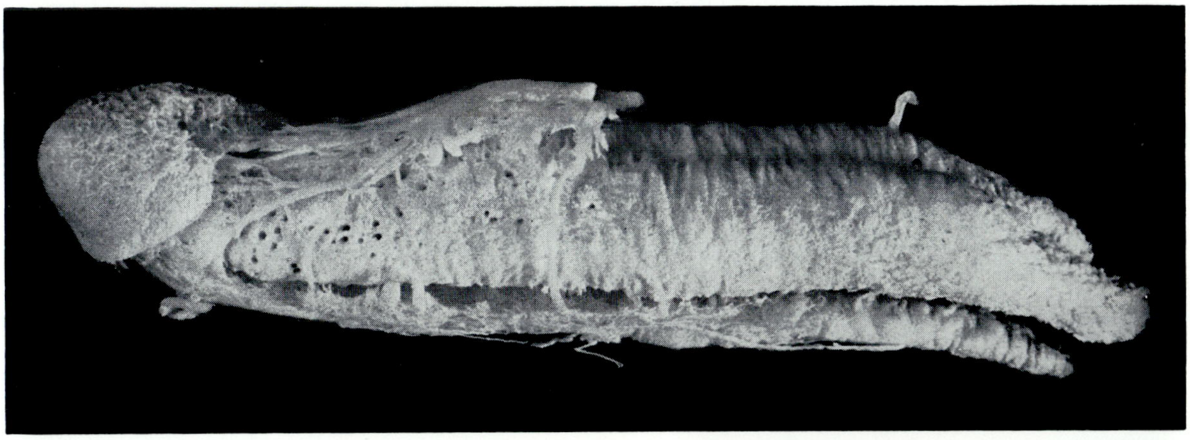

Injektionspräparat von den Schwellkörpern des männlichen Gliedes: Das männliche Glied (Penis) besteht aus 3 verschiedenen Schwellkörpern, die sich vergrößern, wenn Blut in die Hohlräume dieser Schwellkörper einströmt. In diesem Falle wurde ein Kunststoff in die Hohlräume injiziert.

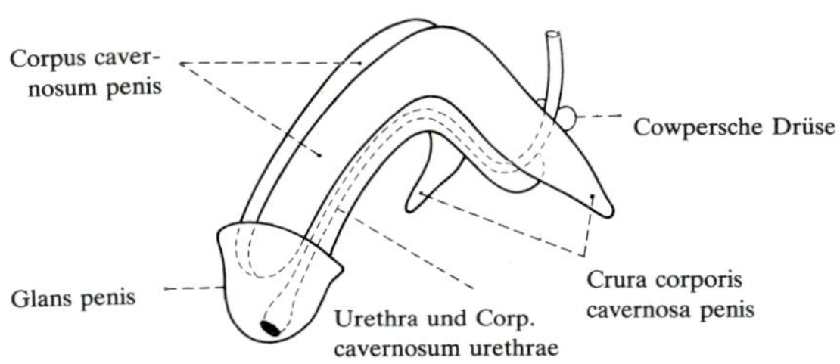

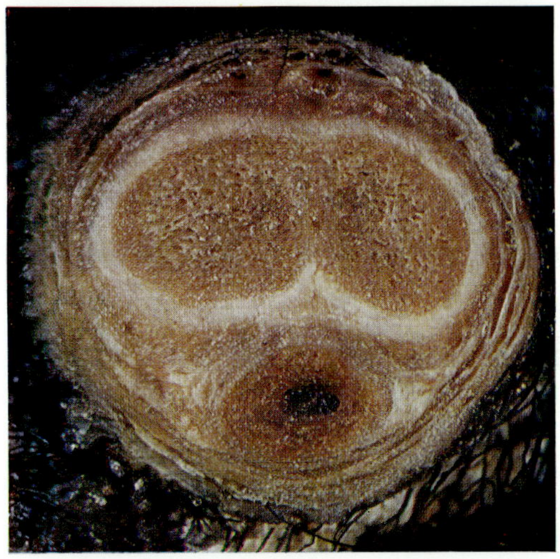

Querschnitt durch den Penis

Der Hoden enthält zahlreiche Samenkanälchen, in denen die Samenzellen (Spermien) heranreifen. Der Nebenhoden entsteht durch die starke Aufknäuelung des Nebenhodenganges, der, wenn man ihn auseinanderzieht, etwa 6 m lang ist. Der Nebenhoden funktioniert als Samenspeicher.

A: Nebenhoden (Epididymis)
B: Hoden (Testis)
1. Samenstrang (Funiculus spermaticus)
2. Tunica vaginalis (Periorchium)
3. Gubernaculum testis
4. Septum testis
5. Lobulus testis
6. Tunica vaginalis testis (Epiorchium)

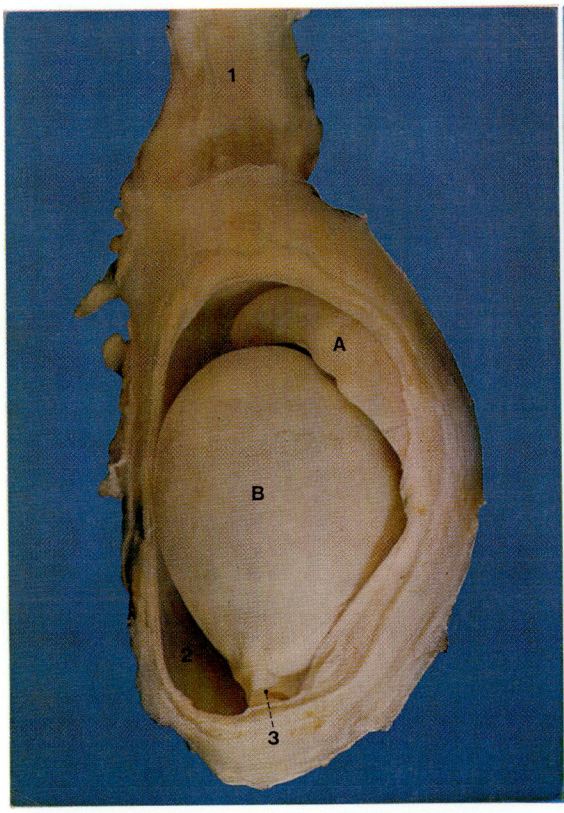

Hoden und Nebenhoden mit ihren Hüllen

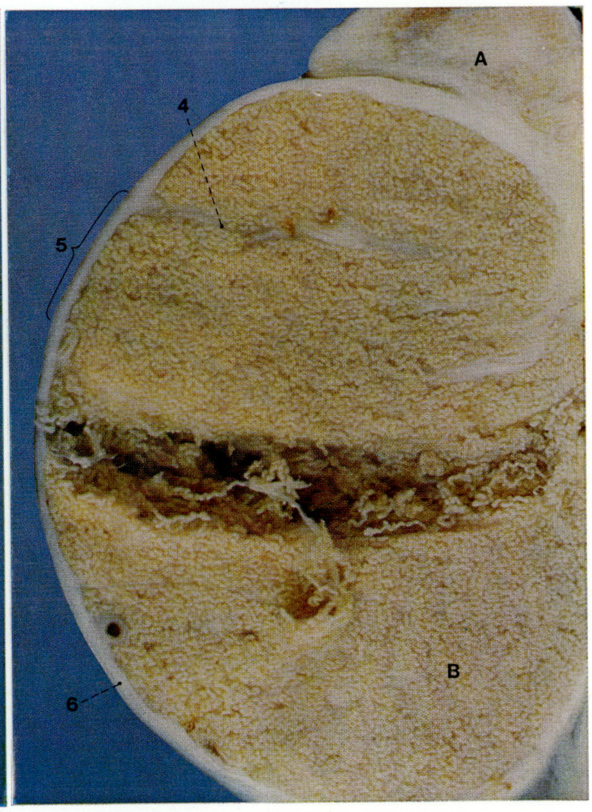

Längsschnitt durch den Hoden mit den Hodenkanälchen (Tubuli seminiferi)

Weibliche Genitalorgane

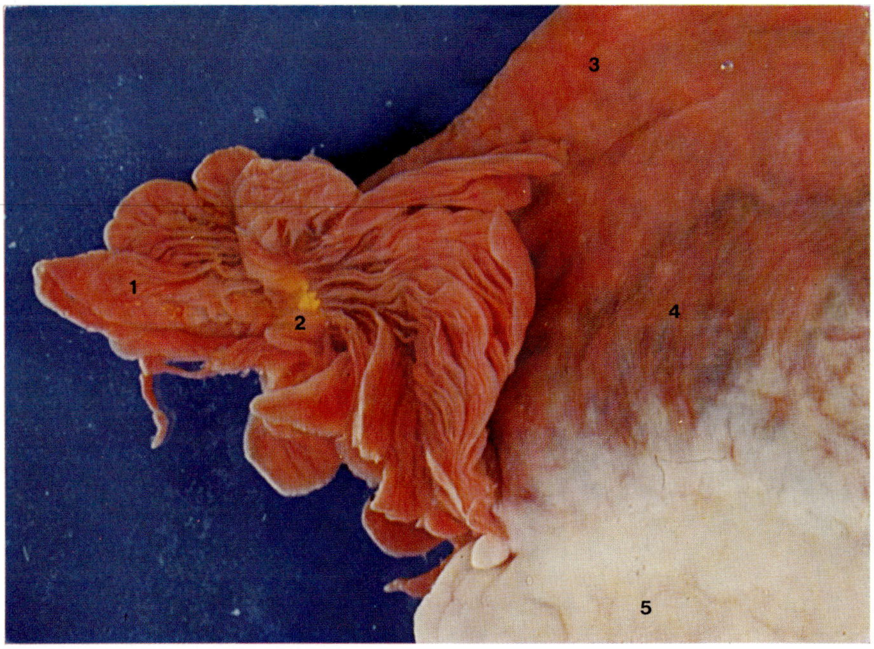

Tuba uterina (Eileiter) mit seinen Fimbrien

Tuba uterina und ovarium

1. Fimbria ovarica; **2.** Ostium abdominale tubae; **3.** Ampulla tubae; **4.** Mesosalpinx; **5.** Ovarium.

Um die abdominale Öffnung des Eileiters darzustellen, wurde etwas gelber Farbstoff vom Uterus aus in den Eileiter injiziert.

Ovarium und Eileiter

Der röhrenförmige Eileiter endet bauchhöhlenwärts mit einer rundlichen Öffnung, die von Fimbrien umgeben ist. Die Fimbrien gleiten über die Oberfläche des Eierstockes und strudeln die Eizelle durch den Flimmerstrom des Epithels in das Lumen des Eileiters. Da die Eizelle selbst nicht beweglich ist, wird sie einmal durch die Flimmerbewegungen des Tubenepithels, zum anderen durch die Muskeltätigkeit der Tubenwandung in die Gebärmutterhöhle getrieben. Nach dem Eisprung erfolgt eine kleine Blutung in die Rinde des Ovariums, die zur Bildung des sog. Corpus rubrum führt. Das Corpus rubrum wird allmählich in den Gelbkörper (Corpus luteum) umgewandelt, der die Gelbkörperhormone produziert. Diese regen die Sekretion der Gebärmutterdrüsen an und bereiten damit die Anheftung und die Einbettung des Eies in die Uterusschleimhaut vor.

Später bildet sich der Gelbkörper zurück und wird zu einer bindegewebigen Narbe (Corpus albicans). Als Folge hiervon bricht schließlich die Uterusschleimhaut zusammen und die monatliche Blutung (Menstruation) erfolgt.

Die Gesamtzahl der Eizellen beträgt bei der reifen Frau in beiden Ovarien etwa 420 000. Von ihnen werden etwa 400 zu befruchtungsfähigen Eizellen differenziert, die übrigen zurückgebildet. Die Befruchtung findet beim Menschen im allgemeinen in der Ampulle des Eileiters statt.

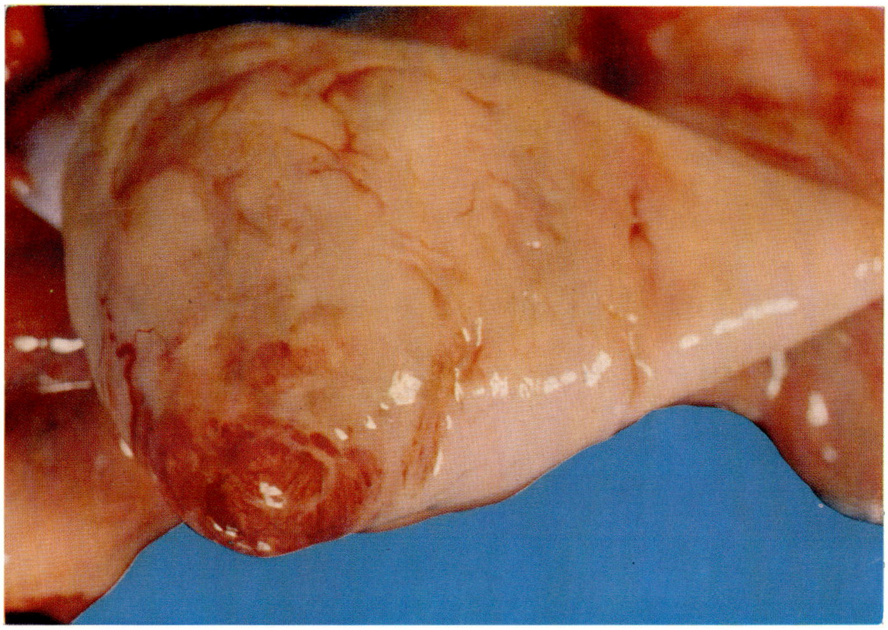

Ovarium, kurz vor der Ovulation eines Follikels

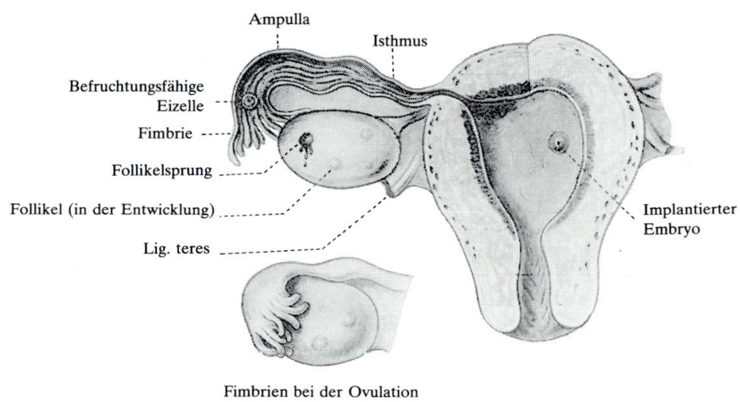

1. Blutgefäße; 2. Corpus rubrum; 3. Corpus luteum; 4. Primärfollikel; 5. Corpus albicans; 6. Tertiärfollikel (Graafscher Follikel).

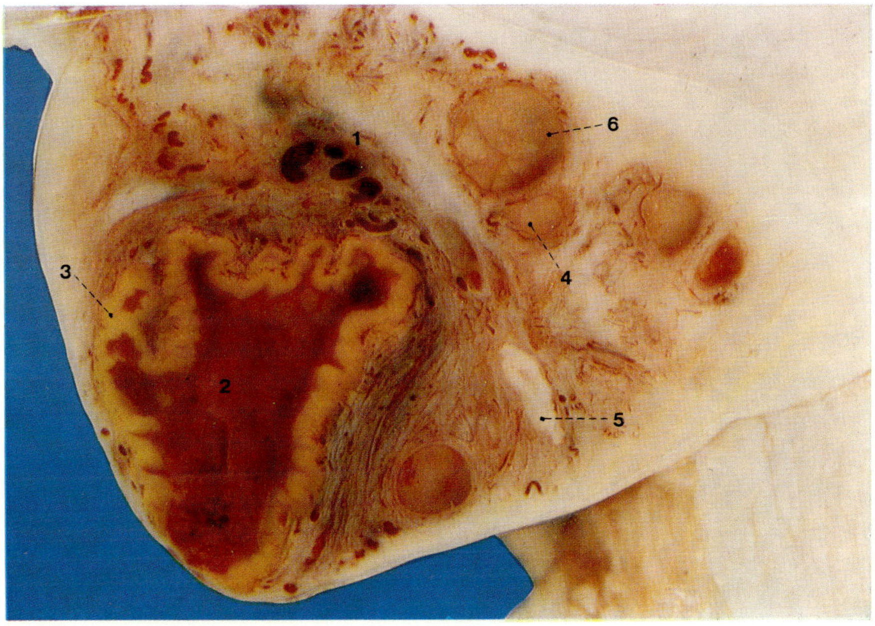

Querschnit durch das Ovar mit Corpus luteum

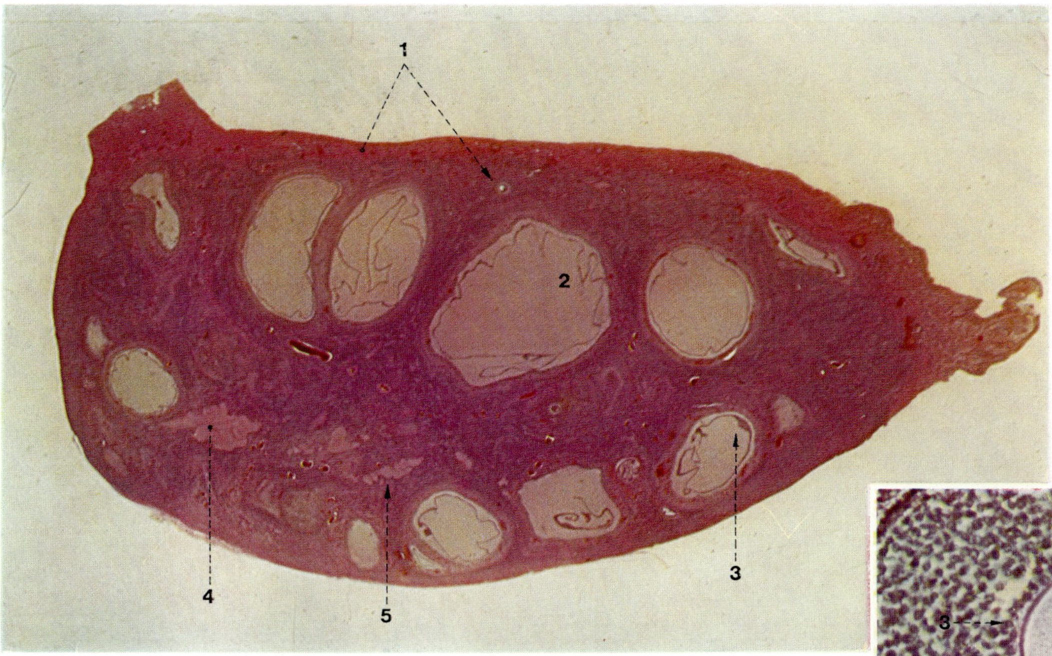

Längsschnitt durch das Ovar (mikroskopischer Schnitt)

1. Primärfollikel
2. Tertiärfollikel (Graafscher Follikel)
3. Eizelle (Ovum)
4. Gelbkörper (Corpus luteum)
5. Corpus albicans

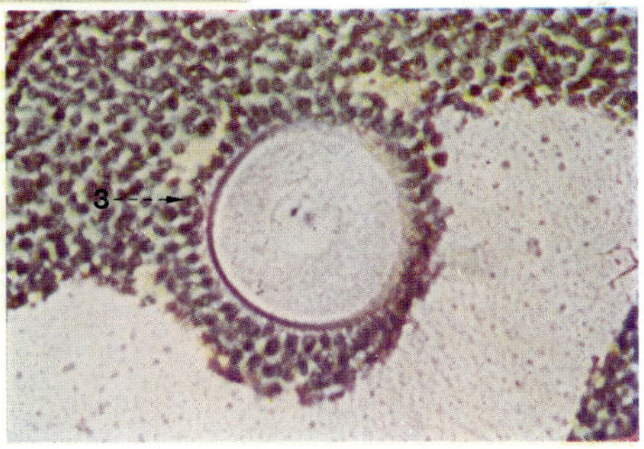

Eizelle (vergrößert)

Wenn in der Rinde des Ovariums die Primärfollikel heranreifen, verdickt sich ihre Wand und es entstehen durch Ansammlung von Flüssigkeit die sog. Graafschen oder Bläschenfollikel. Obwohl der Bläschenfollikel bis zu einem Durchmesser von mehreren Millimetern heranwachsen kann, bleibt die Eizelle relativ klein (Durchmesser nicht mehr als 0,12 mm). Schließlich platzt der Bläschenfollikel (Eisprung oder Ovulation) und die Eizelle mit ihren umliegenden Follikelzellen wird nach außen entleert. Aus dem kollabierten Rest des Bläschenfollikels wird der Gelbkörper (Corpus luteum), der verschiedene Hormone produziert. Diese bereiten die Uterusschleimhaut auf die Aufnahme des befruchteten Eies vor und verhindern eine Ovulation weiterer Follikel.

Die Gelbkörperhormone sind auch für die Entwicklung der sekundären Geschlechtsmerkmale der Frau verantwortlich.

Uterus und Adnexen

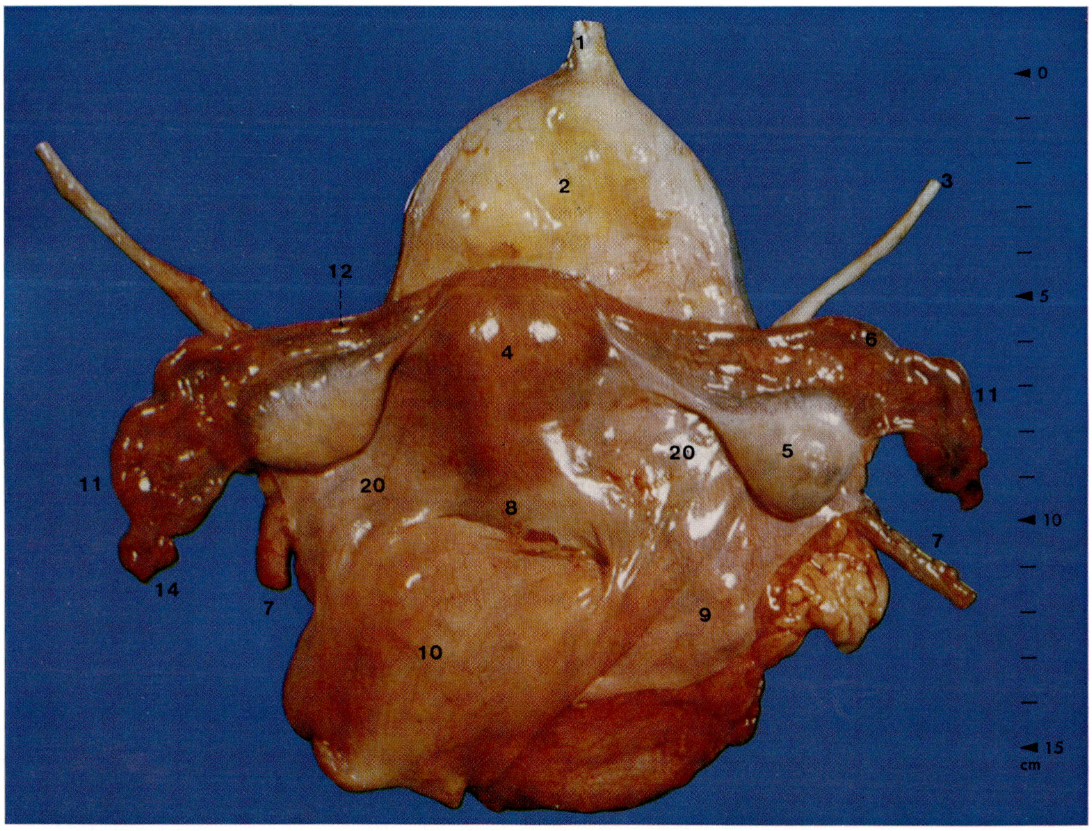

Eingeweide des weiblichen Beckens (Uterus und Adnexen) (Ansicht von dorsal)

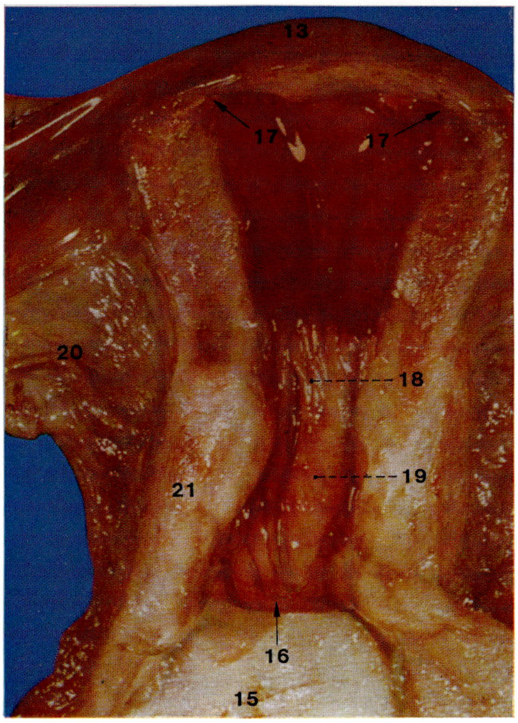

Uterusschleimhaut im Beginn der Menstruationsphase

1. Ligamentum umbilicale medianum
2. Harnblase (Vesica urinalis)
3. Harnleiter (Ureter)
4. Gebärmutter (Uterus)
5. Eierstock (Ovarium)
6. Eileiter (Tuba uterina)
7. Ligamentum teres
8. Douglasscher Raum (Excavatio rectouterina)
9. Bauchfell (Peritoneum)
10. Mastdarm (Rectum)
11. Ampullenförmiger Teil der Tube (Ampulla tubae)
12. Isthmus tubae
13. Fundus uteri
14. Sprungreifer Follikel
15. Fimbria tubae
16. Vorderwand der Vagina
17. Ostium uteri
18. Ostium uterinum tubae
19. Isthmus uteri
20. Halsteil des Uterus (Plicae palmatae)
21. Lig. teres uteri
22. Cervix uteri
23. Glans clitoridis und Praeputium
24. Corpus clitoridis
25. Crus clitoridis
26. Kleine Schamlippe (Labium minus)
27. Bulbus vestibuli
28. Glandula vestibularis major
29. Introitus vaginae

Gegen Ende der prämenstruellen Phase erreicht das Endometrium eine Dicke von ungefähr 5 mm und ist prall mit Blutgefäßen gefüllt. Anschließend wird die Schleimhaut zusammen mit Blutresten abgestoßen. Der Halsteil der Gebärmutter wird normalerweise durch einen zähen Schleim verschlossen, wodurch das Eindringen von Krankheitserregern verhindert wird.

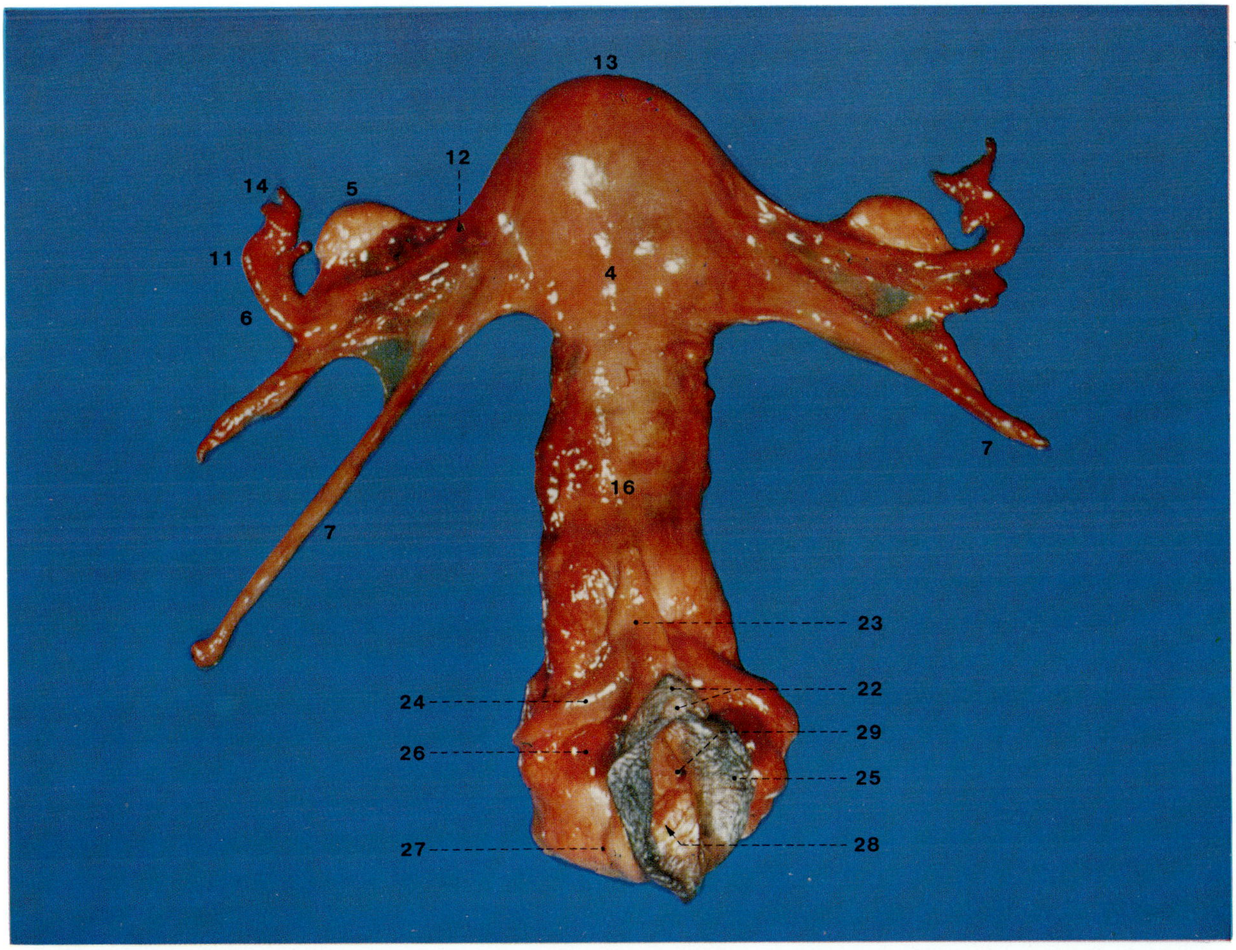

Uterus, Adnexen und äußeres Genitale (Ansicht von vorn). (Der Hinweis »25« links muß durch die Zahl 24 ersetzt werden.)

Um den äußeren Muttermund sichtbar zu machen, wurde die Hinterwand der Vagina aufgeschnitten. Normalerweise ist der Uterus etwas nach vorne geneigt und an den runden Bändern fixiert. Manchmal ist jedoch der Uterus nach hinten abgeknickt, ein Phänomen, das man als Retroflexio bezeichnet. Durch diese Lageanomalie werden auch die Blutgefäße und Nerven beeinflußt, was gelegentlich Kreuzschmerzen, manchmal sogar Sterilität verursachen kann. Das Ligamentum teres zieht durch den Leistenkanal und läuft über die Symphyse hinweg bis in die großen Schamlippen. Durch eine operative Verkürzung der runden Bänder kann eine anomale Lage des Uterus wieder korrigiert werden. Der Leistenkanal ist ein natürlicher Weg durch die Bauchwand, der sich u. U. vergrößert und dadurch zu einer Bruchpforte wird. Beim Mann zieht der Samenleiter (Ductus deferens) durch den Leistenkanal hindurch.

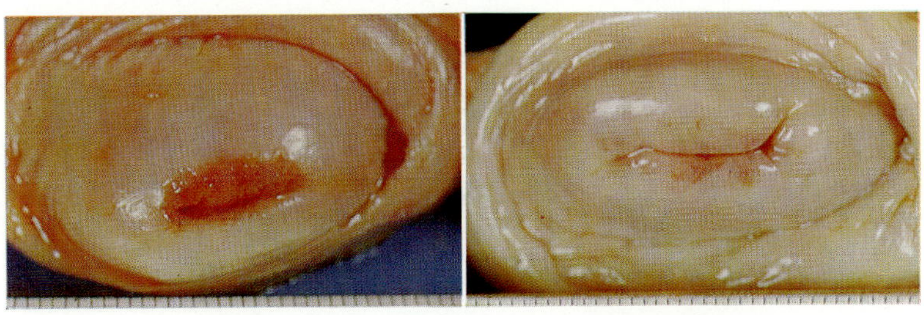

Nullipara Multipara

Äußerer Muttermund (in natürlicher Größe)

Der äußere Muttermund erweitert sich unter der Geburt sehr stark, ohne jedoch wieder zur Ausgangsgröße zurückzukehren. Das Aussehen des äußeren Muttermundes ermöglicht es daher dem Arzt, Frauen, die nicht geboren haben (Nullipara), von solchen, die mehrmals geboren haben (Multipara), zu unterscheiden.

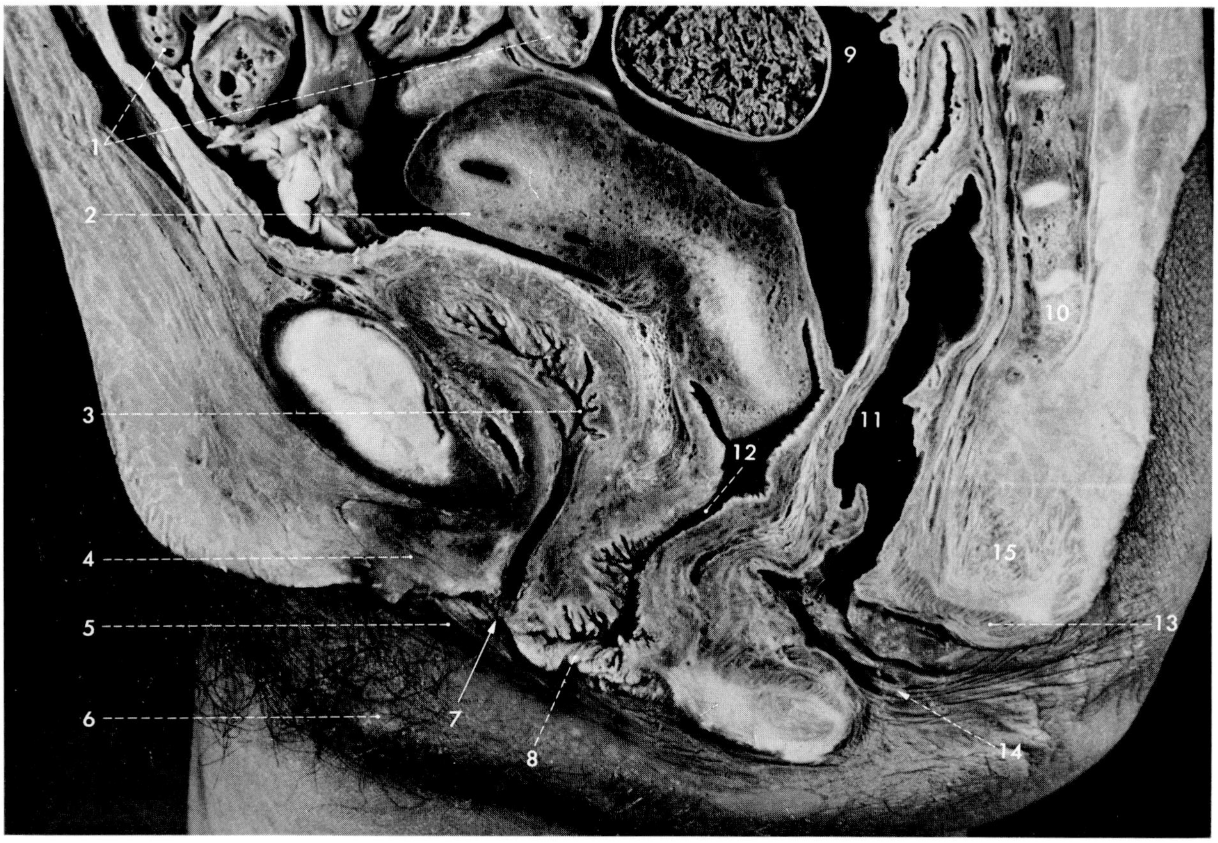

1. Dünndarm (Ileum)
2. Gebärmutter (Uterus)
3. Harnblase (leer)
4. Clitoris
5. Kleine Schamlippe (Labium minus)
6. Große Schamlippe (Labium majus)
7. Harnröhre (Urethra)
8. Hymen
9. Colon sigmoideum
10. Steißbein (Os coccygis)
11. Mastdarm (Colon rectum)
12. Scheide (Vagina)
13. M. sphincter ani internus
14. Anus
15. M. sphincter ani externus

Medianschnitt durch das weibliche Becken (Virgo)

Der Medianschnitt zeigt die Lageverhältnisse von Harnblase, Uterus, Vagina und Rektum im virginellen Becken. Die Harnblase ist leer und hat infolgedessen eine relativ dicke Wandung. Der Uterus ist antevertiert. In zahlreichen Fällen neigt sich der Uterus etwas nach rechts oder nach links aus der Medianebene heraus. Daher ist in dieser Abbildung nur ein Teil des Hohlraumes zu erkennen.

Die Scheide ist ungefähr 7 cm lang. Normalerweise ist das Lumen verschlossen, so daß sich die vordere und hintere Wand berühren. Die Scheidenschleimhaut zeigt zahlreiche quere Falten, besitzt aber keine eigenen Drüsen. Ihre Befeuchtung geschieht durch Transsudationsprozesse im Epithel sowie durch den Schleim des Uterus. Während der geschlechtlichen Erregung wird die Menge dieser Flüssigkeit vermehrt. Vagina und Portio sollen keine Schmerzempfindungen vermitteln. Die Wand der Vagina enthält glatte Muskulatur, so daß sie sich nicht willkürlich zusammenziehen kann. Nur im Orgasmus kommt es zur Kontraktion der Vagina.

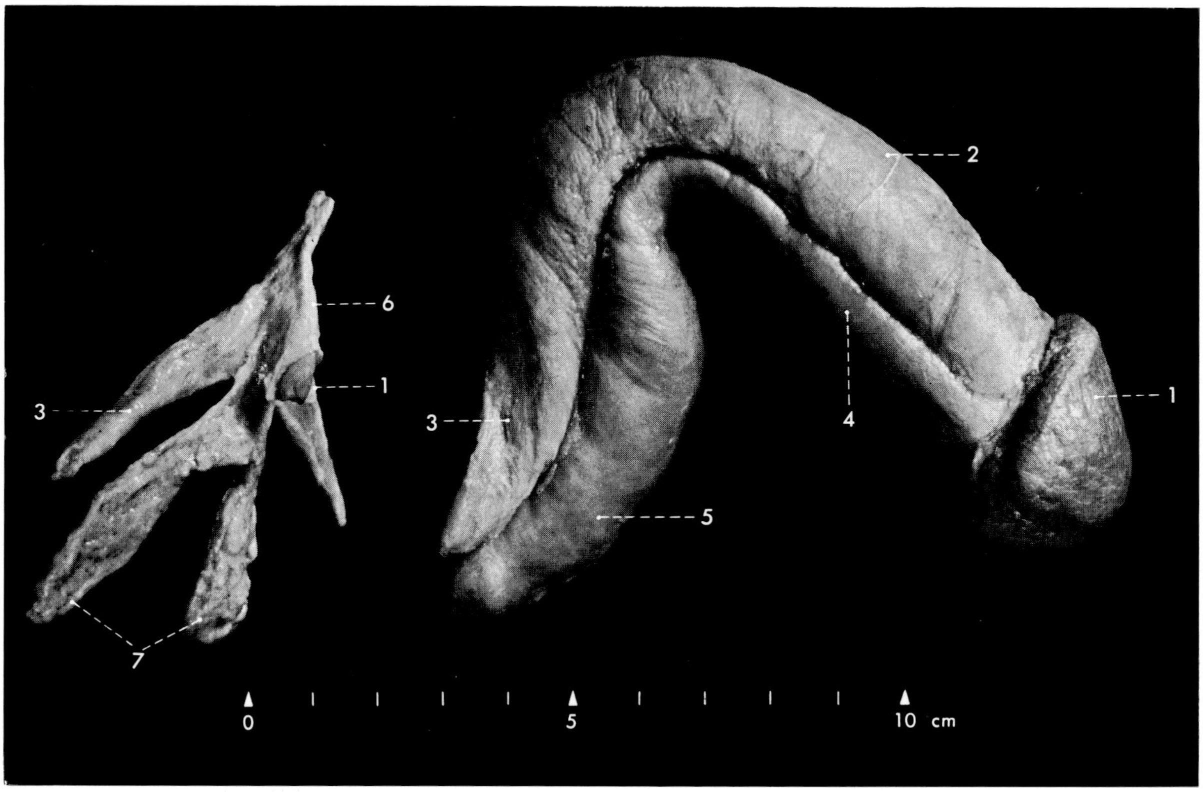

Vergleich von Clitoris (links) und Penis (rechts). Natürliche Größe.

Äußere Genitalorgane der Frau

In der Ausbildung des äußeren Genitales, insbesondere des Hymens, existieren erhebliche individuelle Unterschiede. Es ist daher nicht möglich, die Virginität allein nach der Form des Jungfernhäutchens (Hymen) zu beurteilen. Man kann 4 verschiedene Typen des Hymens unterscheiden.

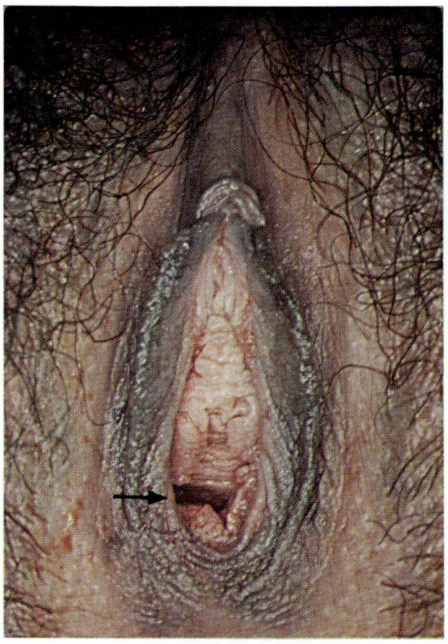

Rupturiertes Hymen

Der mit dem Pfeil bezeichnete Abschnitt des Hymens ist rupturiert – wodurch, ist nicht sicher erkennbar. Im Gegensatz zur allgemeinen Ansicht kann eine Hymenruptur nicht artefiziell erzeugt werden.

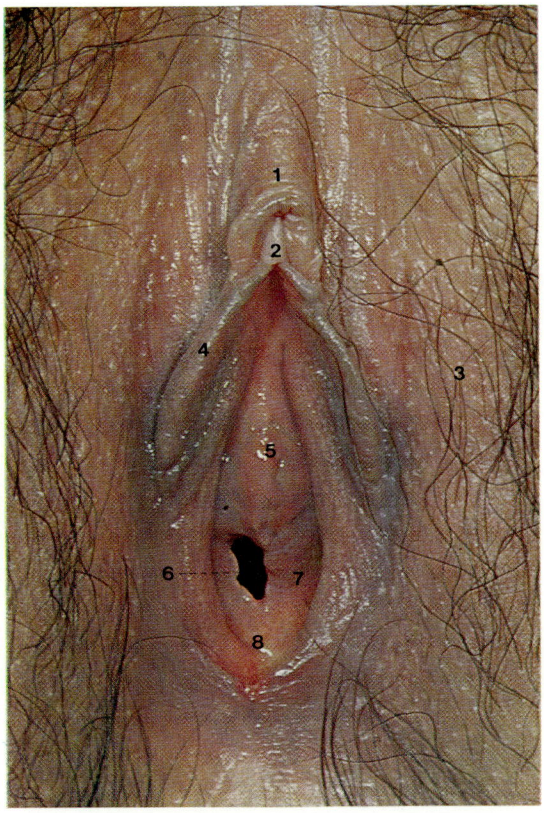

Vollständiges Hymen (19 Jahre altes Mädchen)

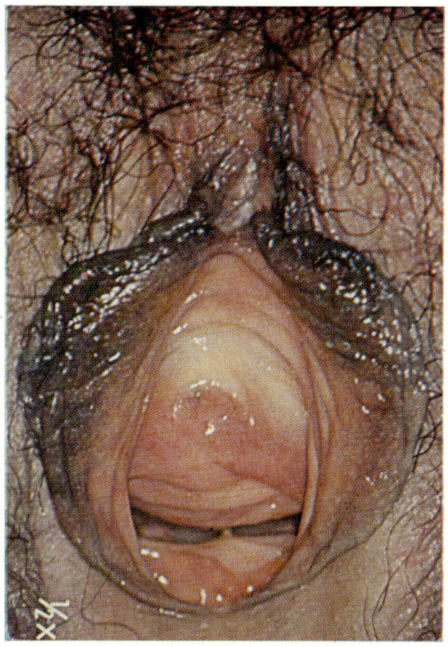

Hymen einer Multipara

In diesem Fall ist der Hymen vollständig verschwunden. Vordere und hintere Wand der Vagina berühren sich fast miteinander. In zahlreichen Fällen sieht man Reste des Hymens im Bereich des Scheidenvorhofes, die als Carunculae hymenales bezeichnet werden.

1. Vorhaut der Clitoris (Praeputium); **2.** Clitoris (Glans); **3.** Große Schamlippe (Labium majus); **4.** Kleine Schamlippe (Labium minus); **5.** Harnröhrenöffnung; **6.** Vaginalöffnung; **7.** Hymen; **8.** Fossa vestibuli vaginae.

Die vom Hymen freigelassene Öffnung hat etwa den Durchmesser eines Fingers. Die kleinen Schamlippen sind zart und wenig pigmentiert.

Es existieren auch erhebliche individuelle Unterschiede in Form und Größe der kleinen Schamlippe (Labium minus). Dieses ist geringgradig pigmentiert und von einer Schleimhaut überzogen, obwohl es sich eigentlich um einen Teil der äußeren Haut handelt. Es existieren daher auch Schweißdrüsen und Talgdrüsen.

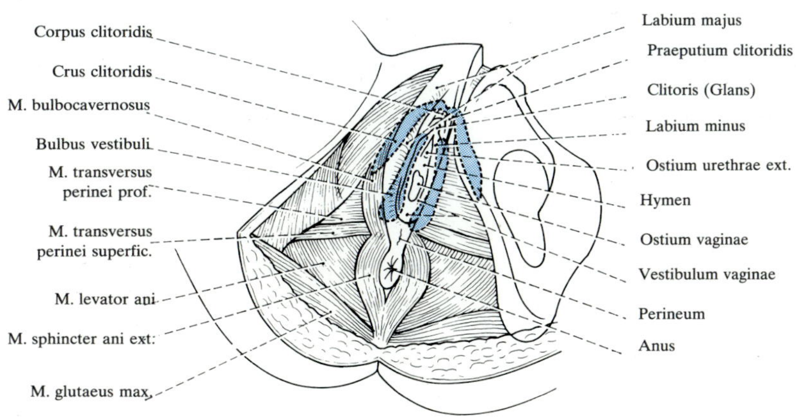

◀ **1.** Glans penis; **2.** Corpus cavernosum penis; **3.** Crus penis; **4.** Corpus spongiosum urethrae; **5.** Bulbus penis; **6.** Corpus clitoridis; **7.** Bulbus vestibuli

Obwohl sehr verschieden in ihrer Größe müssen Penis und Clitoris als homologe Organe betrachtet werden. Sie bestehen aus Schwellkörpern, die, wenn sie mit Blut gefüllt werden, eine Erektion verursachen. Die Glans clitoridis ist wesentlich kleiner als die Eichel des Penis, obwohl sie wahrscheinlich ebenso viele sensorische Nervenendigungen enthält wie die des Penis. Wegen der großen Zahl von Sinnesorganen im Bereich der Glans clitoridis ist diese äußerst empfindlich, wahrscheinlich empfindlicher als die Eichel des Mannes. Clitoris und Penis sind an die untere Kante des Schambeinknochens fixiert, was bei der Erektion wichtig ist.

Embryonalentwicklung **Wachstum des Fetus**

Kommt es zur Befruchtung, so hören die monatlichen Blutungen der Frau auf. Ungefähr 280 Tage nach dem ersten Tag der letzten Menstruation (die Monate werden hier mit 28 Tagen gezählt) findet in der Regel die Geburt statt. In den frühen Embryonalstadien ist der menschliche Fetus von denen anderer Säugetiere (z. B. Schwein) nicht zu unterscheiden, worauf z. B. noch die Existenz eines Schwanzes hinweist. Etwa um den vierten Embryonalmonat herum vermenschlicht sich die äußere Form des Embryos zunehmend, obwohl immer noch eine lange Entwicklungszeit bis zur Geburt bevorsteht. Bei männlichen Feten z. B. tritt der Hoden in den Skrotalsack nicht vor dem 7. Monat ein. Bis dahin ist der Skrotalsack leer.

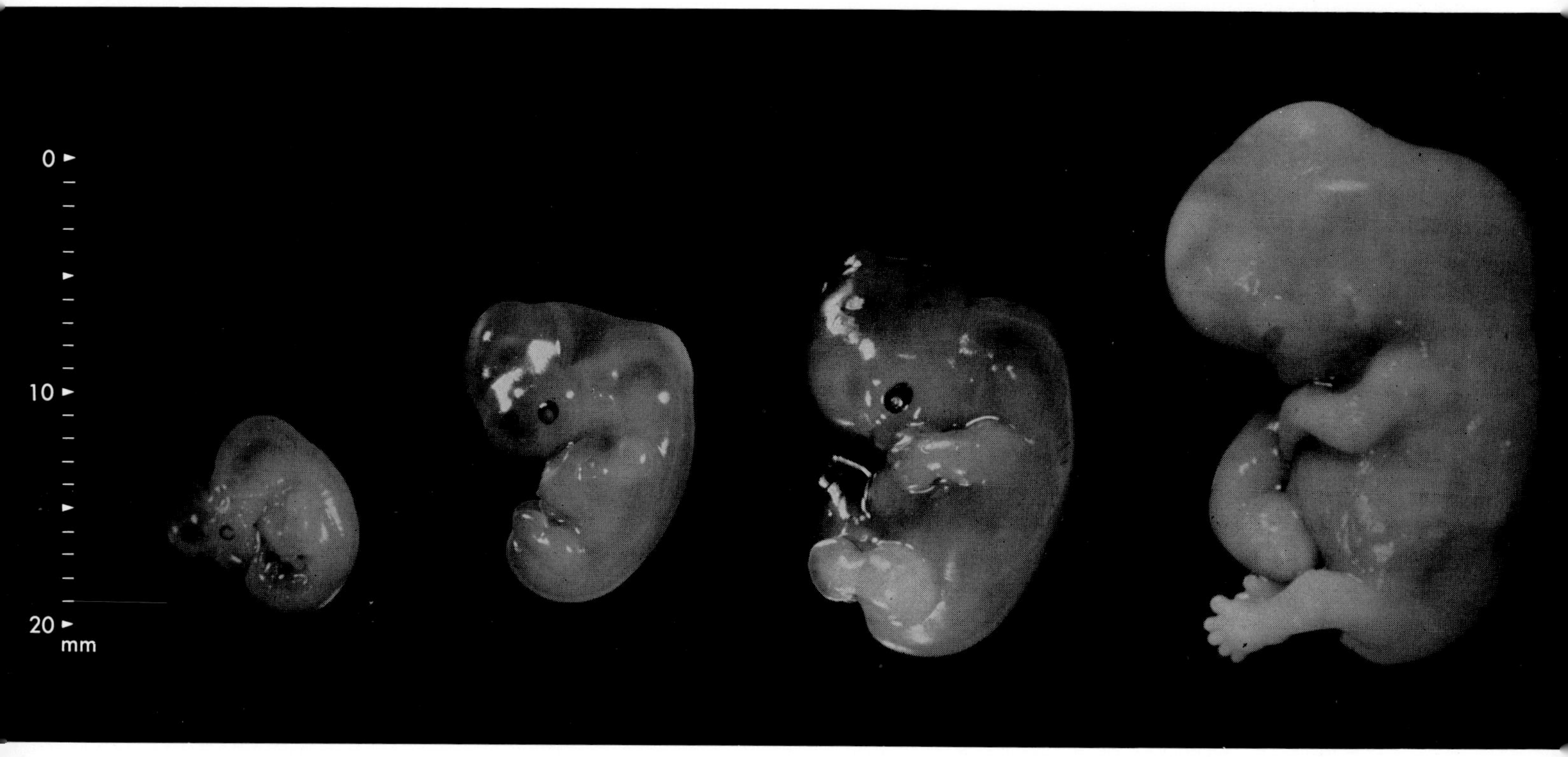

35 Tage | 40 Tage | 50 Tage | 2. Monat

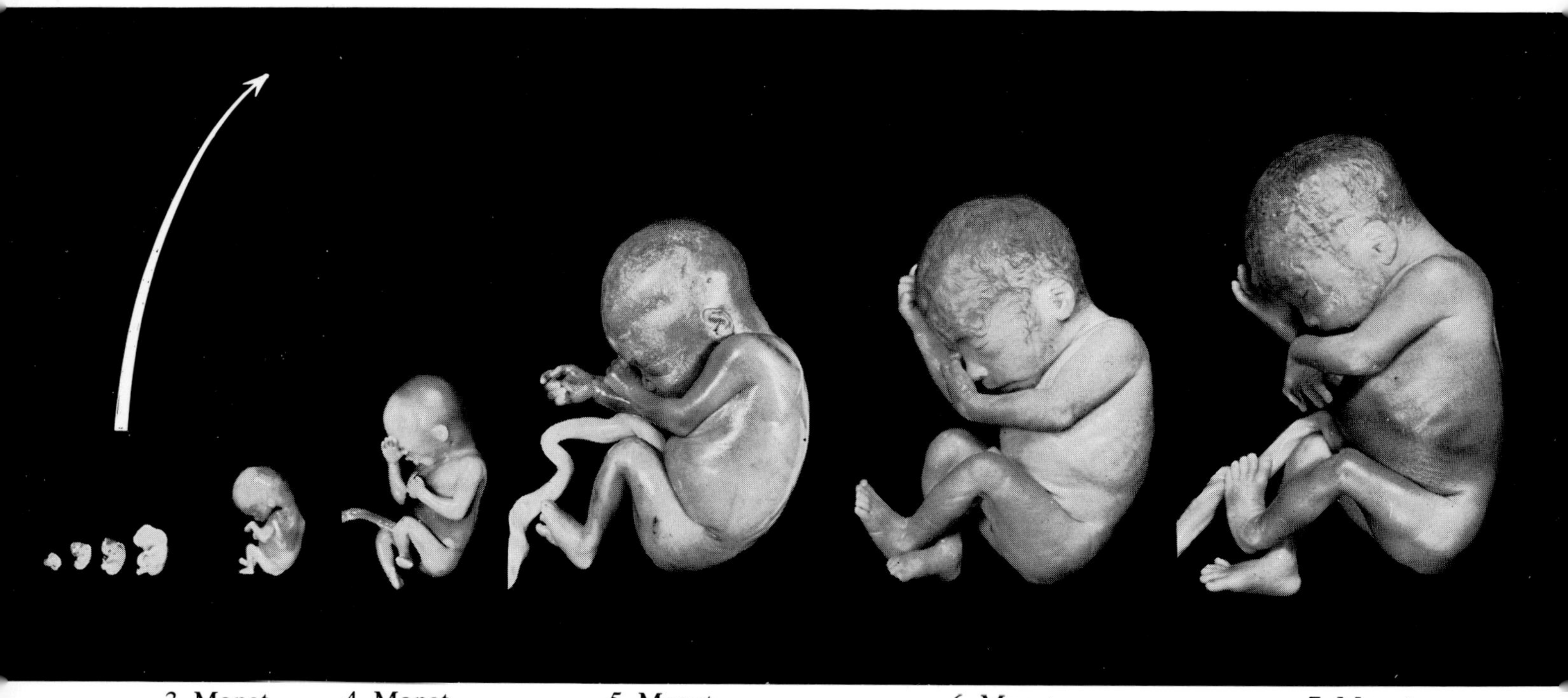

3. Monat | 4. Monat | 5. Monat | 6. Monat | 7. Monat

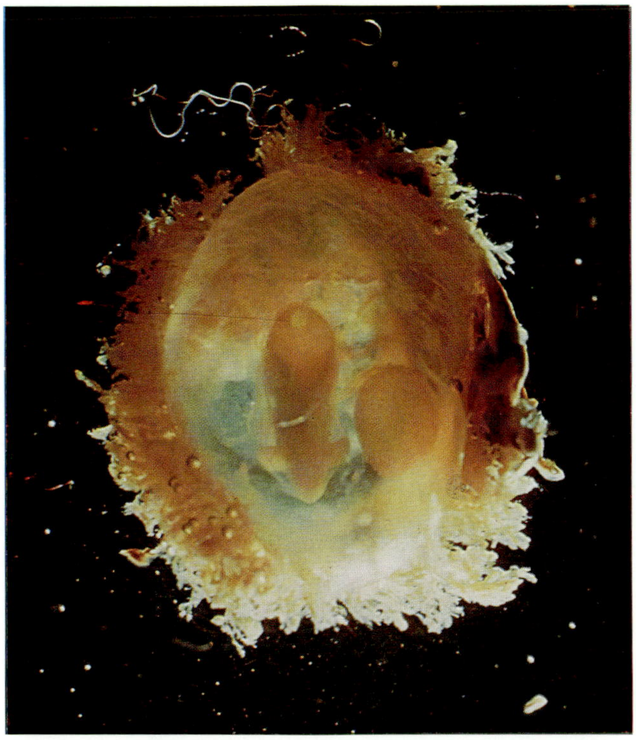

Photo eines menschlichen Embryos innerhalb seiner Eihäute (ungefähr 5 mm Länge, geschätztes Alter 32 Tage). Der rundliche Ball in der rechten Bildhälfte ist der Dottersack.

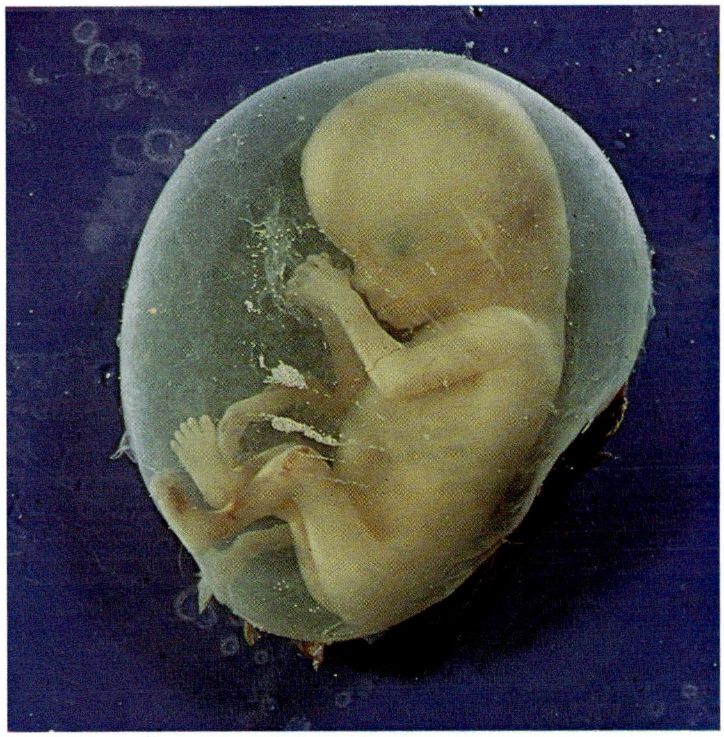

Ungefähr 3 Monate alter menschlicher Embryo in der Amnionhöhle (63 mm lang).

Während der Schwangerschaft entwickelt sich der menschliche Embryo innerhalb der Amnionhöhle. Wie das obige Foto zeigt, kann ein Embryo auch mitsamt seinem Amnionsack in toto ausgestoßen werden.

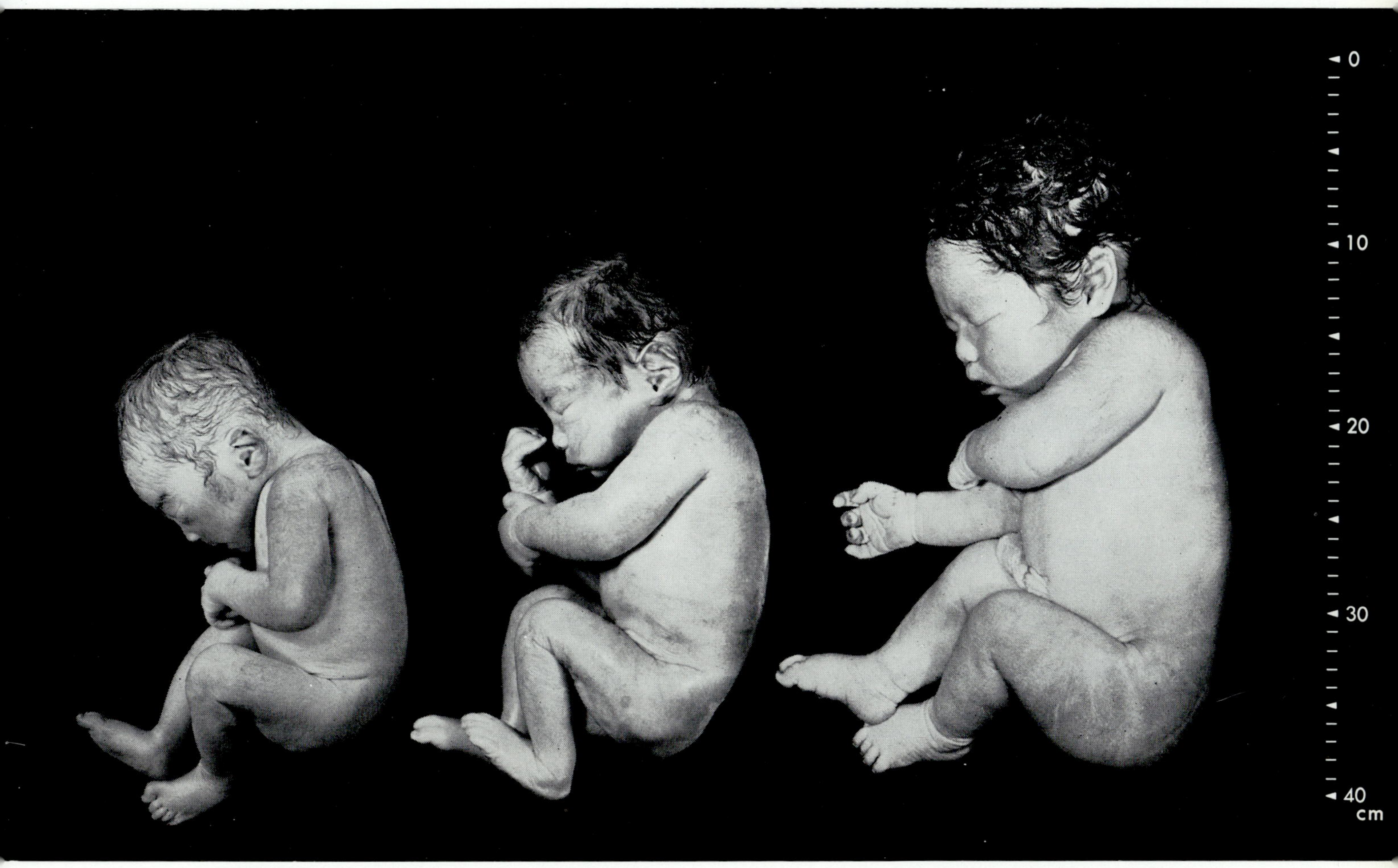

8. Monat

9. Monat

10. Monat der Schwangerschaft

Uterus in der Schwangerschaft

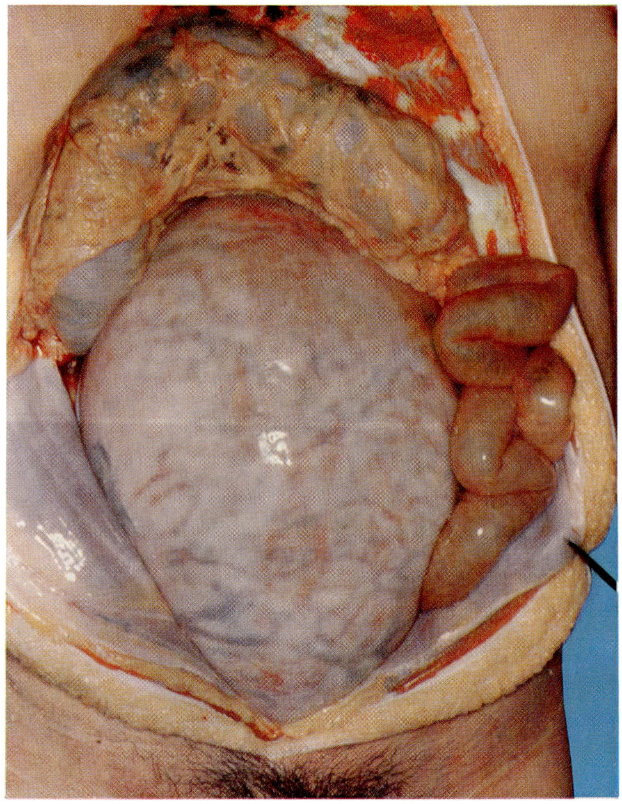

Uterus im letzten Monat der Schwangerschaft

Während der Schwangerschaft vergrößert sich der Uterus ganz beträchtlich. Um den Geburtstermin herum ist die Uteruswandung etwa 1 cm dick und das Gewicht macht 20–30mal so viel wie das des normalen Uterus aus. Normalerweise braucht die Gebärmutter etwa 6–10 Wochen nach der Geburt, um ihre normale Größe wieder zu erlangen. Während der Schwangerschaft lockert sich auch das Gefüge des äußeren Muttermundes und der Vagina sowie das des gesamten Beckens stark auf, um den Durchtritt des Kindes bei der Geburt zu ermöglichen.

Plazenta (Mutterkuchen)

Der Mutterkuchen (Plazenta) stellt beim Menschen ein etwa 500 g schweres, scheibenförmiges Organ mit einem Durchmesser von 15–20 cm dar, in dem sich die Ernährungs-, Atmungs- und Ausscheidungsvorgänge für den wachsenden Embryo vollziehen sowie auch Hormone gebildet werden. Die Plazenta hat außerdem eine wichtige Schutz- und Abwehrfunktion für den Keimling. Sie ist durch zahlreiche Gefäße, die in den Nabelschnurgefäßen zusammengefaßt sind (s. nebenstehende und gegenüberliegende Abbildungen), mit dem embryonalen Körper verbunden.

Die Blutgefäße des Nabelstranges können sich in anderer Weise als das sonst im Körper üblich ist durch die spiralige Anordnung ihrer Muskulatur zusammenziehen. Dadurch wird ein Verbluten des Kindes bei der Geburt verhindert, wenn die Nabelschnur durchtrennt ist.

In der Plazenta spaltet sich die Nabelstrangarterie in zahlreiche Äste auf. Mütterlicher und kindlicher Blutkreislauf sind vollständig durch die epithelialen Schichten der Plazenta getrennt. Dennoch können gelegentlich Keime oder Bakterien diese Grenzschichten durchdringen und den Fetus schädigen. Dies ist z. B. bei der angeborenen Syphilis der Fall.

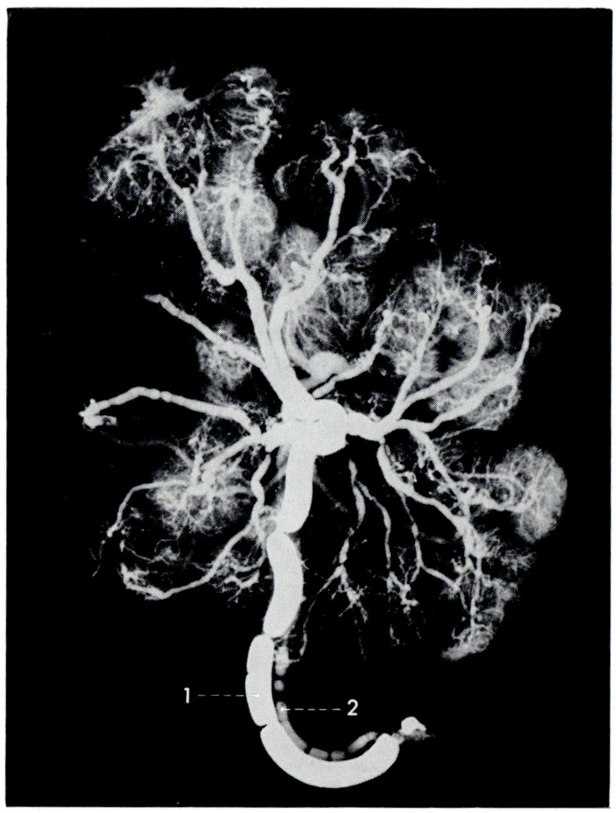

Gefäßinjektionspräparat von der menschlichen Plazenta (Mutterkuchen)

1. Nabelvene (Vena umbilicalis); **2.** Nabelarterie (Arteria umbilicalis).

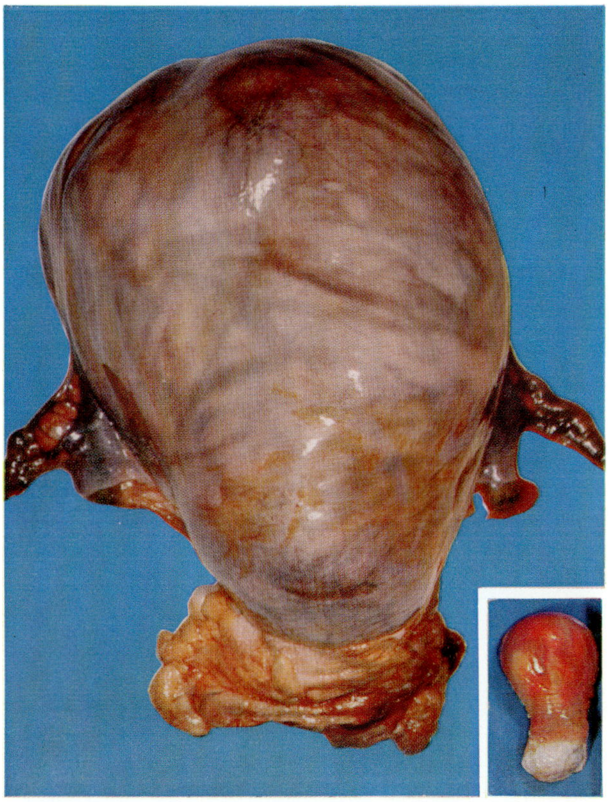

Größenvergleich zwischen einem normalen Uterus und einem Uterus während der Schwangerschaft. Links: Uterus im 10. Monat der Schwangerschaft, rechts: normaler Uterus.

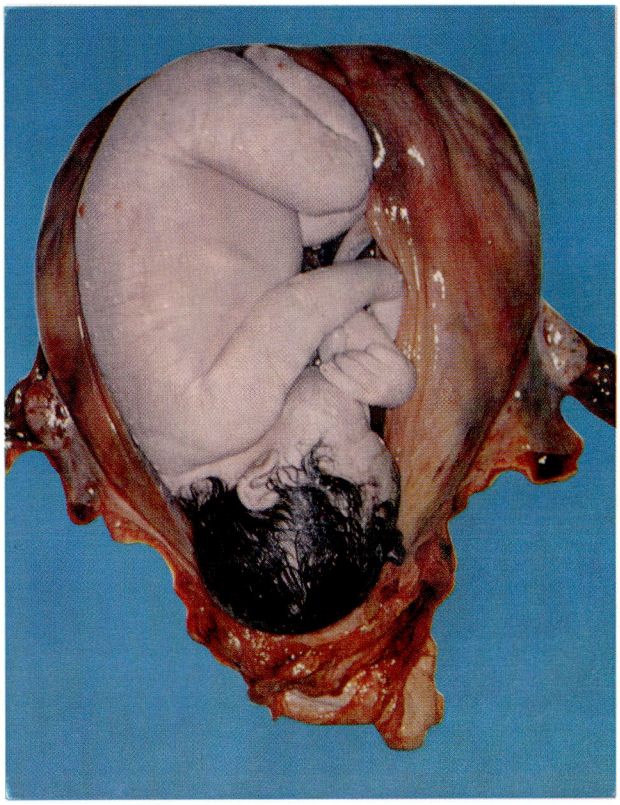

Fetus innerhalb des Uterus kurz vor der Geburt

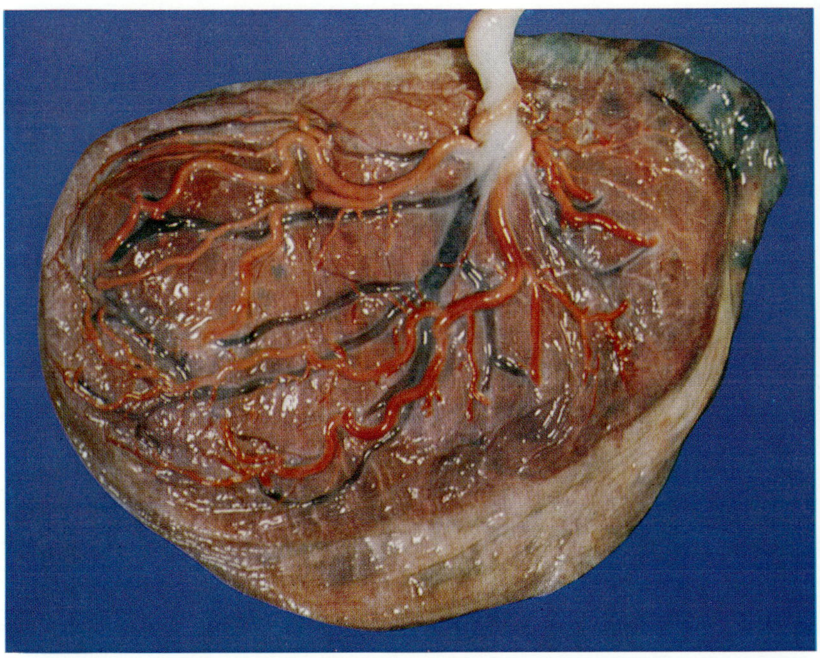

Menschliche Plazenta von der fetalen Seite aus gesehen, die noch mit dem Amnion bedeckt ist.
Rot: Nabelarterien (Aa. umbilicales), blau: Nabelvenen (Vv. umbilicales).

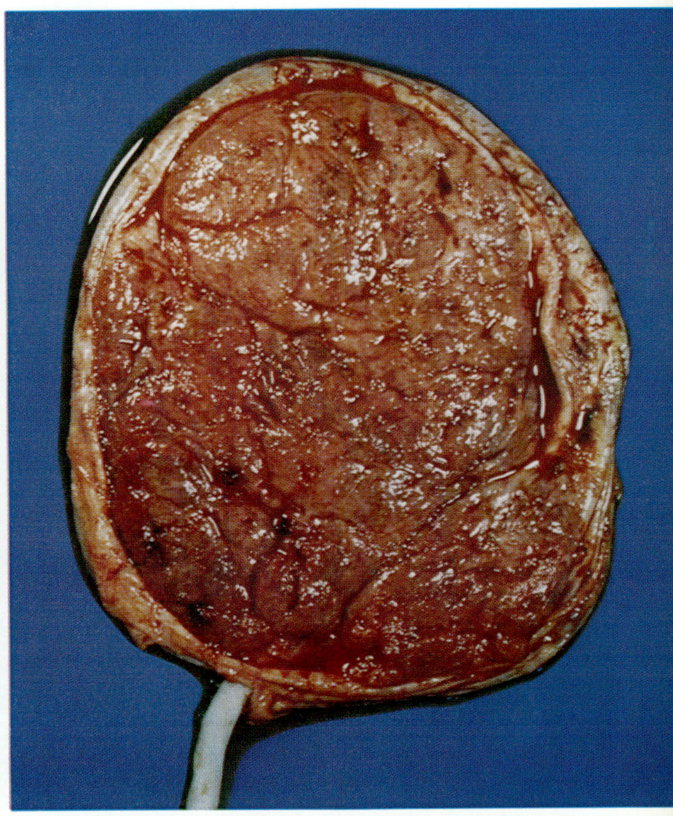

Plazenta (mütterliche Seite). Man beachte die Läppchengliederung (Kotyledonen).

Endokrine Organe

Schilddrüse

Die Schilddrüse produziert Thyroxin und kontrolliert den Stoffwechsel des Körpers.

Nebenschilddrüsen

Die Nebenschilddrüsen (Glandulae parathyreoideae) produzieren das Parathormon und regulieren den Kalziumphosphorstoffwechsel des Organismus.

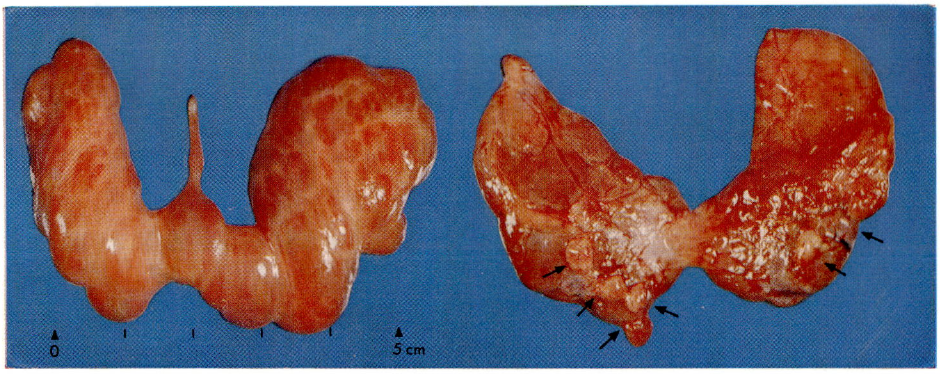

Schilddrüse: Ansicht von vorn

Ansicht von hinten
Glandulae parathyreoideae (Pfeile)

Nebennieren

Die *Nebennierenrinde* produziert Cortison und andere Rindenhormone, die den Salz- und Zuckerstoffwechsel des Körpers beeinflussen und eine wichtige Bedeutung für die Funktion der Sexualorgane haben.

Das *Nebennierenmark* – produziert Adrenalin und Noradrenalin, wichtige Wirkstoffe für das sympathische Nervensystem (Blutdruckerhöhung, Gefäßverengerung, Steigerung der Herzfrequenz usw.).

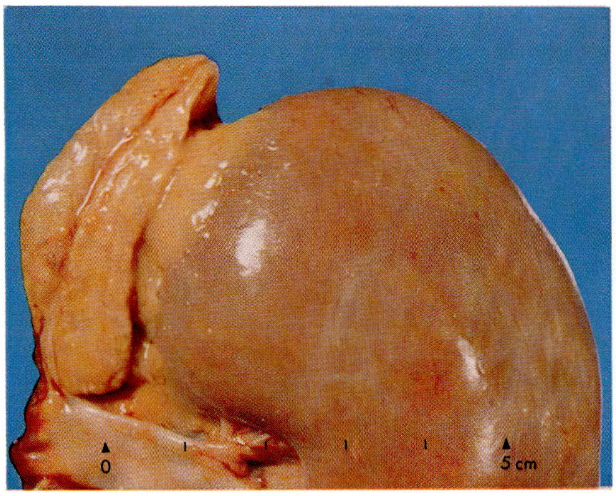

Niere und Nebenniere

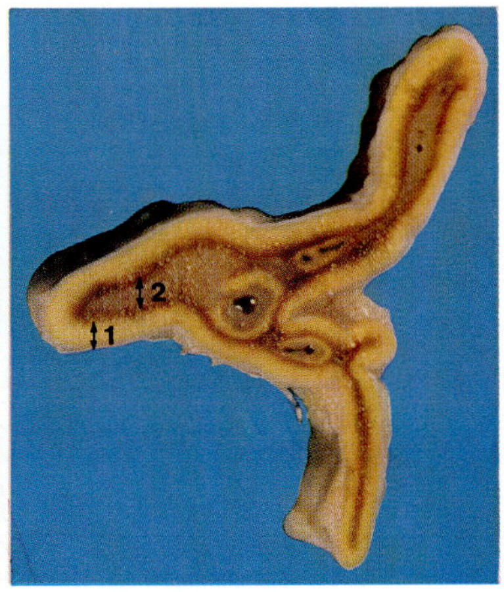

Querschnitt durch die Nebenniere

1. Nebennierenrinde; **2.** Nebennierenmark.

Thymusdrüse

Die Funktion des Thymus ist nicht vollständig geklärt. Das Organ spielt eine wichtige Rolle im Zusammenhang mit den Immunisierungsvorgängen des Körpers.

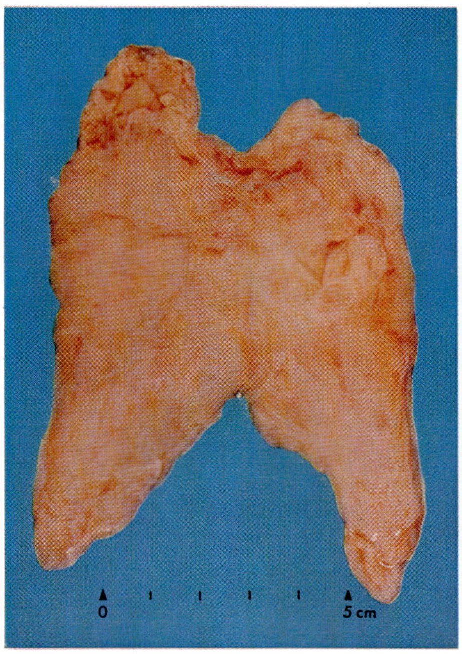

Thymus im Erwachsenenzustand
Bei Erwachsenen wird der Thymus weitgehend zurückgebildet und in Fettgewebe umgewandelt (retrosternaler Fettkörper).

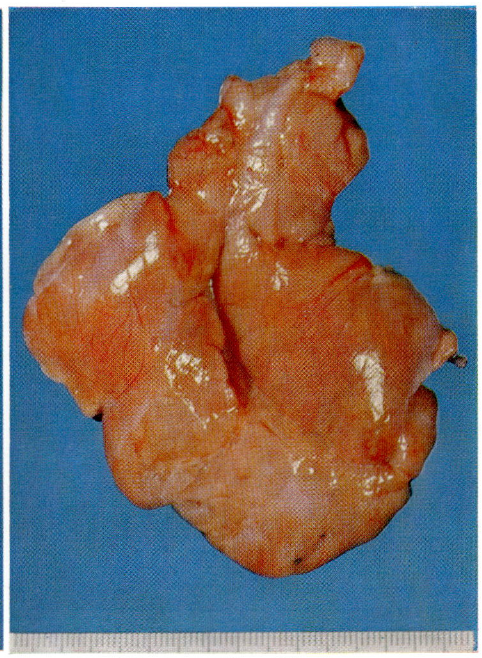

Thymus des Kindes
Beim Kind besteht der Thymus hauptsächlich aus einem aktiven Parenchym und ist relativ groß.

Der Thymus gehört eigentlich nicht in die Gruppe der endokrinen Organe, sondern zum lymphatischen System. Wird der Thymus beim Neugeborenen entfernt, so bleiben die natürlichen Abwehrreaktionen aus, d.h. die Lymphozyten können keine Antikörper mehr bilden.

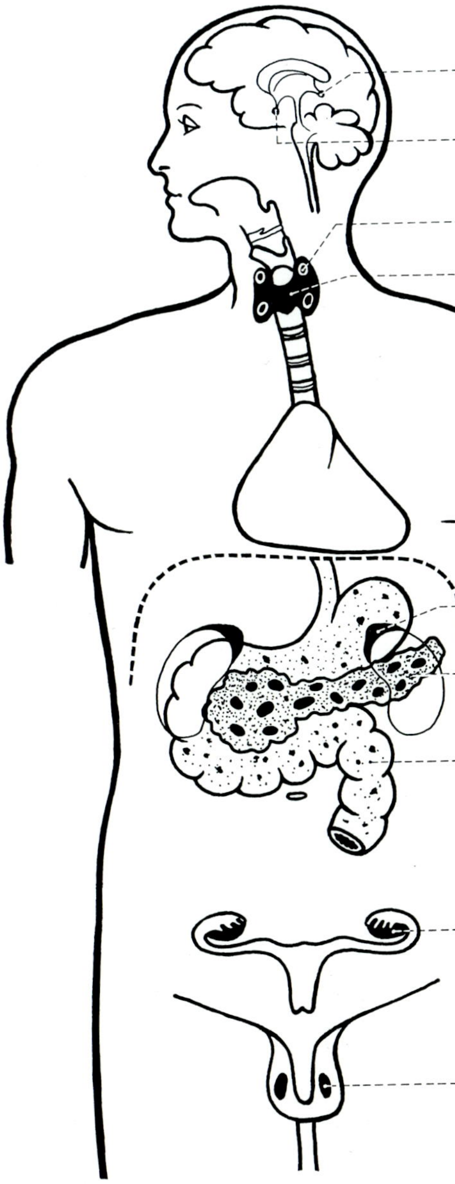

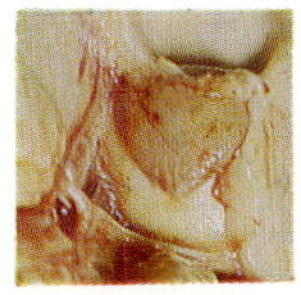

Zirbeldrüse (Epiphyse, Corpus pineale)
(natürliche Größe – Ansicht von oben)

Die Funktionen dieses Organs sind weitgehend unbekannt.

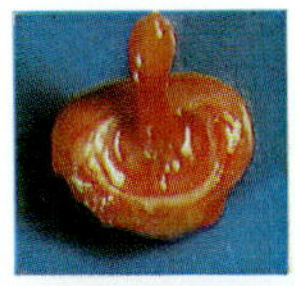

Hypophyse oder Hirnanhang
(natürliche Größe – Ansicht von oben)

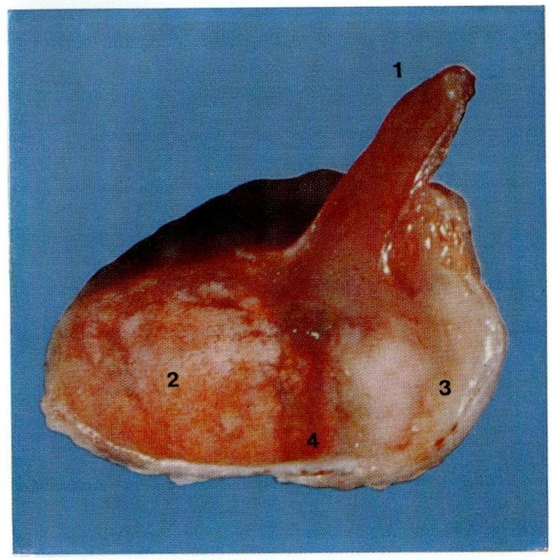

Medianschnitt durch die Hypophyse

1. Hypophysenstiel; **2.** Vorderlappen; **3.** Hinterlappen; **4.** Zwischenzone.

Hypophyse

Vorderlappen:
- Wachstumshormon
- thyreotropes Hormon (TSH)
- kortikotropes Hormon (ACTH)
- gonadotrope Hormone
- Prolaktin, das die Milchsekretion anregt

Hinterlappen:
(einschließlich Zwischenzone)
- antidiuretisches Hormon (ADH)
- Oxytozin, das eine Kontraktion der Uterusmuskulatur hervorruft.

Im Gegensatz zu den exokrinen Drüsen des Körpers (z.B. Speichel- oder Darmdrüsen), die ihr Sekret durch Ausführungsgänge in die Körperhöhlen entleeren, produzieren die endokrinen Drüsen Hormone, die in das Blut abgesondert werden und sich auf diese Weise rasch im Körper verteilen. Obgleich die abgesonderten Hormonmengen äußerst gering sind, genügen die Wirkstoffe des endokrinen Systems doch, um die Stoffwechselprozesse des Organismus zu regeln. Sie wirken im allgemeinen eng mit dem vegetativen Nervensystem zusammen.

Innerhalb des Systems der endokrinen Drüsen nimmt der Hirnanhang (Hypophyse) zusammen mit dem Zwischenhirn eine zentrale Stellung ein. Der Hypophysenvorderlappen bildet eine Reihe von Hormonen, die nicht direkt in das Stoffwechselgeschehen des Körpers eingreifen, sondern zunächst die anderen Hormondrüsen zu vermehrter Sekretion anregen und damit indirekt auf die Regulation der Stoffaustauschvorgänge einwirken. Vom Zwischenhirnhypophysensystem abhängig ist vor allem die Tätigkeit der Schilddrüse, der Nebennierenrinde und der Keimdrüsen. Der Hypophysenvorderlappen bildet daher für diese Drüsen die sog. glandotropen Hormone, z. B. die thyreotropen Hormone (TSH) zur Stimulation der Schilddrüse, die kortikotropen Hormone (ACTH) zur Regulation der Nebennierenrindentätigkeit und die gonadotropen Hormone zur Beeinflussung derjenigen Zellgruppen, die innerhalb der männlichen bzw. weiblichen Keimdrüsen die Geschlechtshormone produzieren. Demgegenüber wirken das Wachstumshormon und das Prolaktin direkt auf die Körpergewebe ein. Die Hinterlappenhormone werden nicht in der Hypophyse selbst gebildet, sondern in bestimmten Kerngruppen des Zwischenhirns und wandern dann den Nervenbahnen entlang in die Hypophyse, wo sie dann ins Blut übertreten (Neurosekretion). Ein isolierter Zwischenlappen existiert in der menschlichen Hypophyse nicht.

Kreislauforgane

Hauptarterien

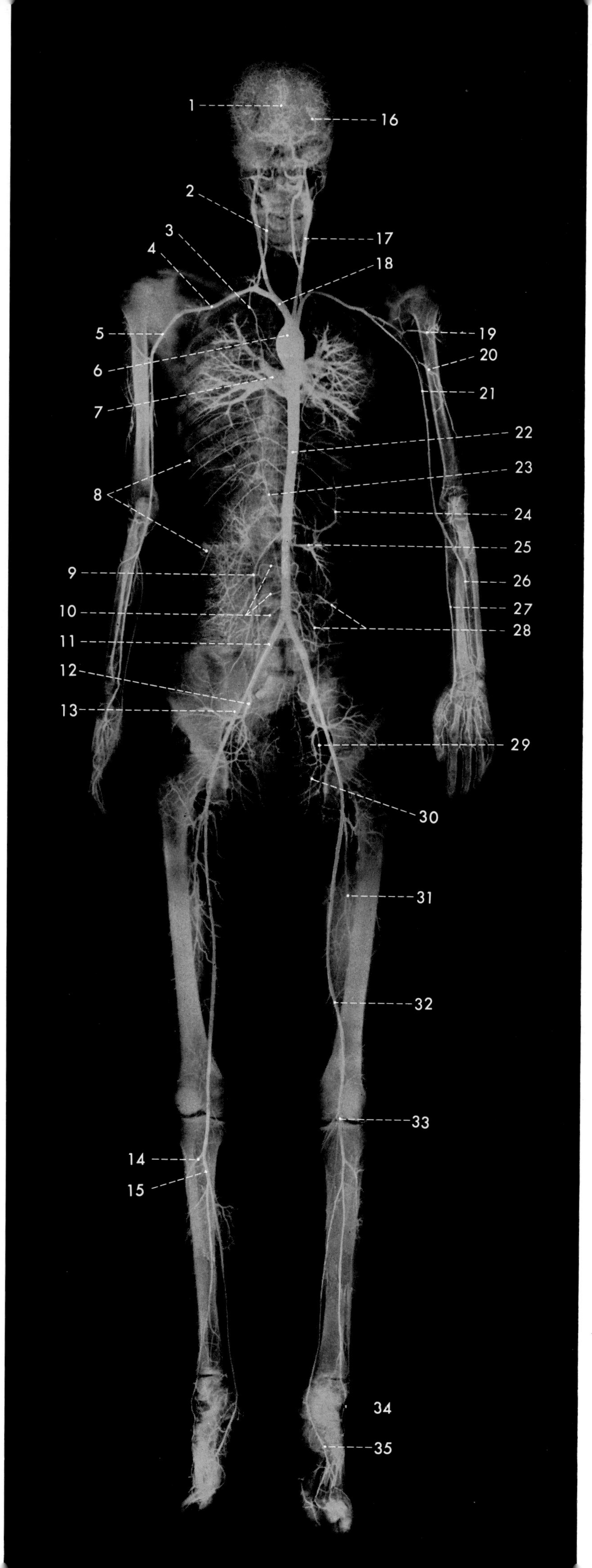

1. A. cerebri anterior
2. A. vertebralis
3. A. thoracica interna
4. A. subclavia
5. A. axillaris
6. Arcus aortae
7. Vv. pulmonales
8. Aa. intercostales
9. A. mesenterica superior
10. Aa. lumbales
11. A. iliaca communis
12. A. iliaca interna
13. A. iliaca externa
14. A. tibialis anterior
15. A. tibialis posterior
16. A. cerebri media
17. A. carotis communis
18. Truncus brachiocephalicus
19. A. circumflexa humeri
20. A. profunda brachii
21. A. brachialis
22. Aorta descendens
23. A. hepatica communis
24. A. lienalis
25. A. renalis
26. A. ulnaris
27. A. radialis
28. A. mesenterica inferior
29. A. obturatoria
30. A. pudenda interna
31. A. profunda femoris
32. A. femoralis
33. A. poplitea
34. A. malleolaris lat.
35. A. plantaris lat.

Herz

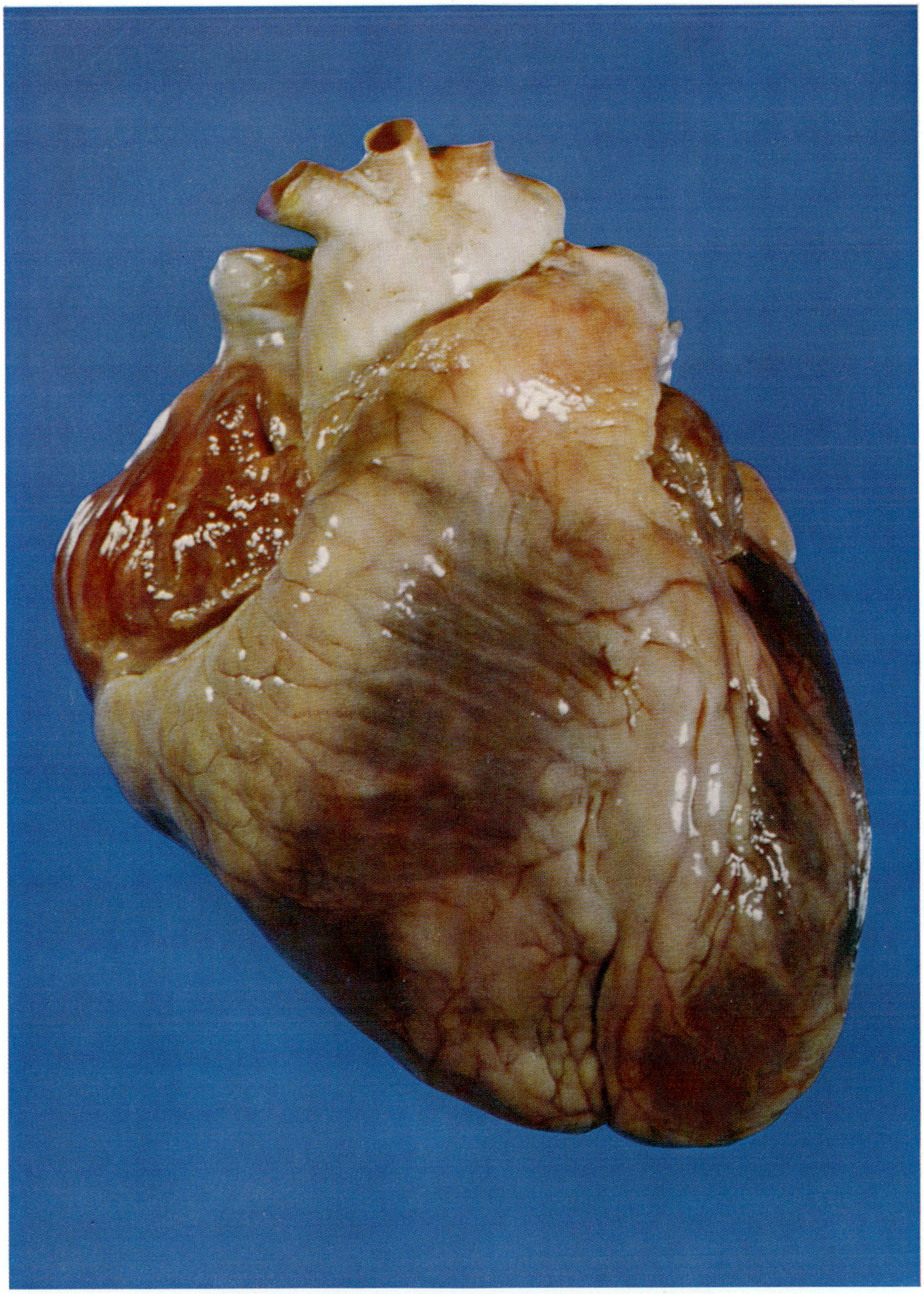

Vorderansicht des Herzens (natürliche Größe)

Die Achse des Herzens steht etwas schief. Die Herzspitze zeigt nach vorne unten links. Auf diese Weise wird die Vorderfläche des Herzens hauptsächlich von der rechten Kammer und nur ein schmaler Streifen von der linken Kammer und dem linken Vorhof eingenommen.

Das Herz hat ungefähr die Größe einer geschlossenen Faust.

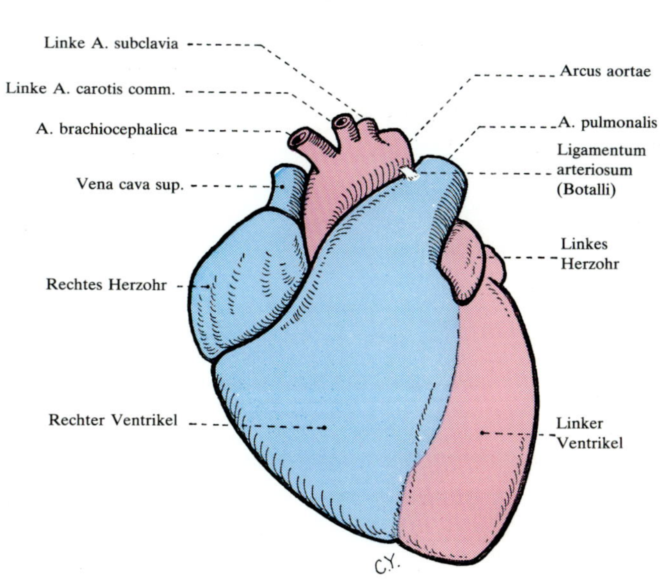

Lage des Herzens im Verhältnis zum Brustkorb

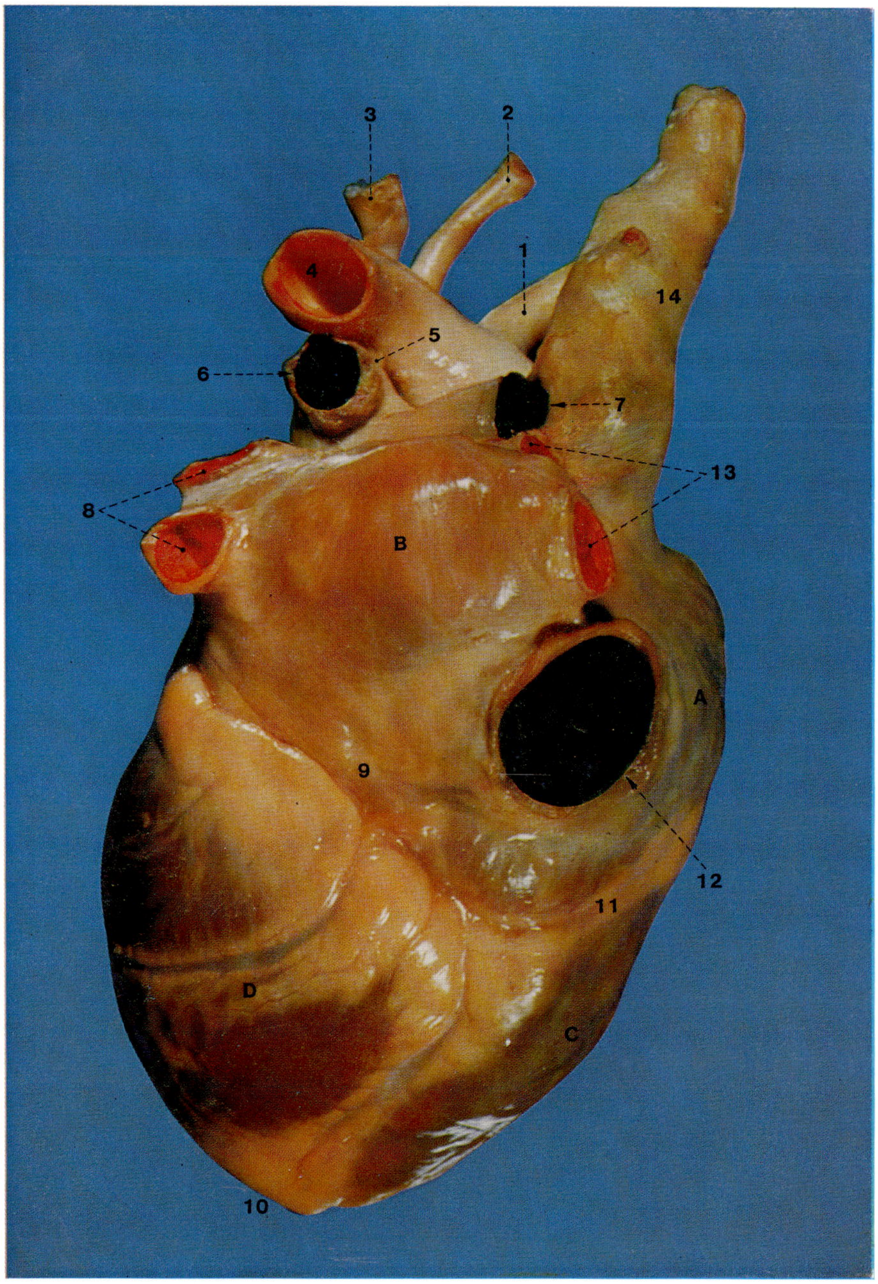

Herz mit seinen Gefäßen (Ansicht von hinten)

A: Rechter Vorhof
B: Linker Vorhof
C: Rechter Ventrikel
D: Linker Ventrikel

1. Truncus brachiocephalicus
2. A. carotis communis sinistra
3. A. subclavia sinistra
4. Aorta
5. Ligamentum arteriosum
6. A. pulmonalis sinistra
7. A. pulmonalis dextra
8. Venae pulmonales sin.
9. Sinus coronarius
10. Apex cordis
11. Sulcus coronarius
12. Vena cava inferior
13. Venae pulmonales dextrae
14. Vena cava superior

Im Röntgenbild stellt sich der Herzschatten im Verhältnis zum Brustkorb einschließlich der oben abgehenden Gefäße gut dar. Vergleicht man das Röntgenbild mit nebenstehender Zeichnung, so sieht man, daß die Hiluszeichnung der Lungen im Röntgenbild durch die Lungenarterien und -venen bedingt ist.

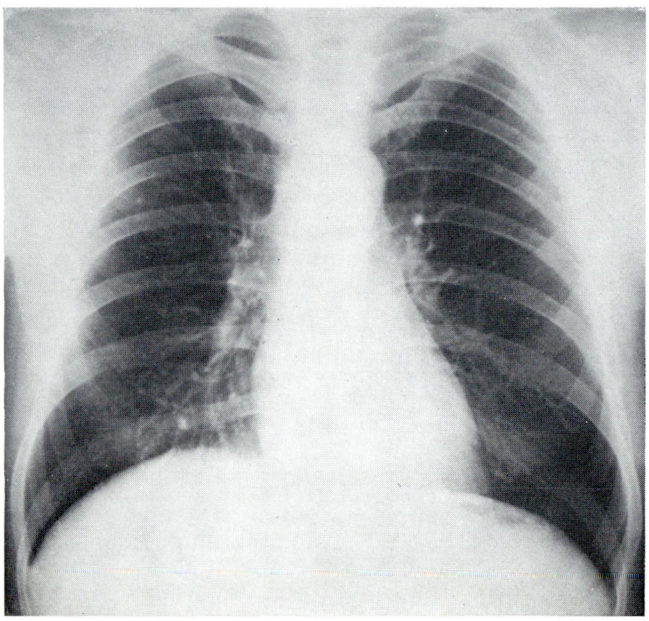
Röntgenaufnahme des Brustraumes (a.-p.-Aufnahme)

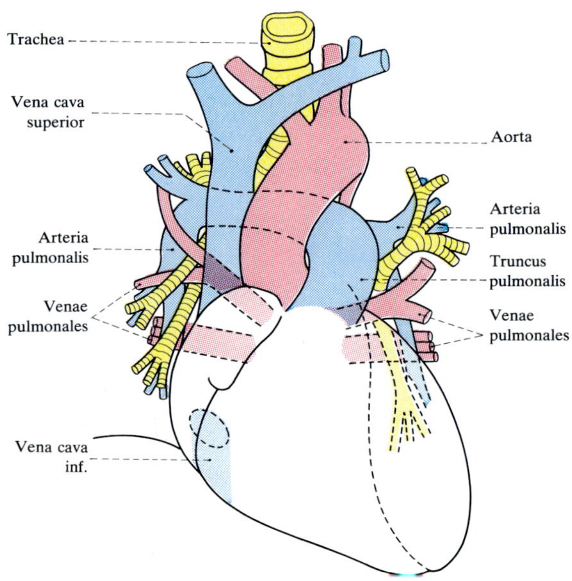

Strömungsrichtungen des Blutes im Herzen

Das Blut erhält im Herzen einen motorischen Antrieb, der zugleich den Blutkreislauf harmonisiert. Die Strömungsrichtungen des Blutes durch das Herz sind außerordentlich kompliziert und werden durch 4 Klappen gelenkt. Die 4 Klappen liegen in einer Ebene (Ventilebene). Zwischen A. pulmonalis und Aorta ist im nebenstehenden Bild eine Gefäßbrücke (10) zu erkennen, die noch aus der Embryonalzeit stammt (Ductus bzw. Ligamentum arteriosum Botalli).

Neuerdings kann man das Herz, z. B. bei einer Herzoperation, kurzfristig ausschalten und durch eine Pumpe ersetzen. Auch eine Transplantation des Herzorgans ist möglich.

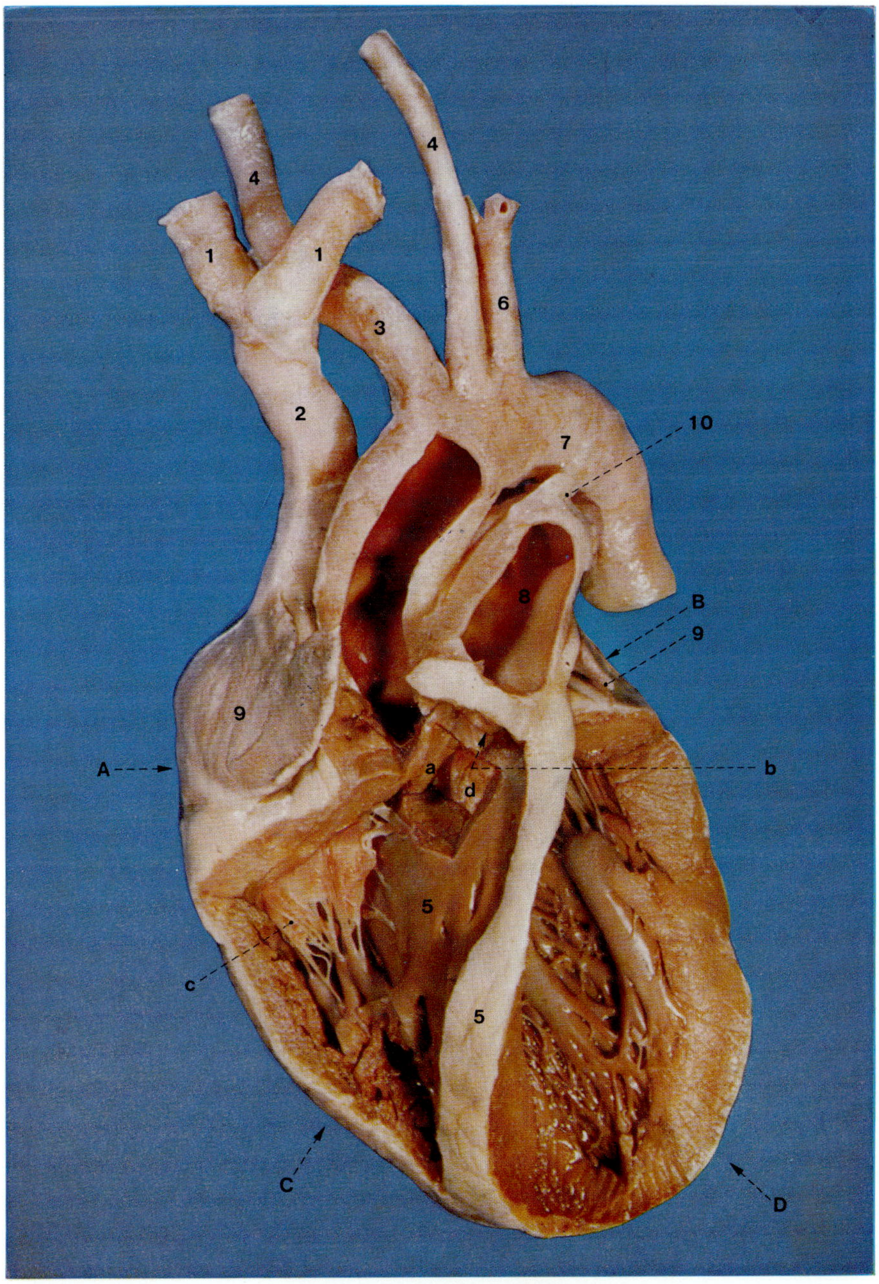

1. Vena brachiocephalica
2. Vena cava superior
3. Truncus brachiocephalicus
4. Arteria carotis communis
5. Septum interventriculare
6. Arteria subclavia sinistra
7. Aorta
8. Truncus pulmonalis
9. Linkes Herzohr (Auricula sin.)
10. Ligamentum arteriosum (Botalli)

Herzinnenräume (eröffnet)
Man erkennt die Aorten- und Mitralklappe sowie das Septum interventriculare (gefenstert).

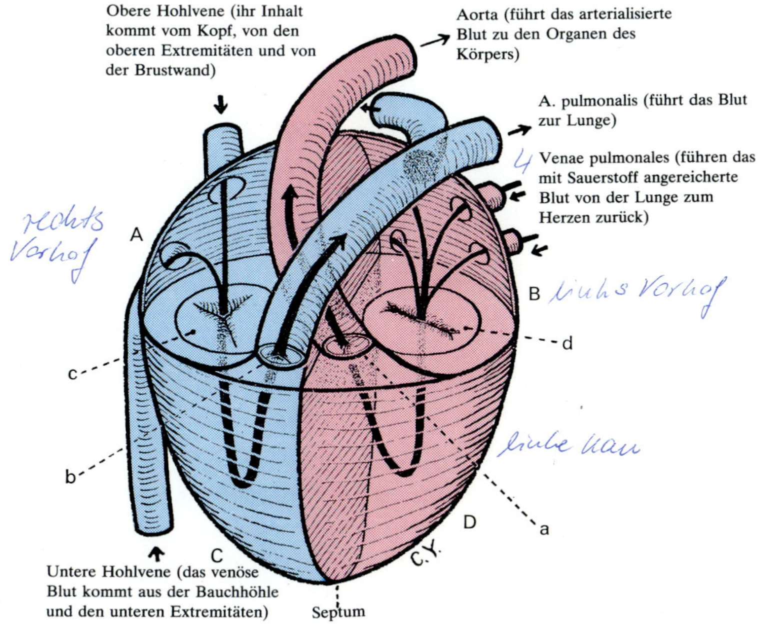

a: Aortenklappe
b: Pulmonalklappe
c: Rechte Atrioventrikularklappe (Valva tricuspidalis)
d: Linke Mitralklappe (Valva bicuspidalis)

A: Rechter Vorhof
B: Linker Vorhof
C: Rechter Ventrikel
D: Linke Kammer

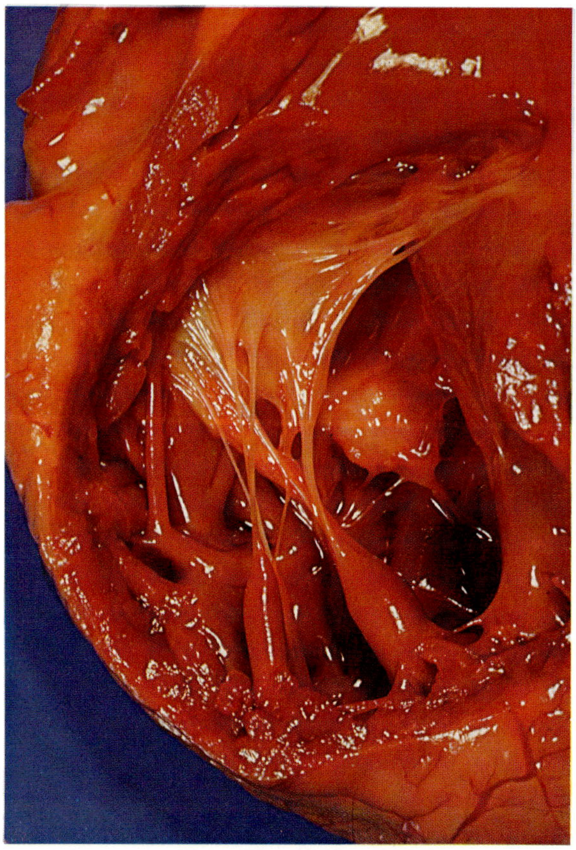

Rechte Herzkammer-Trikuspidalklappe (in der Seitenansicht)

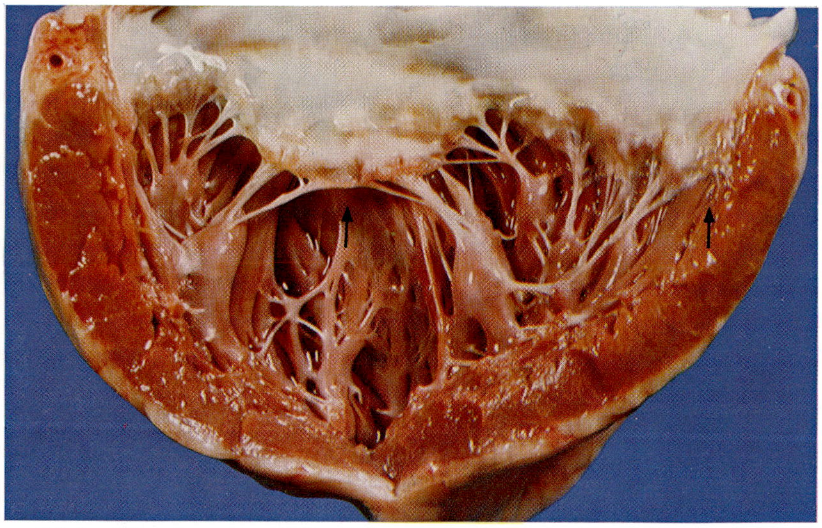

Linke Herzkammer-Mitralklappe (etwas auseinandergezogen)

Herzklappen

Die beiden Segelklappen (Atrioventrikularklappen, Mitral- und Trikuspidalklappen) sind relativ groß. Sie liegen in der rechten bzw. linken Herzkammer und bestehen aus einer Anzahl von Sehnenfäden, die an den Papillarmuskeln befestigt sind, ähnlich wie bei einem Fallschirm. Bei der Herzmuskelkontraktion spannen sich die Sehnenfäden an und fixieren auf diese Weise die sehnigen Segel dieser Klappen.

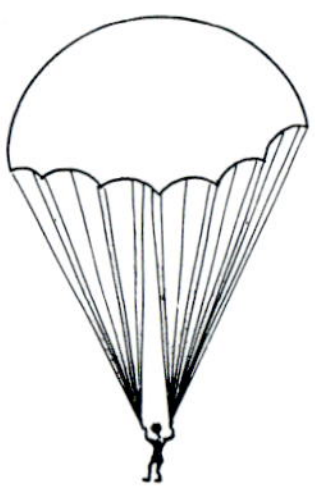

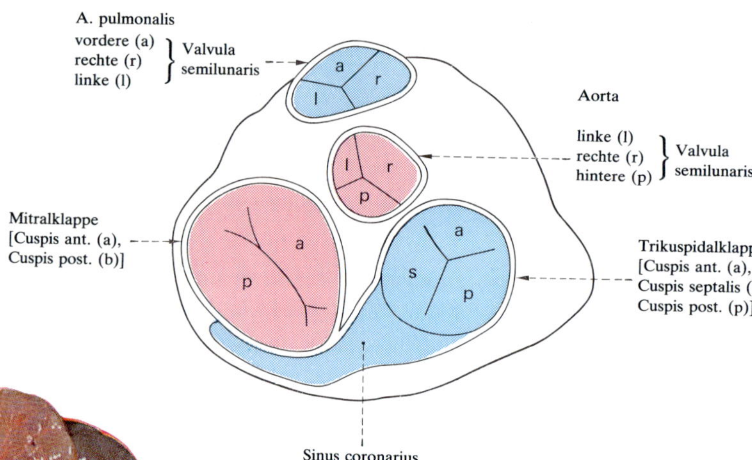

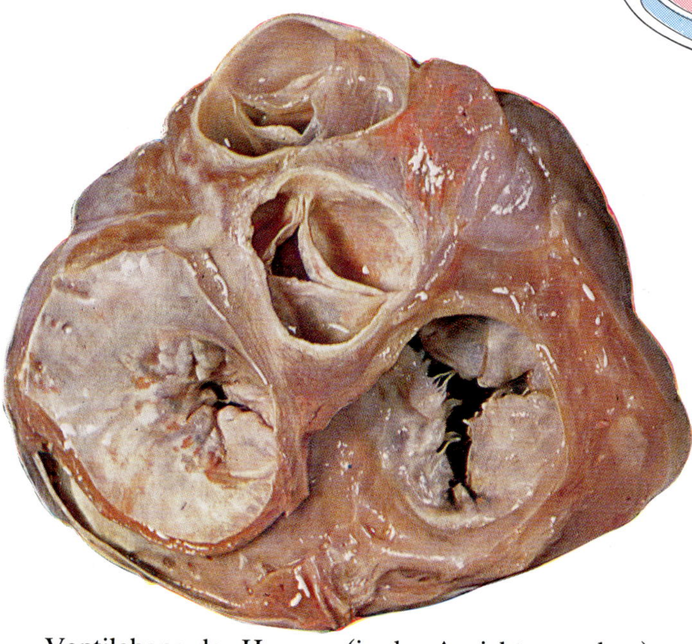

Ventilebene des Herzens (in der Ansicht von oben)

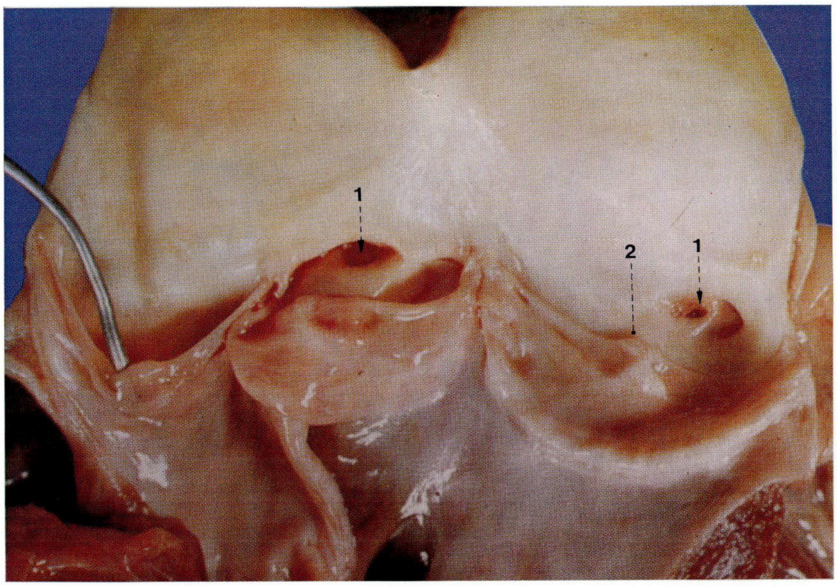

Taschenklappe der Aorta (Valva semilunaris aortae, aufgeschnitten)

1. Öffnungen der Kranzarterien (Aa. coronariae); **2.** Nodulus Arantii.

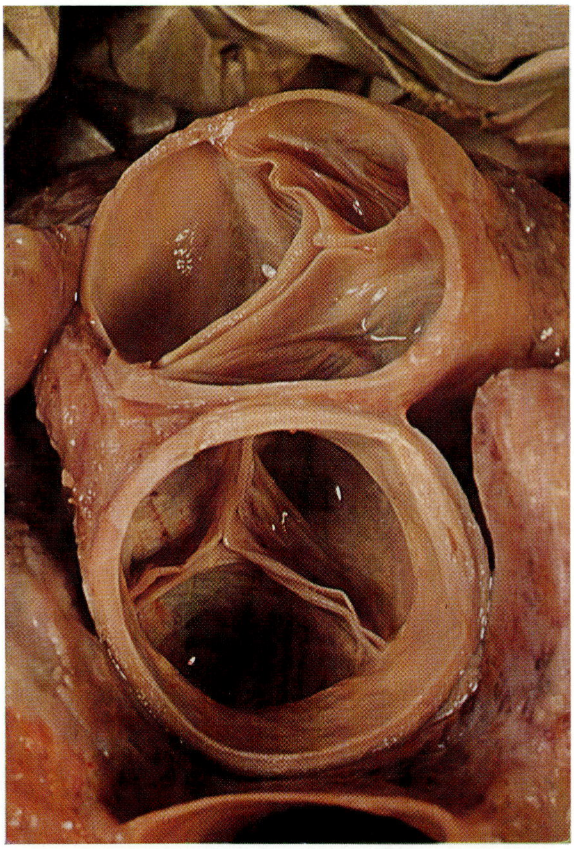

Taschenklappen von Aorta und A. pulmonalis in der Ansicht von oben. Oben: Pulmonalklappe (geschlossen). Unten: Aortenklappe (geschlossen).

Der Durchmesser der Taschenklappen ist wesentlich geringer als der der Atrioventrikularklappen (Segelklappen). Sie bestehen aus 3 Taschen (Endokardduplikaturen), die in der Mitte eine kleine knötchenartige Verdikkung (nodulus Arantii) aufweisen, um den Verschluß der Taschenklappen zu vervollständigen.

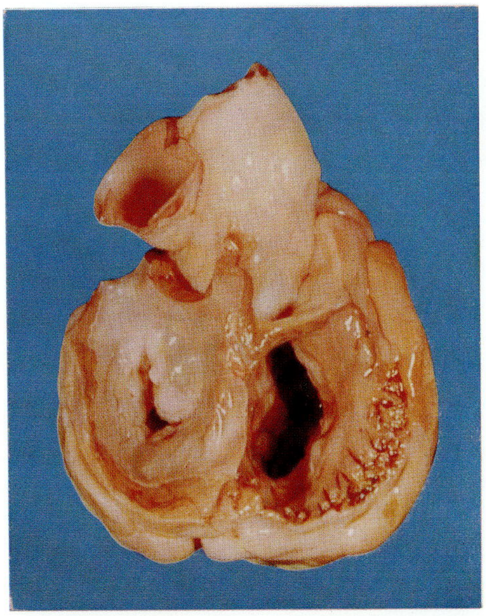

Herzklappenerkrankungen: Es gibt vor allem 2 Arten von Klappenerkrankungen. Die eine führt zu einer Verengerung der Klappenöffnung (Stenose), die andere zu einer Erweiterung und einem unvollständigen Verschluß des Ostiums (Insuffizienz). Die Abbildung zeigt eine Stenose der Mitralklappe (links).

Blutgefäße des Herzens (Kranzgefäße oder Aa. coronariae)

Der Herzmuskel wird nicht direkt aus dem strömenden Blut ernährt, sondern in der Hauptsache durch die sog. Kranzgefäße (Aa. coronariae). Es gibt eine rechte und eine linke Kranzarterie, die beide aus der Aorta entspringen. Eine Verengerung dieser Gefäße kann zu lebensgefährlichen Krankheiten wie z. B. zur Angina pectoris oder zum Herzinfarkt führen.

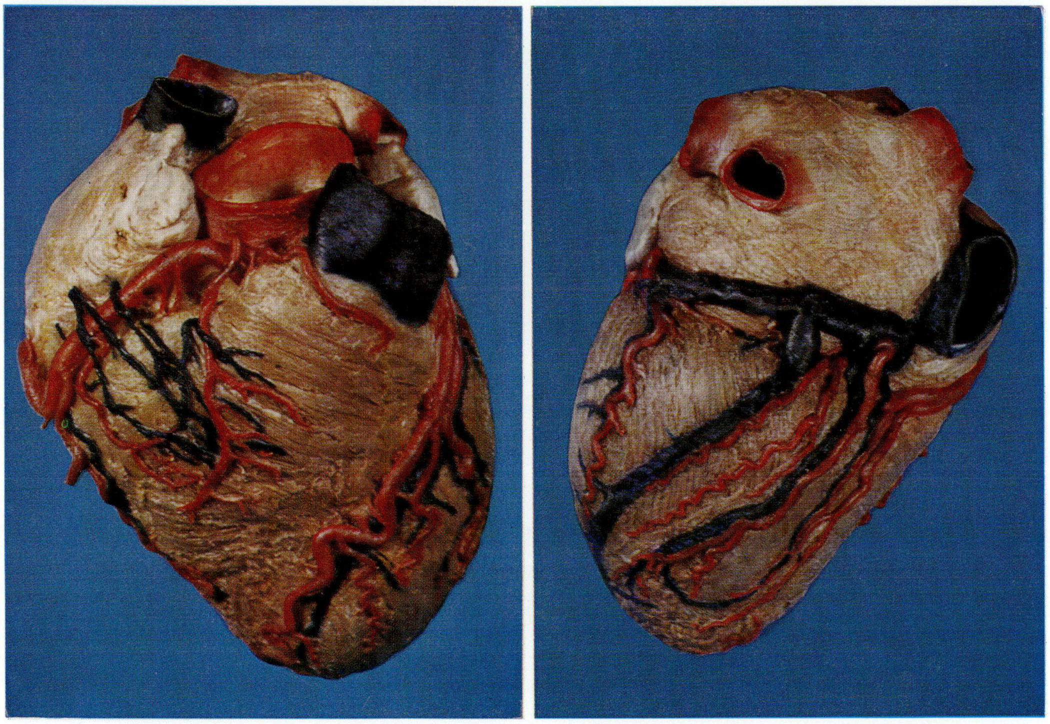

Kranzgefäße des Herzens. Links: Ventralansicht; rechts: Dorsalansicht.

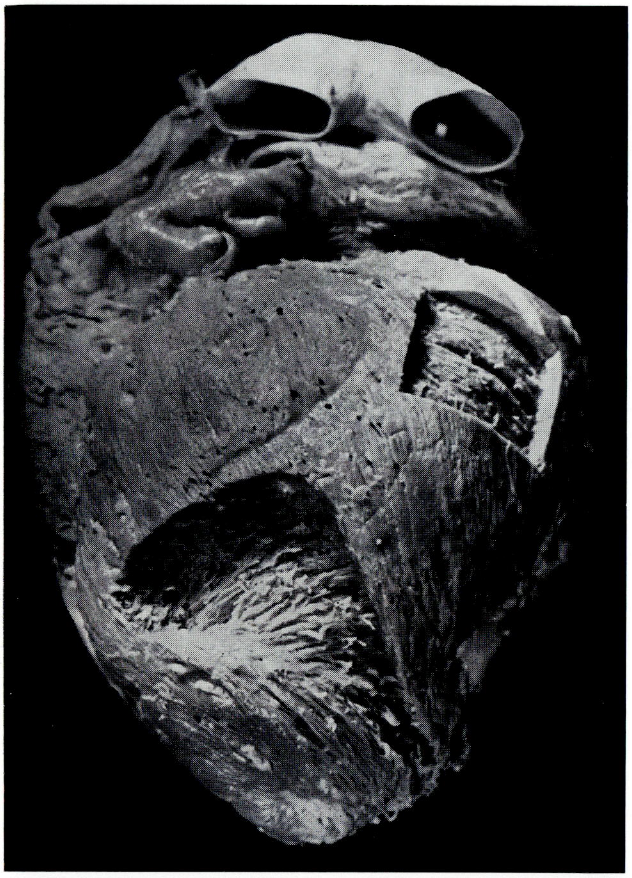

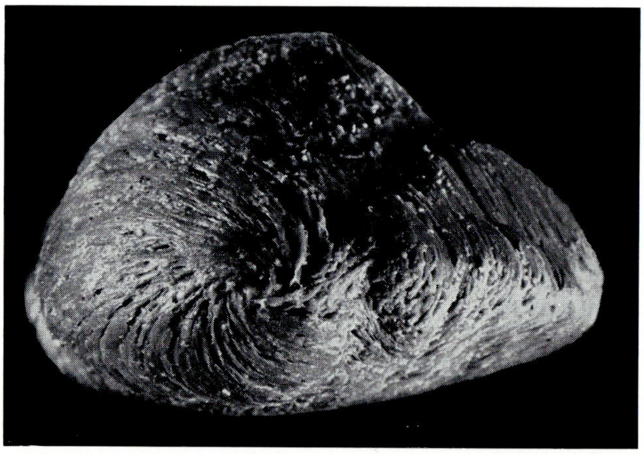

Herzwirbel in der Ansicht von unten: An der Herzspitze gehen die Muskelfaserzüge wirbelartig ineinander über.

Struktur des Herzmuskels: Das Myokard liegt unter dem Epikard, dem viszeralen Blatt der Serosa des Herzbeutels. Die Herzmuskulatur besteht aus 2 Schichten im Vorhofbereich und 3 Schichten im Kammerabschnitt. Die Muskelschichten sind nicht scharf voneinander getrennt, sondern gehen geflechtartig ineinander über.

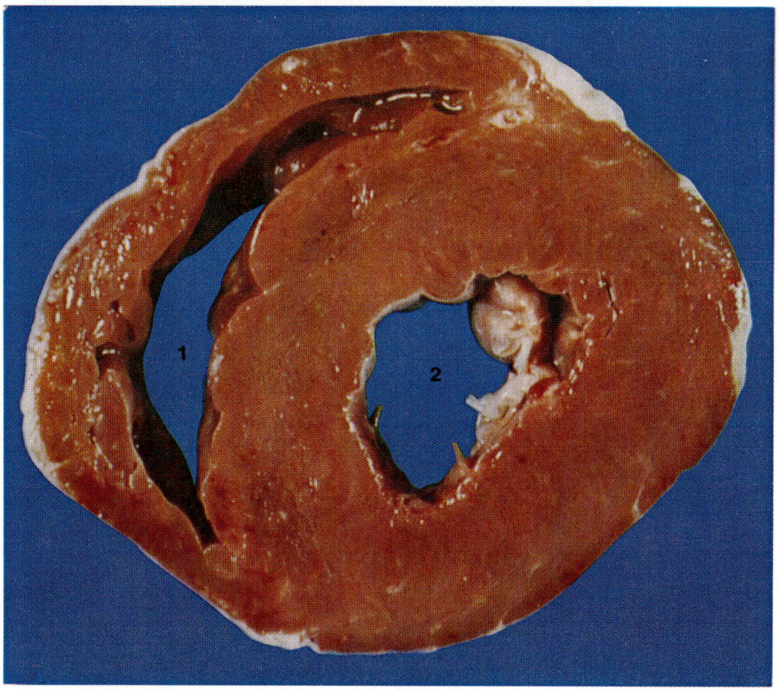

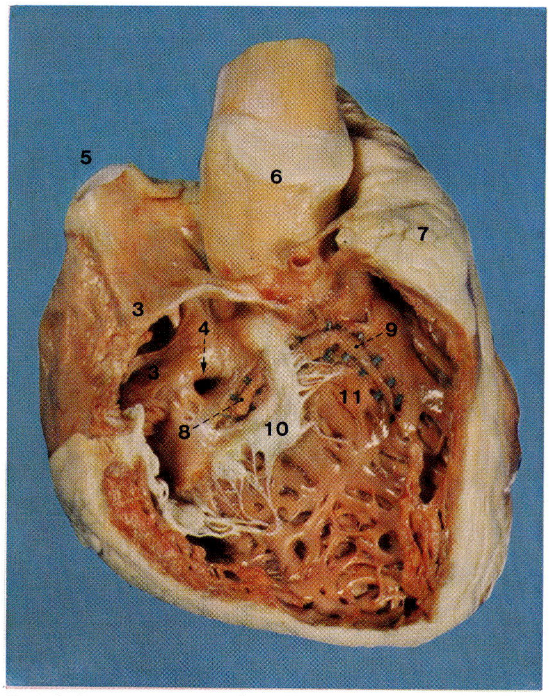

Ein Querschnitt durch die Herzkammern zeigt, daß die linke wesentlich dicker ist als die rechte, da die linke gegen den Widerstand des Körperkreislaufs anarbeiten muß.

1. Rechter Ventrikel; **2.** Linker Ventrikel; **3.** Rechter Vorhof; **4.** Sinus coronarius; **5.** Vena cava superior; **6.** Aorta; **7.** Truncus pulmonalis; **8.** Atrioventrikularknoten; **9.** Rechter Strang des Reizleitungssystems; **10.** Valva tricuspidalis; **11.** Septum interventriculare.

Reizleitungssystem des Herzens – an der Innenwand vom rechten Vorhof und Ventrikel ist das Hissche Bündel zu erkennen. Der Sinusknoten funktioniert als Schrittmacher. Von ihm gehen Erregungen aus, die sich über den AV-Knoten und das Hissche Bündel bis zur Kammermuskulatur ausbreiten.

Fetalkreislauf

Da der Fetus während seiner intrauterinen Entwicklung Sauerstoff und Nährstoffe nur über die Plazenta aufnehmen sowie die Stoffwechselendprodukte wieder durch sie ausscheiden kann, benötigt er ein anders organisiertes Zirkulationssystem als der Organismus im postnatalen Leben. Das verbrauchte Blut des Fetus wird der Plazenta durch die beiden Nabelarterien zugeführt. Das in der Plazenta »gereinigte« und mit Sauerstoff angereicherte Blut wird dann über die V. umbilicalis, die in die V. portae einmündet, wieder in den fetalen Kreislauf zurückgeführt. Ein großer Teil diesen Blutes umgeht jedoch die Leber und gelangt durch ein Kurzschlußgefäß, den Ductus venosus (Arantii) direkt in die V. cava inf. und damit in den rechten Vorhof des Herzens. Von hier aus tritt der größte Teil dieses Stromes durch einen zweiten Kurzschluß, nämlich das Foramen ovale, in den linken Vorhof über und erreicht damit direkt den linken Ventrikel und die Aorta. Das Blut, das aus der oberen Körperhälfte durch die V. cava superior in den rechten Vorhof geströmt war, gelangt dagegen über den Truncus pulmonalis und ein weiteres Kurzschlußgefäß, nämlich den Ductus arteriosus (Botalli), in die Aorta und mischt sich dort mit dem arterialisierten Blut, das aus der Plazenta durch die V. cava inf. in den Fetalkreislauf gelangt ist.

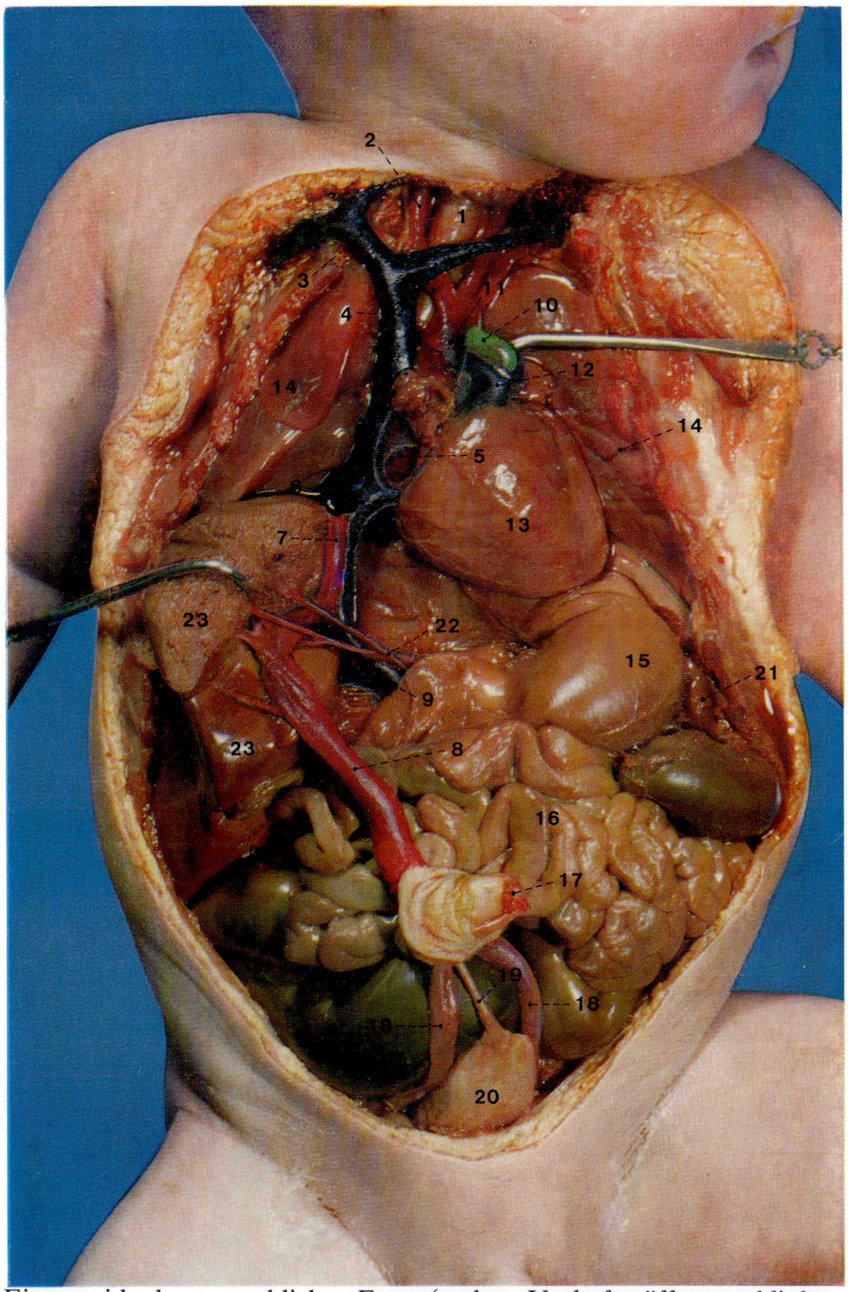

1. Trachea; **2.** A. carotis communis; **3.** V. brachiocephalica; **4.** V. cava superior; **5.** Rechter Vorhof und Foramen ovale; **6.** V. cava inferior; **7.** Ductus venosus (Arantii); **8.** V. umbilicalis; **9.** V. portae; **10.** Ductus arteriosus Botalli; **11.** Aorta; **12.** Truncus pulmonalis; **13.** Herz; **14.** Lunge; **15.** Magen; **16.** Dünndarm; **17.** Nabelstrang; **18.** A. umbilicalis; **19.** Urachus; **20.** Harnblase; **21.** Milz; **22.** V. gastrica dextra; **23.** Leber.

Eingeweide des menschlichen Fetus (rechter Vorhof eröffnet und linker Leberlappen größtenteils entfernt)

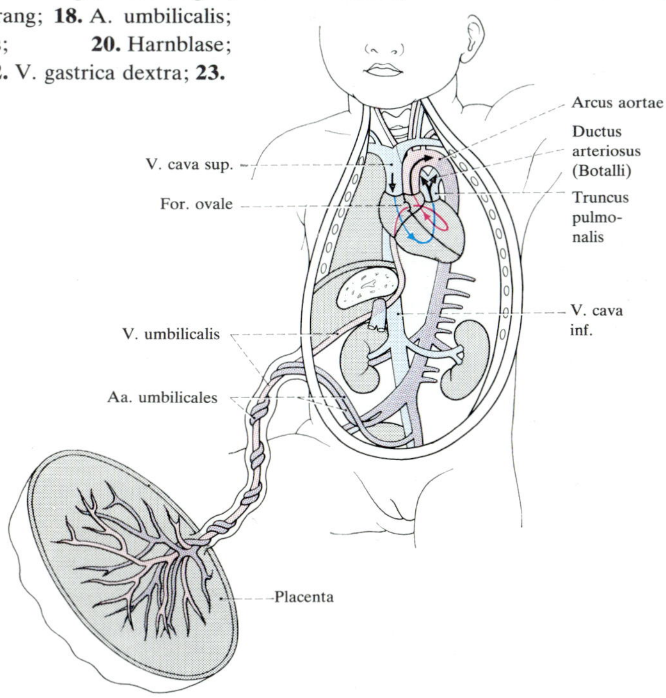

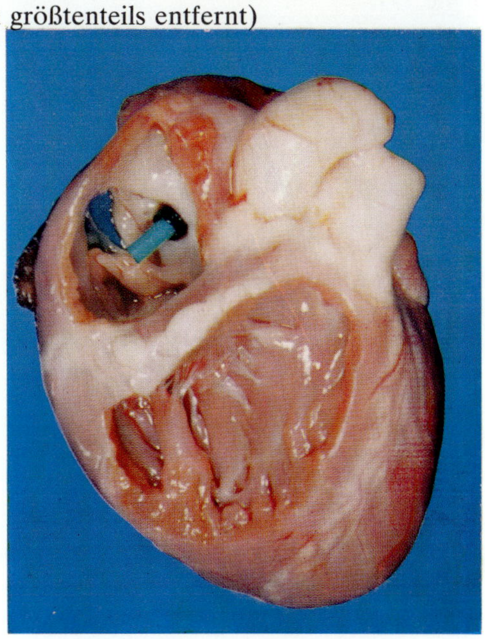

Herz eines Neugeborenen (im Foramen ovale liegt eine Sonde)

Arterien und Venen

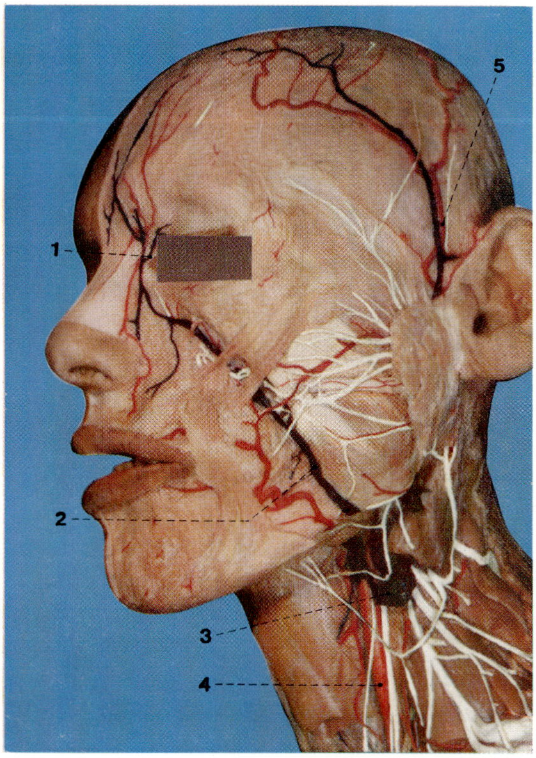

Gefäße und Nerven der oberflächlichen Gesichts- und Kopfregion

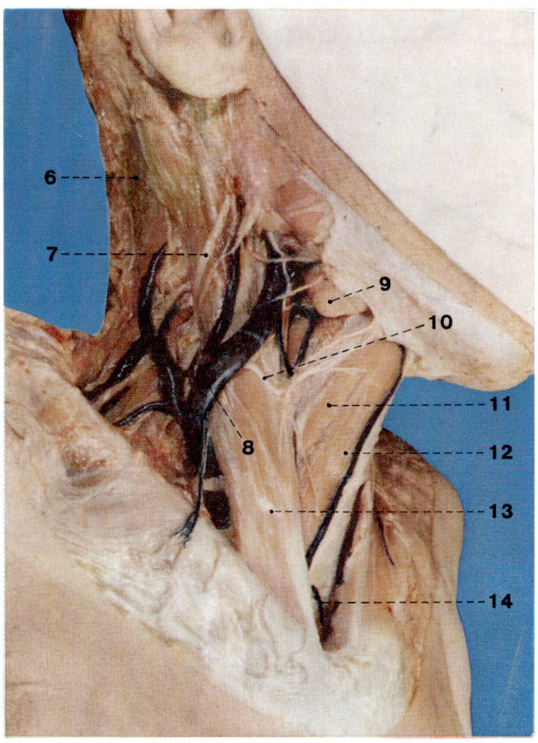

Oberflächliche Halsvenen

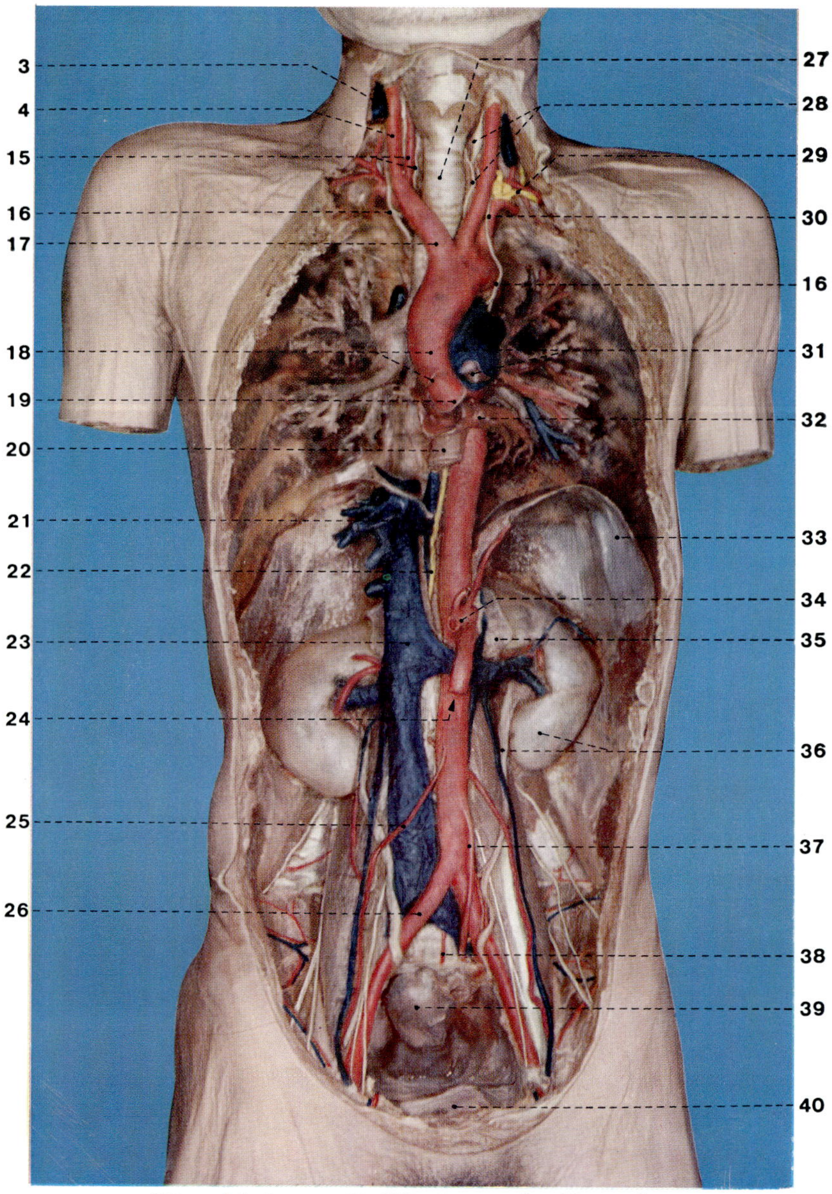

Die wichtigsten Gefäßstämme des Rumpfes

1. A. und V. angularis
2. A. und V. facialis
3. V. jugularis interna
4. A. carotis communis
5. A. und V. temporalis superficialis
6. M. trapezius
7. N. auricularis magnus
8. V. jugularis externa
9. Glandula submandibularis
10. N. transversus colli
11. M. omohyoideus
12. M. sternohyoideus
13. M. sternocleidomastoideus
14. V. jugularis ant.
15. A. vertebralis und N. recurrens
16. N. vagus
17. Truncus brachiocephalicus
18. Aorta ascendens und A. coronaria dextra
19. Valva aortae
20. Oesophagus
21. V. hepatica
22. Ductus thoracicus
23. V. cava inf.
24. A. mesenterica sup.
25. A. testicularis
26. A. iliaca communis
27. Trachea
28. N. recurrens und Ganglion cervicale sup. des Halsgrenzstranges
29. Truncus jugularis und Truncus subclavius (Lymphgefäße)
30. A. subclavia
31. Truncus pulmonalis und Valva pulmonalis
32. V. pulmonalis
33. Diaphragma
34. A. coeliaca und Ganglion coeliacum
35. Glandula suprarenalis
36. Niere und Ureter
37. A. mesenterica inf.
38. A. sacralis media
39. Rectum
40. Vesica urinaria

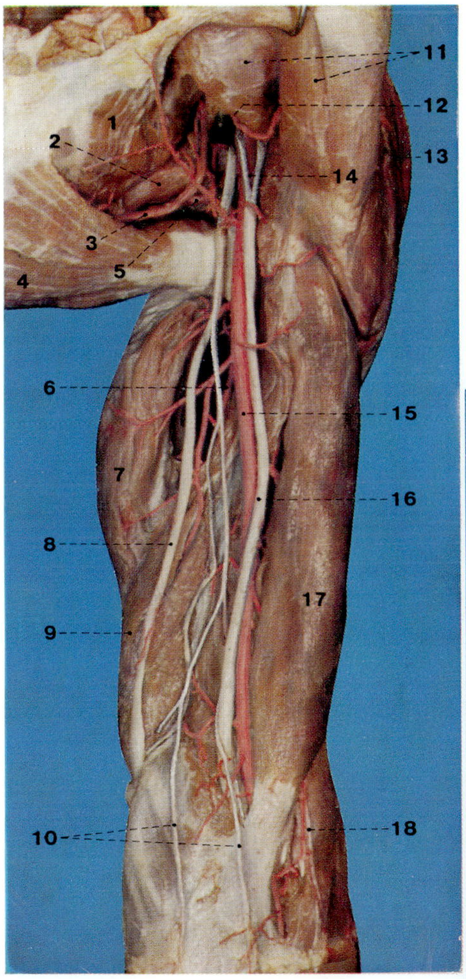

Linker Arm mit Achselhöhle (in der Ansicht von vorne)

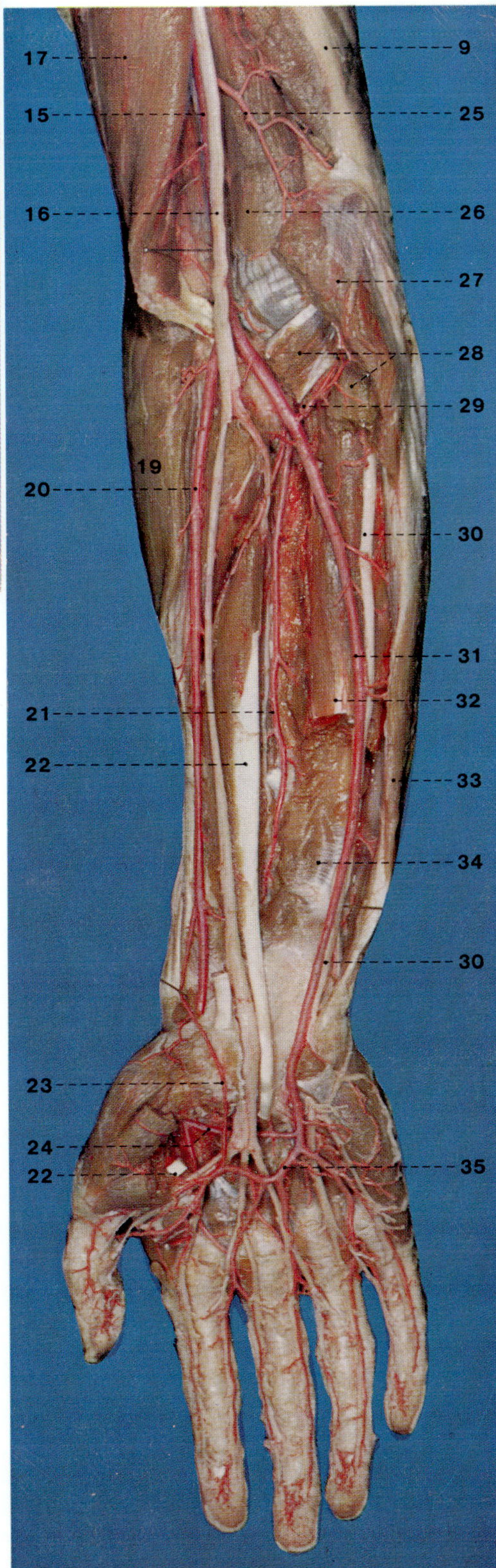

Arterien von Unterarm und Hand (rechter Arm, Ventralseite, tiefere Schichten)

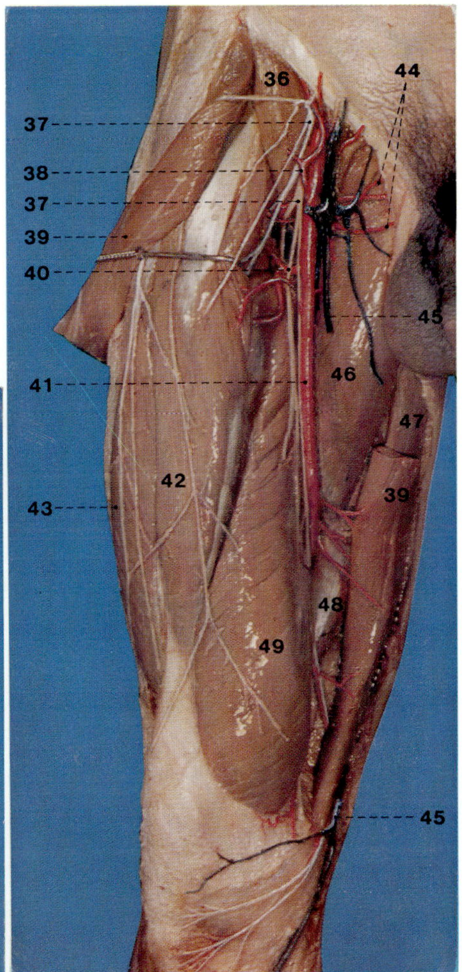

Gefäße des rechten Oberschenkels

Arm:

1. M. serratus ant.
2. M. teres minor
3. A. thoracodorsalis
4. M. latissimus dorsi
5. A. circumflexa scapulae
6. A. profunda brachii
7. M. triceps (Caput longum)
8. N. ulnaris
9. M. triceps (Caput mediale)
10. N. cutaneus antebrachii med.
11. M. pectoralis minor
12. V. brachialis
13. M. deltoideus
14. Plexus brachialis
15. A. brachialis
16. N. medianus
17. M. biceps brachii (Caput longum)
18. N. cutaneus antebrachii lat.

Unterarm:

19. M. brachioradialis
20. A. radialis
21. A. interossea ant.
22. M. flexor pollicis longus
23. Ramus palmaris n. mediani
24. Arcus palmaris profundus
25. A. collateralis ulnaris inf.
26. M. brachialis
27. Ursprung der Flexoren
28. M. pronator teres
29. A. recurrens ulnaris
30. N. ulnaris
31. A. ulnaris
32. M. flexor digitorum profundus
33. M. flexor carpi ulnaris
34. M. pronator quadratus
35. Arcus palmaris superficialis

Bein:

36. M. iliopsoas
37. N. femoralis
38. A. epigastrica superficialis und A. circumflexa ilium superficialis
39. M. sartorius
40. A. circumflexa fem. lat.
41. A. femoralis
42. M. rectus femoris
43. M. vastus lat.
44. Aa. pudendae ext.
45. A. saphena magna
46. M. adductor longus
47. M. gracilis
48. M. adductor magnus
49. M. vastus medialis

Als Venen werden alle Gefäße bezeichnet, die das Blut zum Herzen zurückführen. Sie gehören daher zum Niederdrucksystem. Ihre Wandung ist infolgedessen wesentlich dünner als die der Arterien. Um bei den niedrigen Drucken die Strömungsrichtung aufrecht erhalten zu können, besitzen viele Venen, besonders der unteren Körperhälfte und des Beines, zahlreiche Klappen. Bei den Kopfvenen fehlen diese meist vollständig.

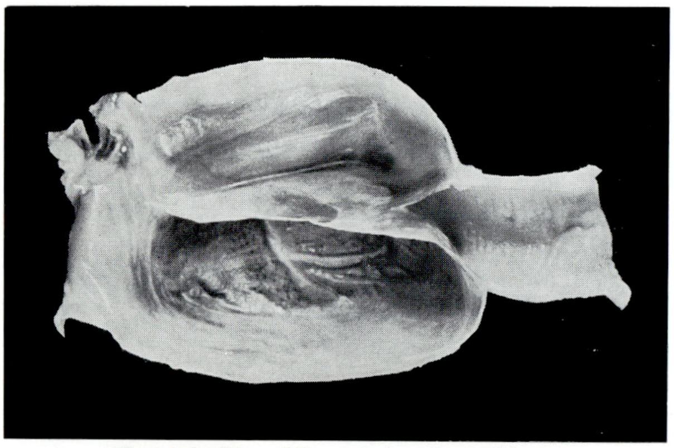

Zweizipflige Klappe in einer Vene

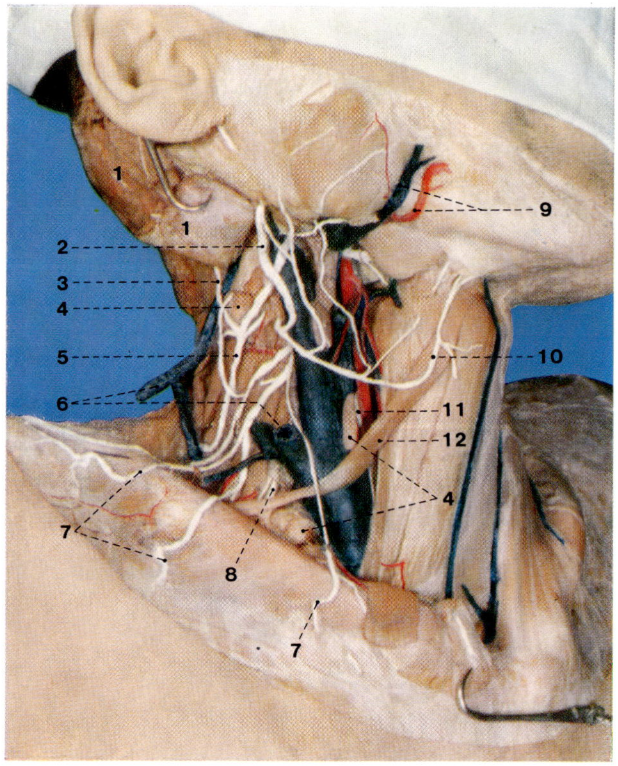

Lage der V. jugularis int. am Hals

1. M. sternocleidomastoideus; **2.** N. auricularis magnus; **3.** N. occipitalis minor; **4.** Lymphknoten; **5.** N. accessorius (XI); **6.** V. jugularis ext.; **7.** N. supraclavicularis; **8.** Plexus brachialis; **9.** A. und V. facialis; **10.** N. transversus colli; **11.** A. carotis communis und Ramus sup. ansae cervicalis; **12.** M. omohyoideus.

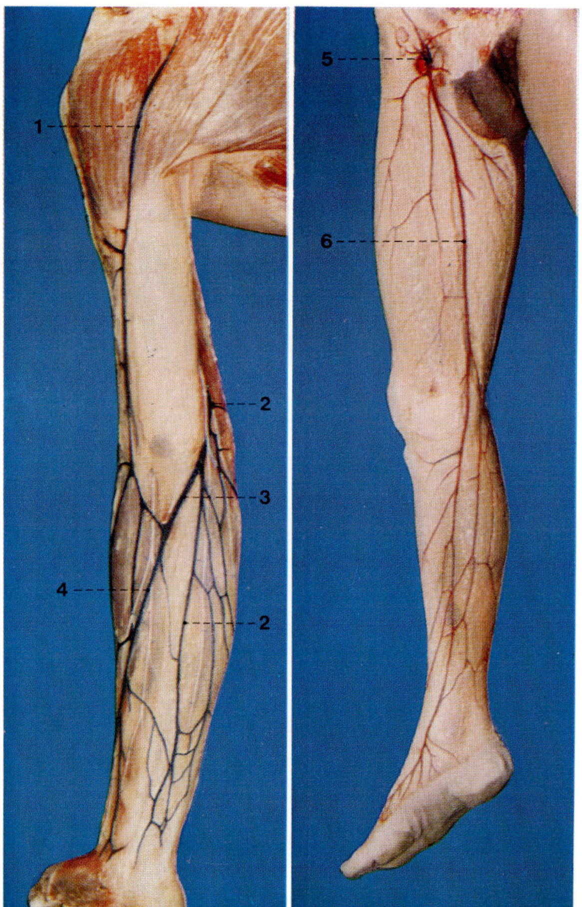

Hautvenen des Armes (links) und des Beines (rechts)

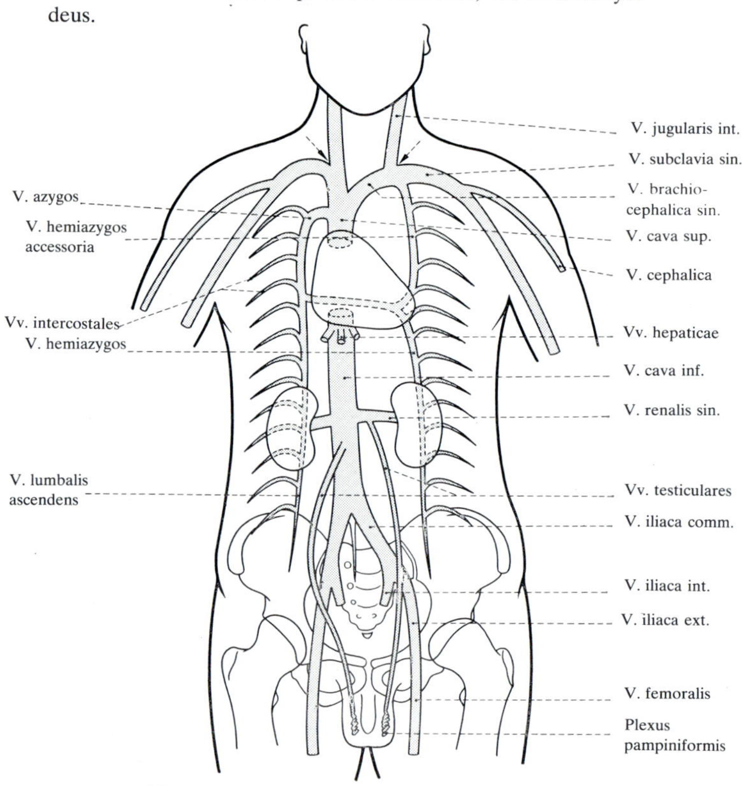

Hauptvenenstämme des Körpers

Die Pfeile zeigen auf den linken und rechten Venenwinkel am Hals (Angulus venosus sinister und dexter).

Die Hautvenen verlaufen nicht wie die meisten gleichnamigen Arterien zusammen, sondern liegen isoliert im Unterhautbindegewebe. Sie anastomosieren miteinander und bilden Venengeflechte, so daß die Abklemmung oder Unterbrechung eines Venenstammes keine Zirkulationsstörungen hervorruft.

1. V. cephalica; **2.** V. basilica; **3.** V. mediana cubiti; **4.** V. mediana antebrachii; **5.** A. und V. femoralis; **6.** V. saphena magna.

Lymphgefäße und Lymphknoten

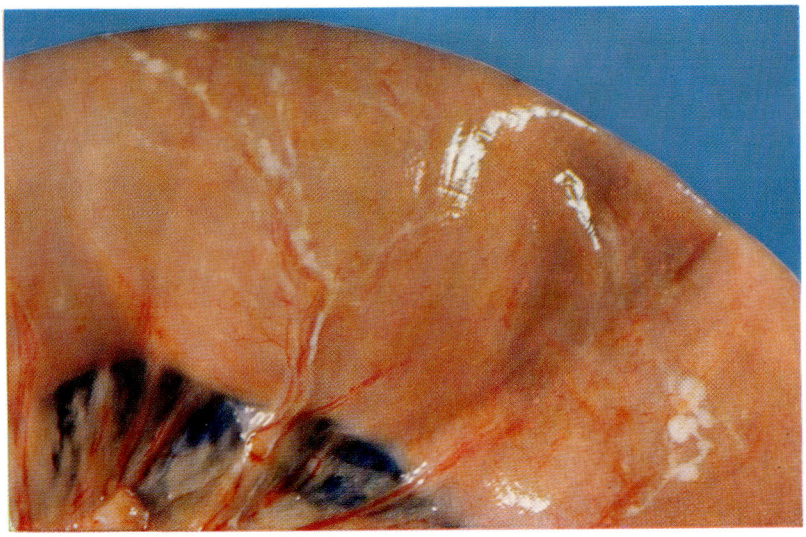

Lymphgefäße des Dünndarms. Diese Lymphgefäße können so viele Fetttropfen enthalten, daß sie weiß erscheinen.

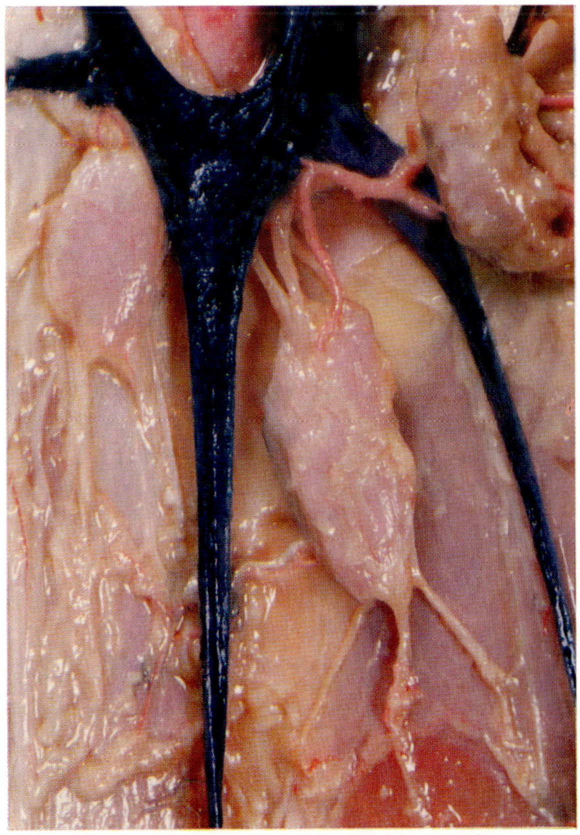

Lymphknoten aus der Leistenregion

Die Lymphgefäße sammeln die Lymphflüssigkeit der Körpergewebe und führen sie letzlich wieder den Venen zu. In den Lymphknoten werden toxische Substanzen und Bakterien phagozytiert und aus der Zirkulation herausgenommen. Strukturell ähneln die Lymphgefäße den Venen, besitzen jedoch wesentlich mehr Klappen. Sie erhalten dadurch oft ein rosenkranzartiges Aussehen.

Milz (Lien)

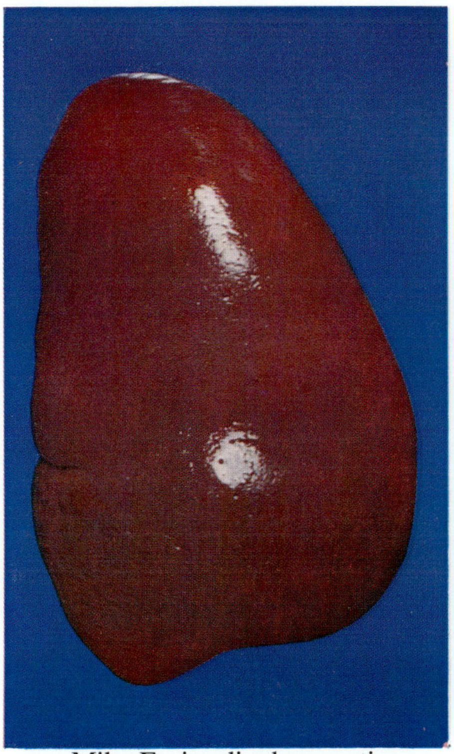

Milz, Facies diaphragmatica

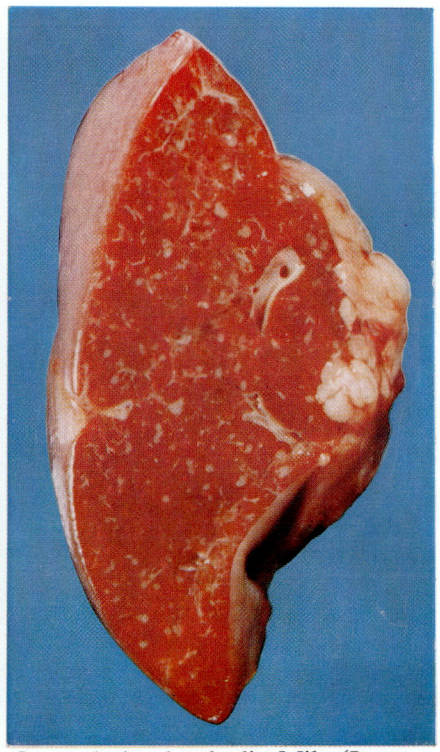

Querschnitt durch die Milz (Lupenvergrößerung).
Die weißen Punkte entsprechen der weißen Pulpa.

Die im Durchschnitt 10 cm lange Milz liegt versteckt in der linken, oberen Bauchhöhle hinter dem Magen. Sie ist ein wichtiges Organ im lymphatischen System, produziert Lymphozyten (weiße Pulpa) und zerstört die gealterten roten Blutkörperchen, wobei Gallenfarbstoffe entstehen, die für den Aufbau des Hämoglobins von neuen Erythrozyten verwendet werden.

Die Milz dient auch als Blutspeicher. Bei der körperlichen Anstrengung unmittelbar nach einer reichlichen Mahlzeit kann man gelegentlich einen Schmerz in der linken oberen Bauchhöhle verspüren, der von einer plötzlichen Kontraktion der Milz herrührt. Während der Verdauungstätigkeit strömt Blut in das Darmsystem ein. Eine körperliche Betätigung erfordert jedoch eine starke Blutversorgung der Muskeln, so daß sich – wenn diese unmittelbar nach einer Mahlzeit erfolgt – die Milz kontrahieren muß, um ihr Blutreservoir zu entleeren.

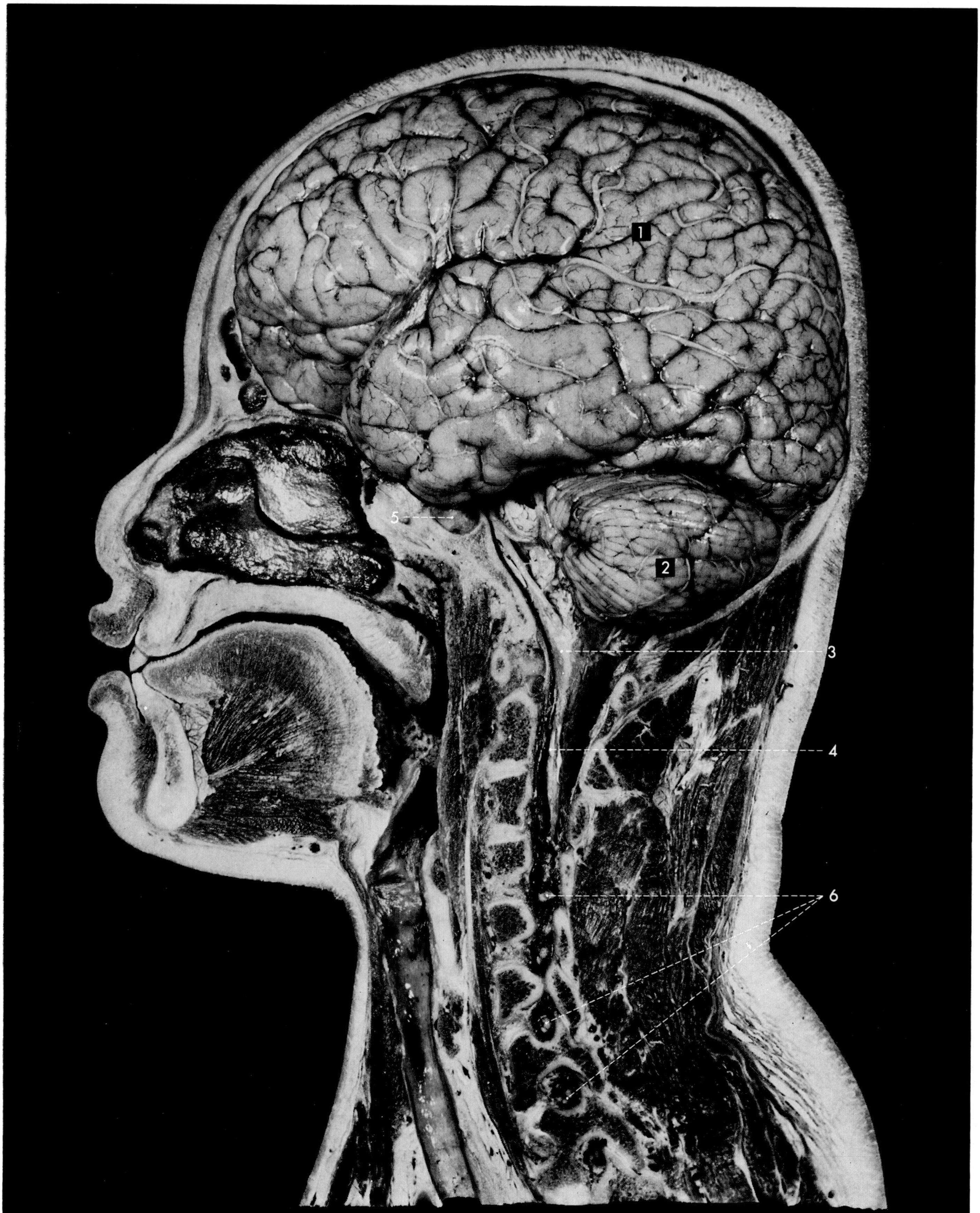

Zentrales Nervensystem

Das gesamte Gehirn innerhalb des Kopfes in der Seitenansicht (Kopf sonst median halbiert). Man sieht auf Großhirn und Kleinhirn von außen. Das Stammhirn ist nicht erkennbar.

1. Großhirn (Cerebrum); **2.** Kleinhirn (Cerebellum); **3.** Verlängertes Mark (Medulla oblongata); **4.** Rückenmark (Medulla spinalis); **5.** Hypophyse; **6.** Spinalnerven.

Gehirn

Linke Hirnhälfte (Farbmarkierungen vgl. a. S. 82):
Rot: Stirnlappen (Lobus frontalis)
Violett: Scheitellappen (Lobus parietalis)
Grün: Hinterhauptslappen (Lobus occipitalis)
Dunkelrot: Gyrus praecentralis
Dunkelblau: Gyrus postcentralis
Pfeil: Pacchionische Granulationen

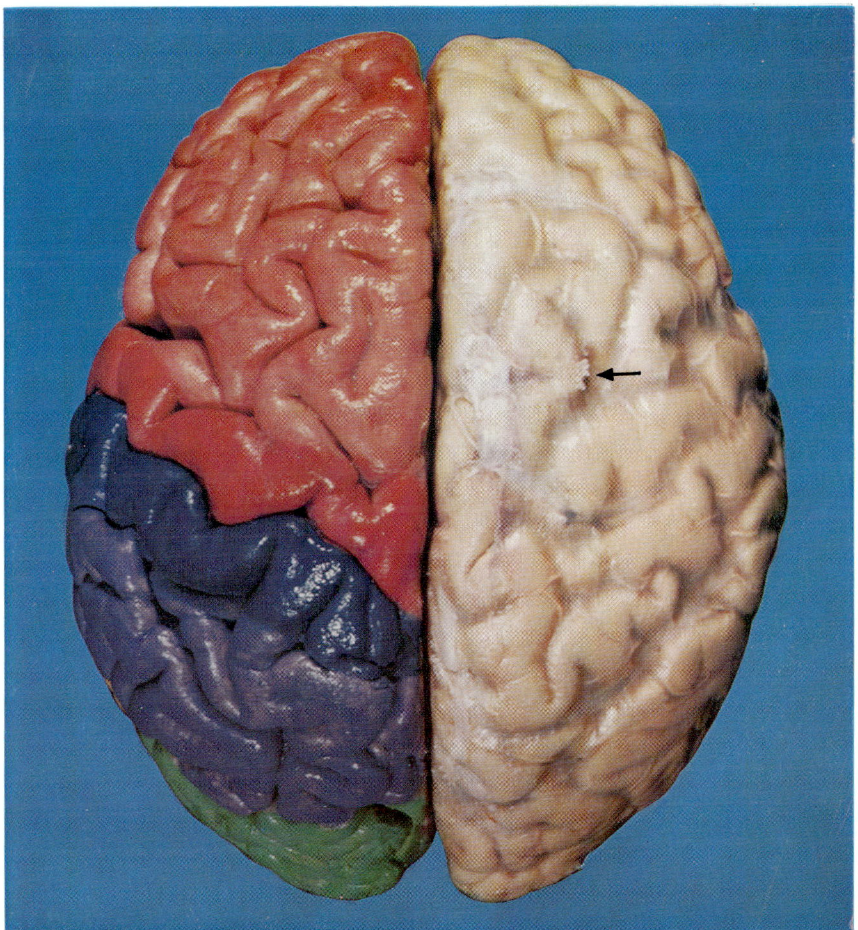

Großhirn in der Ansicht von oben. Rechte Hemisphäre ist noch von Arachnoidea überzogen.

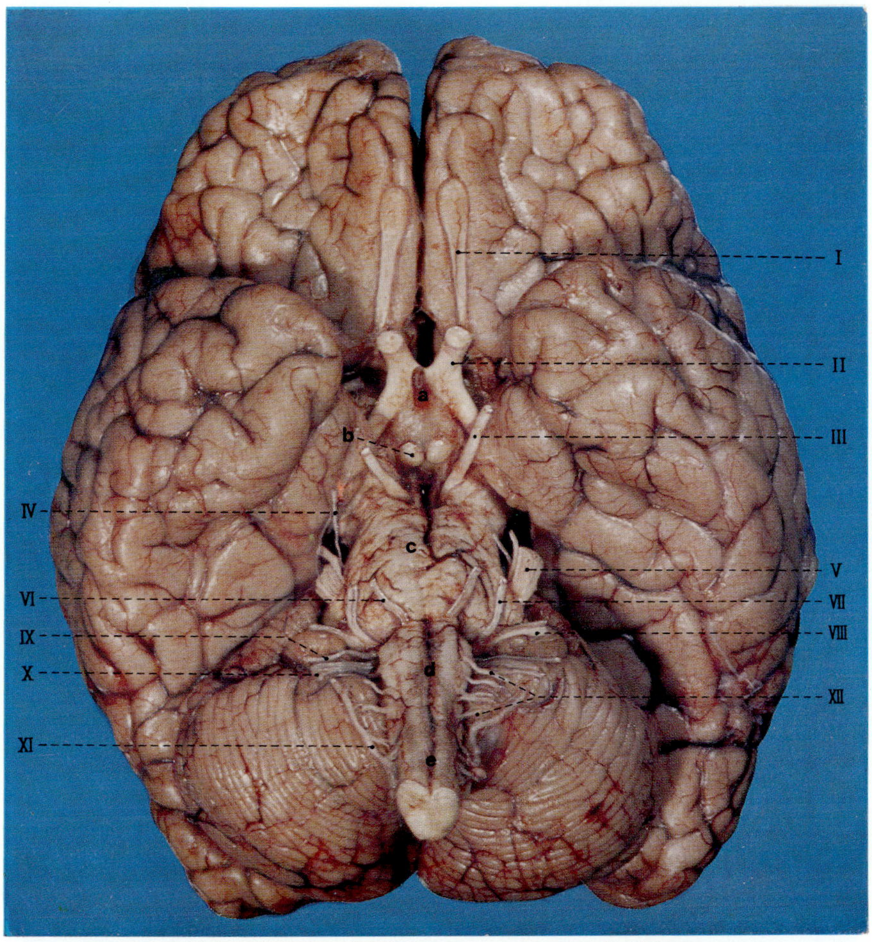

Das Großhirn (in der Ansicht von unten) mit Hirnnerven

Hirnnerven:
I: Tractus olfactorius
II: N. opticus
III: N. oculomotorius
IV: N. trochlearis
V: N. trigeminus
VI: N. abducens
VII: N. facialis
VIII: N. vestibulocochlearis
IX: N. glossopharyngeus
X: N. vagus
XI: N. accessorius
XII: N. hypoglossus
a: Infundibulum der Hypophyse
b: Corpus mamillare
c: Brücke (Pons)
d: Medulla oblongata
e: Pyramidenkreuzung (Decussatio pyramidum)

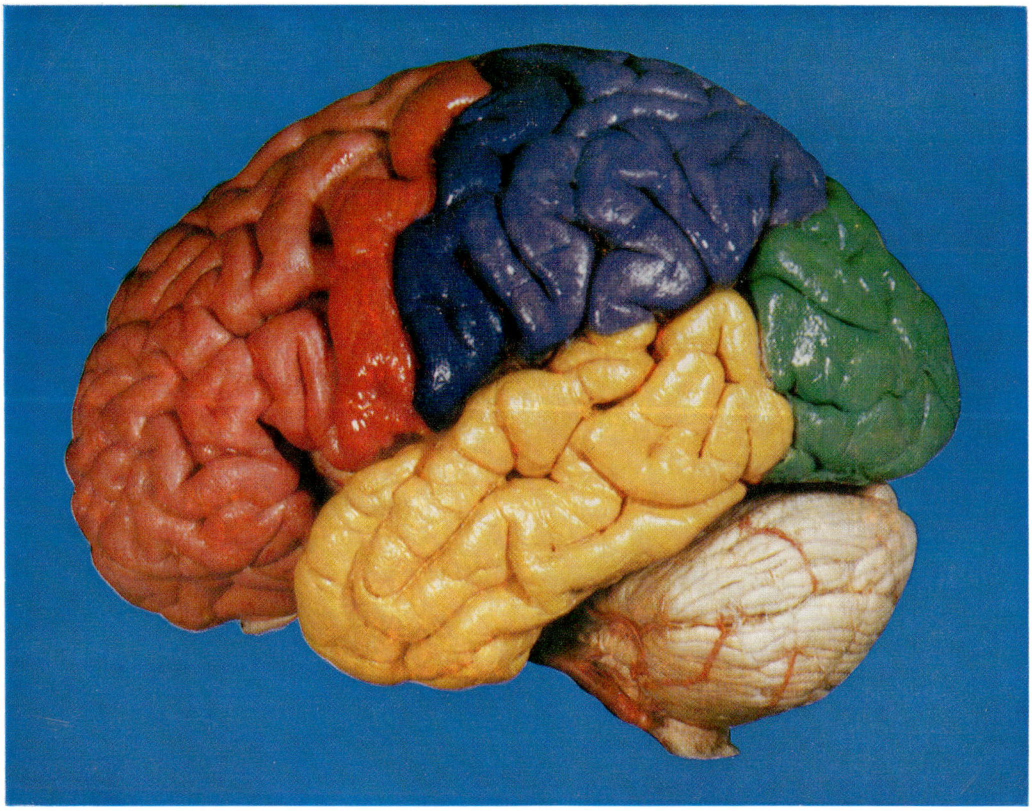

Zentren der Großhirnrinde

Rot: Lobus frontalis
Violett: Lobus parietalis
Grün: Lobus occipitalis
Gelb: Lobus temporalis

Die wichtigsten Furchen und Windungen des Großhirns (in der Ansicht von der Seite). Das Furchenrelief wechselt individuell sehr.

1. Motorisches Sprachzentrum (Broca)
2. Praemotorische Rindenfelder
3. Gyrus praecentralis (rot) (somatomotorische Rindenfelder)
4. Gyrus postcentralis (blau) (somatosensible Rindenfelder)
5. Sensorisches Sprachzentrum
6. Lesezentrum
7. Primäre Hörfelder (rot: hohe Töne; blau: tiefe Töne)
8. Primäres Sehzentrum

A: Sulcus centralis
B: Insel (Fissura lat. eröffnet)

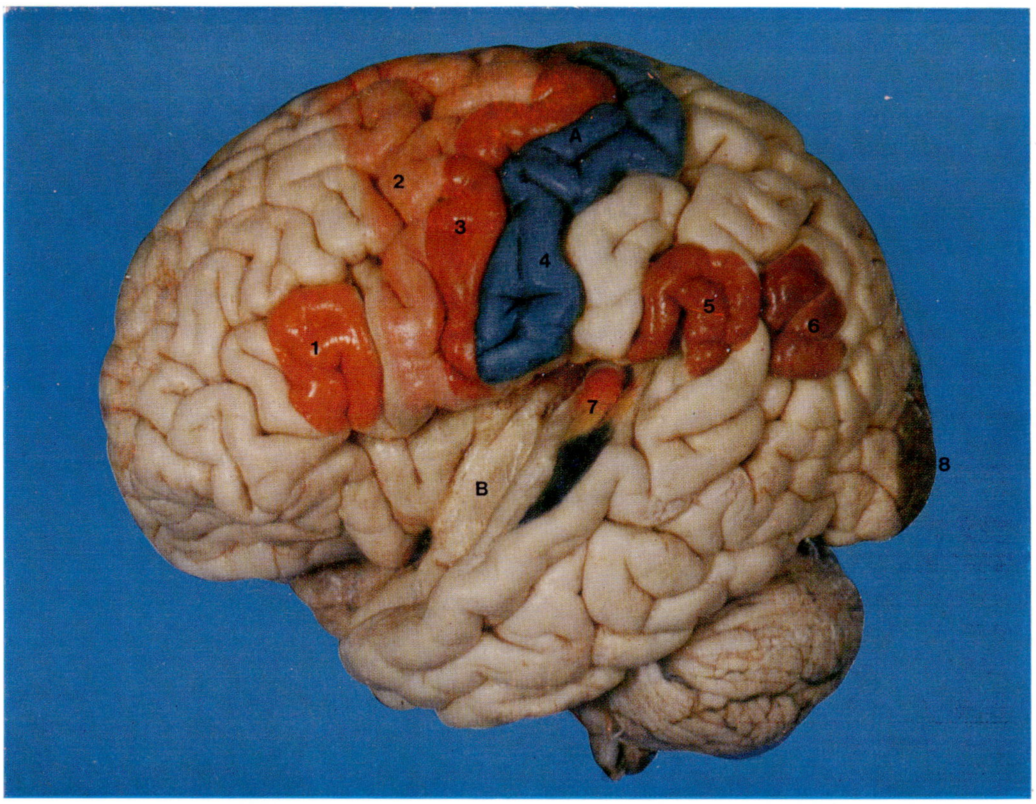

Darstellung der wichtigsten motorischen und sensorischen Rindenfelder. Die Fissura lateralis (Sylvische Furche) wurde aufgeklappt, um die Insel zu zeigen.

Funktionelle Gliederung der Großhirnrinde

Auf der Großhirnrinde zeichnen sich verschiedene Funktionsbereiche (Rindenfelder) ab. Vor der schräg verlaufenden Zentralfurche (Sulcus centralis) liegen die somato-motorischen und dahinter die somatosensiblen Projektionsfelder der Großhirnrinde, auf die der Körper in umgekehrter (spiegelbildlicher) Weise mit dem Kopf nach unten projiziert wird.

Orange:

1. Gyrus cinguli
2. Gyrus parahippocampalis
3. Uncus hippocampi

Dunkelgrün: Area striata (Sehzentrum)

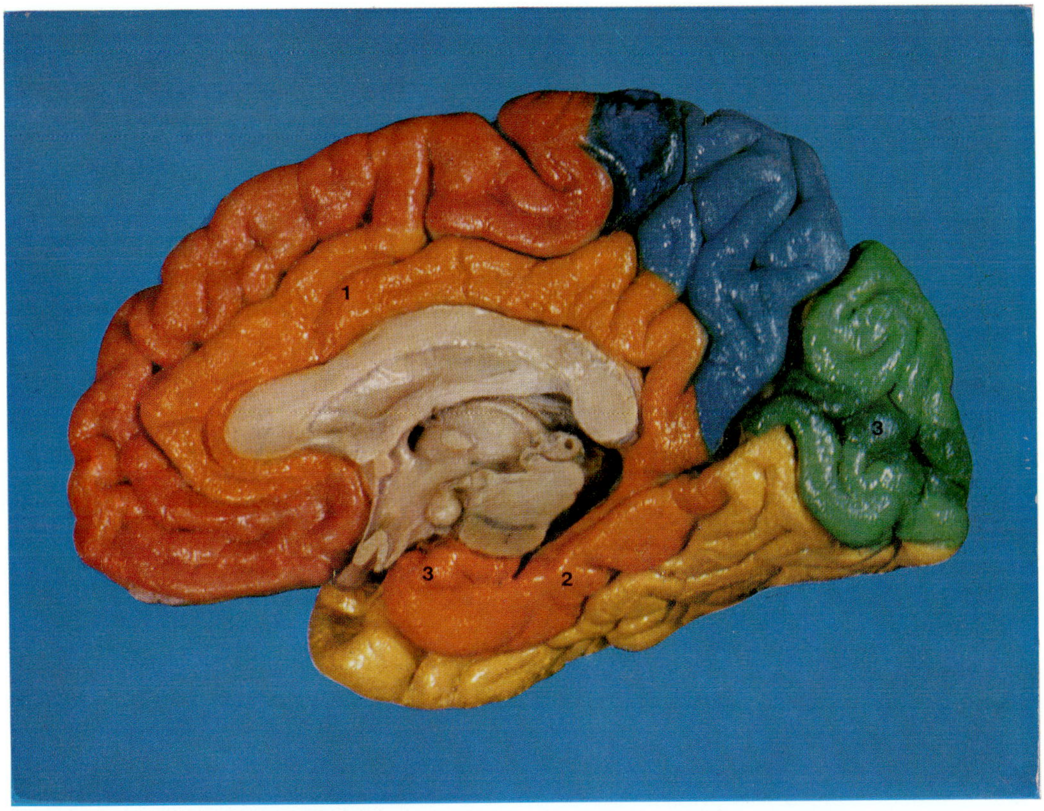

Rechte Großhirnhemisphäre in der Ansicht von medial

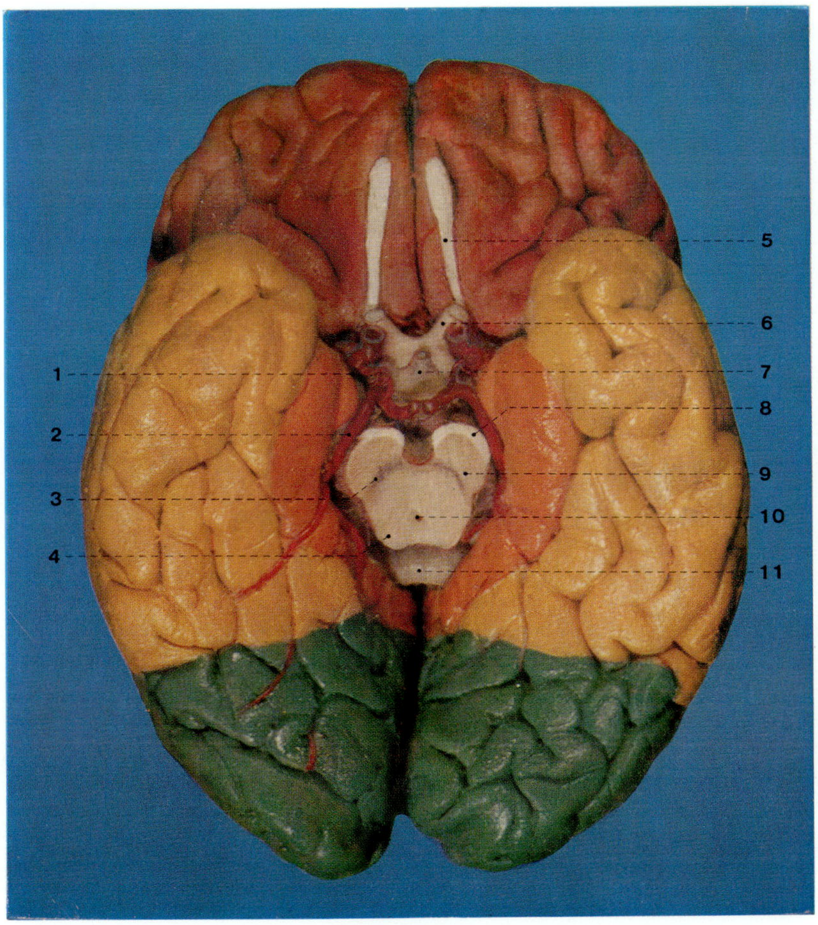

Hirnbasis
Der Hirnstamm ist in der Höhe des Mittelhirns durchtrennt.

1. Circulus arteriosus (Willisii)
2. Arteria cerebri posterior
3. Substantia nigra
4. Colliculus superior
5. Tractus olfactorius
6. N. opticus
7. Infundibulum hypophyseos
8. N. oculomotorius (III)
9. Pedunculus cerebri
10. Aquaeductus cerebri (Sylvii)
11. Splenium corporis callosi

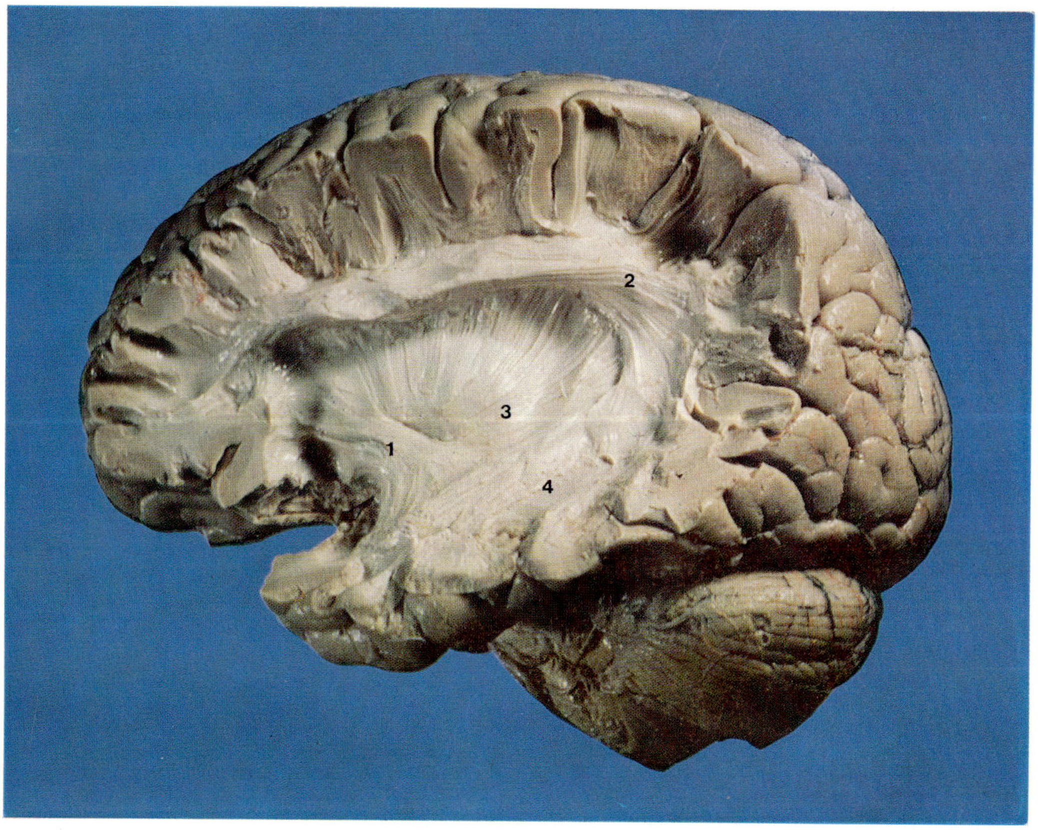

Die wichtigsten Assoziationsfasersysteme wurden herauspräpariert (Ansicht von lateral)

Assoziationsfasersysteme:
1. Fasciculus uncinatus
2. Fasciculus longitudinalis sup.
3. Capsula externa
4. Fasciculus longitudinalis inf.

In der weißen Substanz des Gehirns verlaufen außer den Kommissuren und Projektionsbahnen auch zahlreiche Assoziationsfasersysteme, die verschiedene Zentren der gleichen Hemisphäre miteinander verknüpfen.

1. Gyrus praecentralis (somatomotorisches Rindenfeld)
2. Prämotorische Regionen
3. Nucleus lentiformis
4. N. opticus
5. Tractus olfactorius
6. Infundibulum hypophyseos
6'. N. oculomotorius (N. III)
7. Pons
8. Tractus pyramidalis
9. Oliva inf.
10. N. trigeminus (N.)
11. Radiatio optica (Sehstrahlung)
12. Corona radiata (Projektionsbahnen)
13. Somatosensible Bahnen zum Gyrus postcentralis

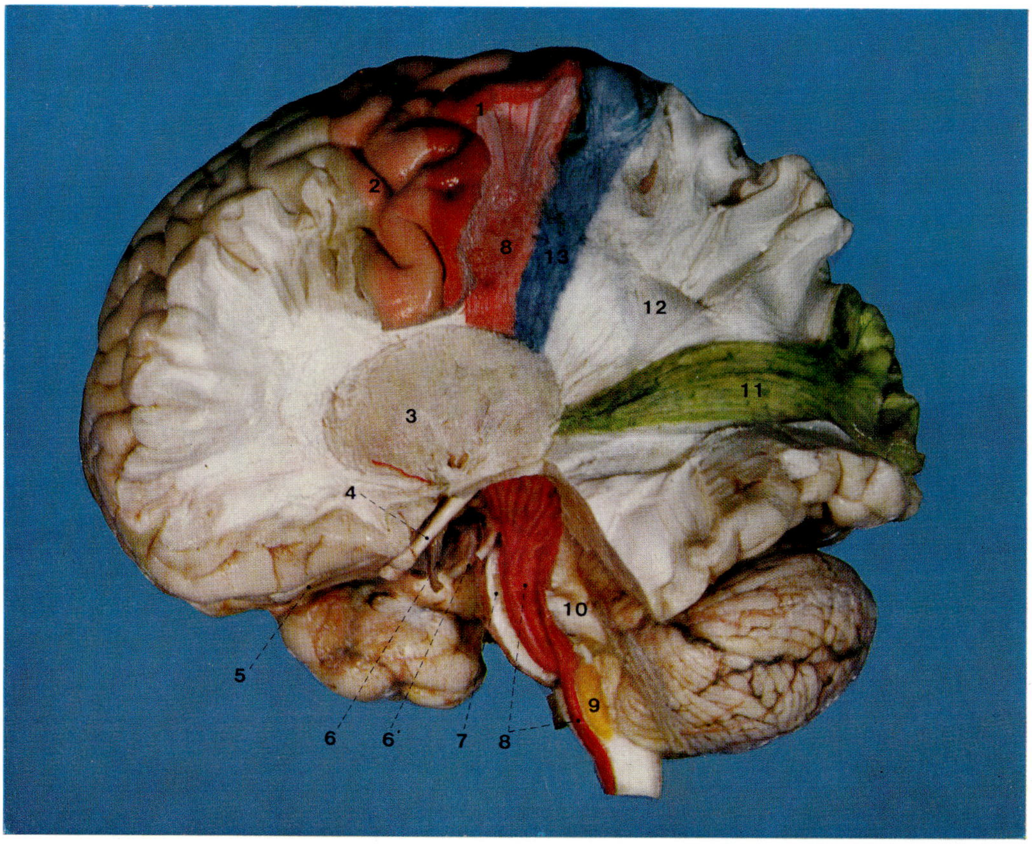

Faserpräparat der Hirnrinde und des Hirnstammes
Die Pyramidenbahnen und die Gratiolettsche Sehstrahlung (Radiatio optica der Sehbahn) wurden herauspräpariert.

1. Nucleus caudatus
2. Nucleus lentiformis
3. Corpus callosum (splenium)
4. A. cerebri ant.
5. Sulcus cinguli
6. Teil des Gyrus orbitalis
7. Tractus olfactorius
8. N. opticus (N. II)
9. A. carotis interna und Infundibulum
10. N. oculomotorius (N. III)
11. A. basilaris
12. N. trigeminus (N. V)
13. N. abducens (N. VI)
14. N. facialis (N. VII)
15. N. vestibulocochlearis (N. VIII)
16. N. hypoglossus (N. XII)
17. Capsula interna
18. Tractus pyramidalis
19. Capsula interna
20. Commissura ant.
21. Corona radiata
22. Pedunculus cerebri
23. N. trochlearis (N. IV)
24. Colliculus inf.
25. A. cerebri post.
26. Pedunculus cerebellaris sup.
27. Pedunculus cerebellaris inf.
28. Pedunculus cerebellaris medius
29. N. glossopharyngeus (N. IX)
30. N. vagus (N. X)

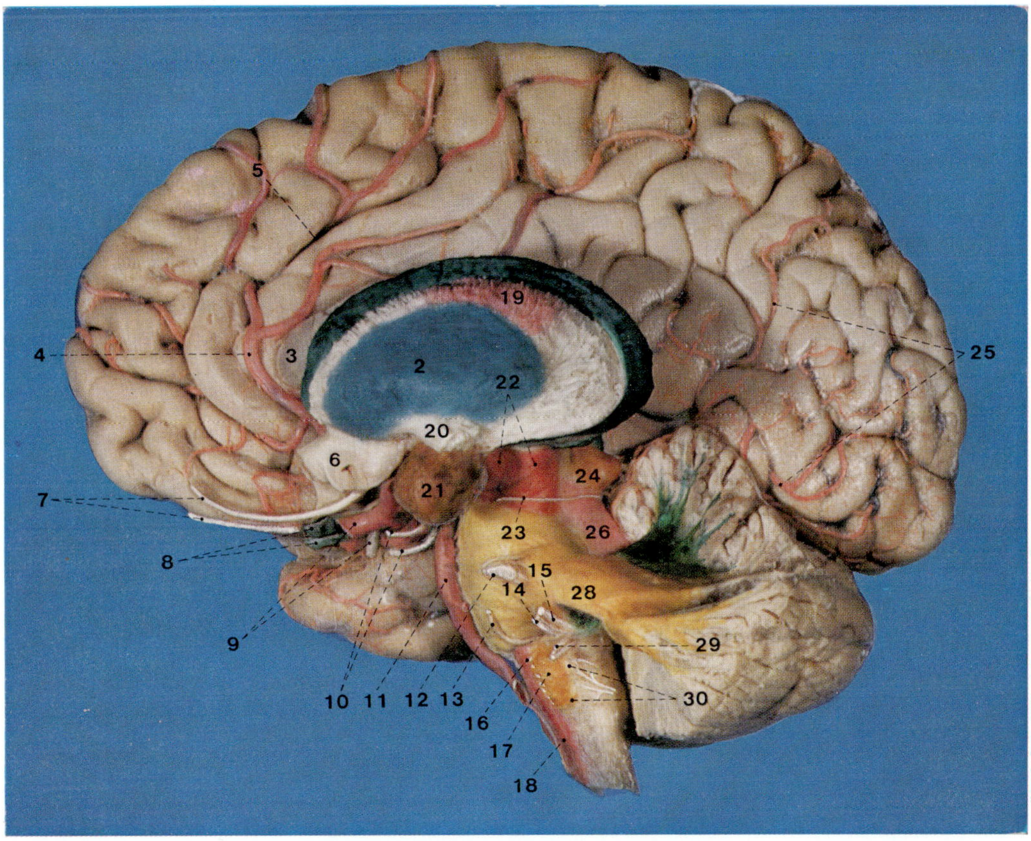

Hirnstamm (Ansicht von lateral)
Projektionsbahnen mit Pyramidenbahn sowie die Kleinhirnstiele wurden herauspräpariert.

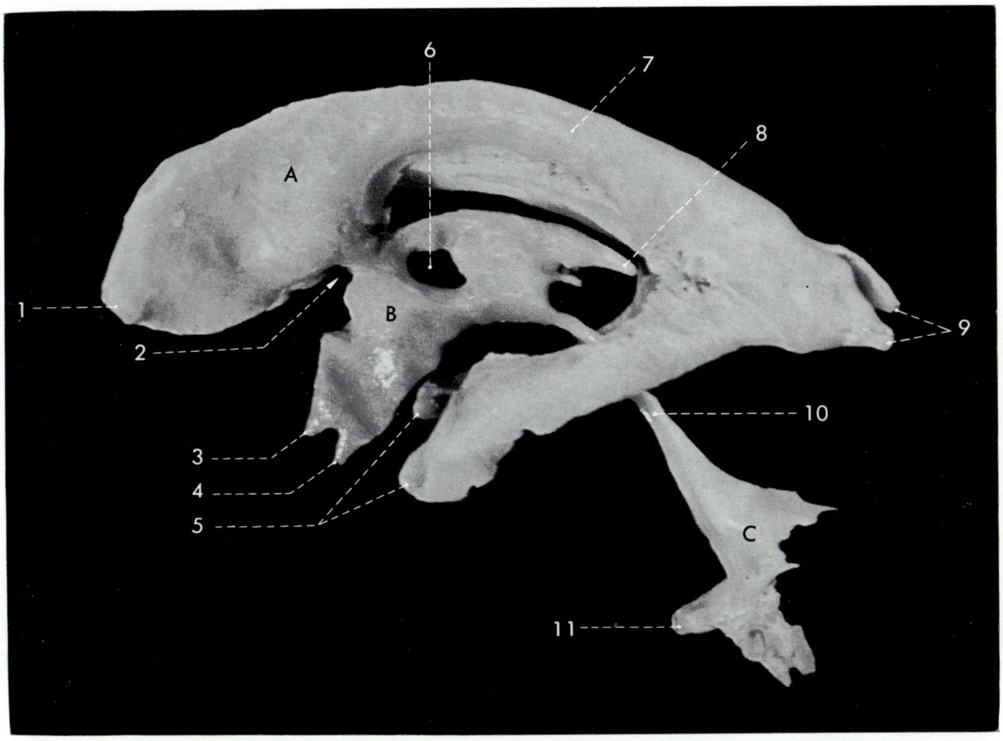

Ausguß des Ventrikelsystems des Gehirns (Ansicht von links)

A: Seitenventrikel (Ventriculus lat.)
B: III. Ventrikel
C: IV. Ventrikel
1. Cornu ant.
2. Foramen interventriculare (Monroi)
3. Recessus opticus
4. Infundibulum
5. Cornu inf.
6. Massa intermedia
7. Cella media oder pars centralis
8. Recessus suprapinealis
9. Cornu inf. (rechts und links)
10. Aquaeductus cerebri (Sylvii)
11. Recessus lat.

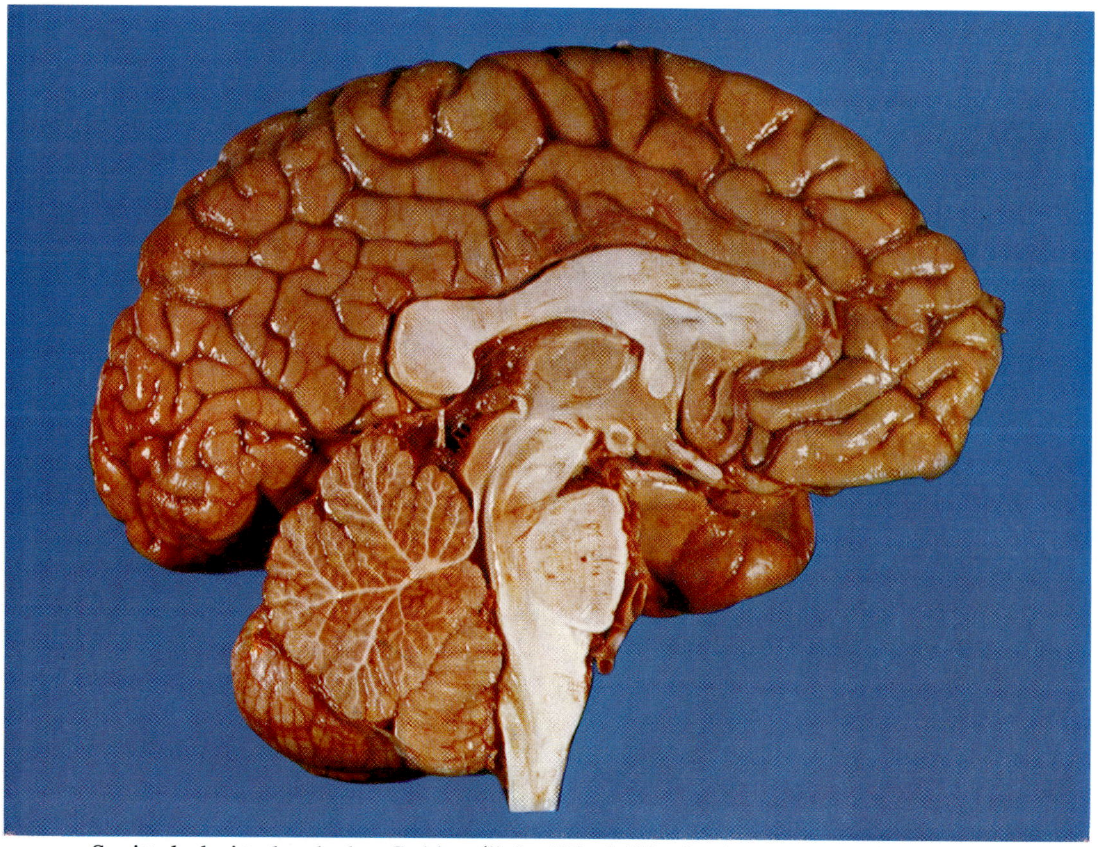

Sagittalschnitt durch das Gehirn (linke Hirnhälfte in der Ansicht von medial)

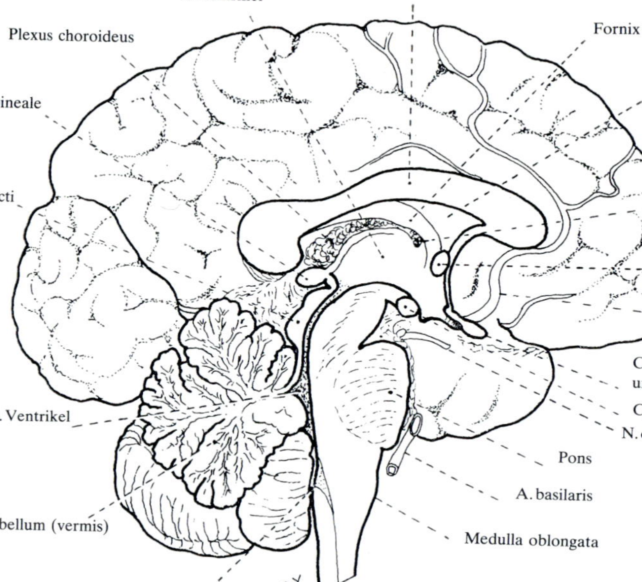

Der Hirnstamm ist durch die Großhirnrinde vollständig verdeckt, so daß er von außen nicht sichtbar ist. Hier liegen die lebenswichtigen Zentren des Zentralen Nervensystems. Auch entspringen hier die Hirnnerven. Der Hirnstamm besteht aus folgenden Teilen:

1. Zwischenhirn (Thalamus, Hypothalamus und Metathalamus); **2.** Mittelhirn (Tectum, Tegmentum und Pedunculi cerebri); **3.** Rautenhirn (Pons); **4.** Medulla oblongata.

Unter Hirnstamm versteht man alles, was übrig bleibt, wenn die Großhirnhemisphären und das Kleinhirn entfernt worden sind. Es enthält u.a. eine netzförmige Nervenformation (die sog. Formatio reticularis), die sich durch das verlängerte Mark bis zum Mittelhirn [zwischen Tectum und den Großhirnstielen (Pedunculi cerebri)] hinzieht. Die Gesamtheit dieser nervösen Substanz wird auch als Haube oder Tegmentum bezeichnet.

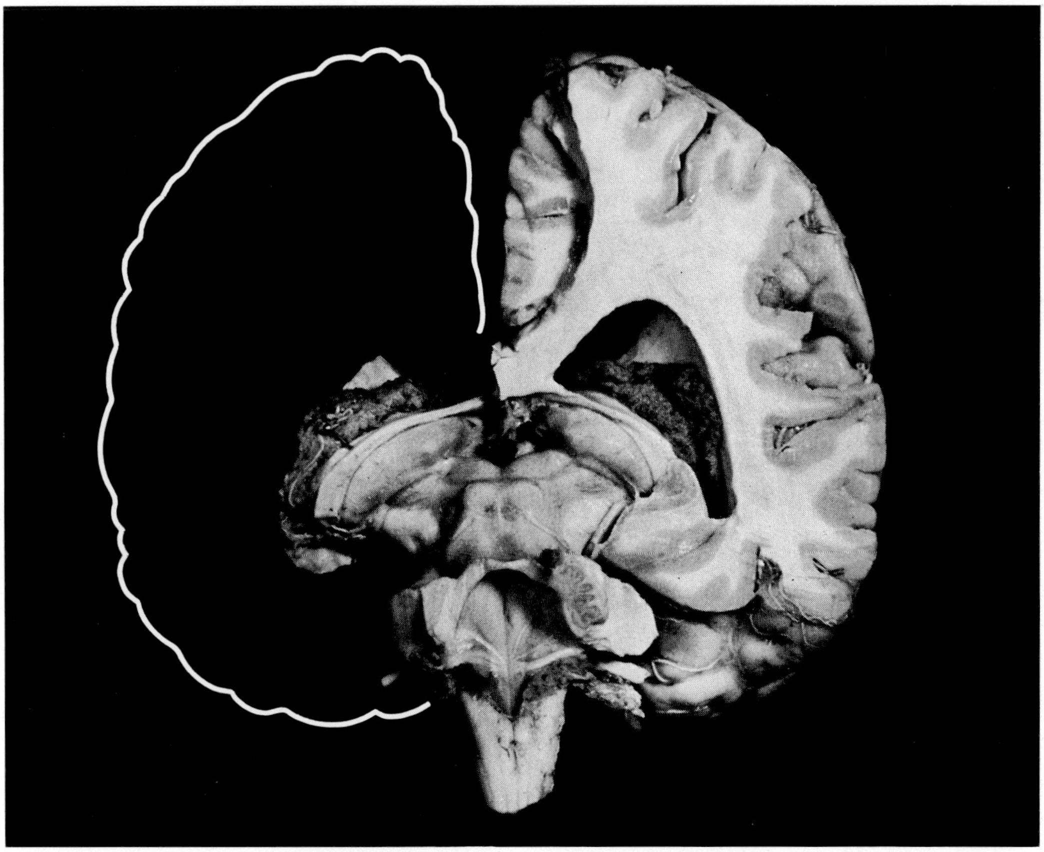

Hirnstamm (in der Ansicht von hinten)
Das Kleinhirn (links mehr als rechts) und die hintere Hälfte des rechten Großhirns wurden entfernt, die Rautengrube ist sichtbar.

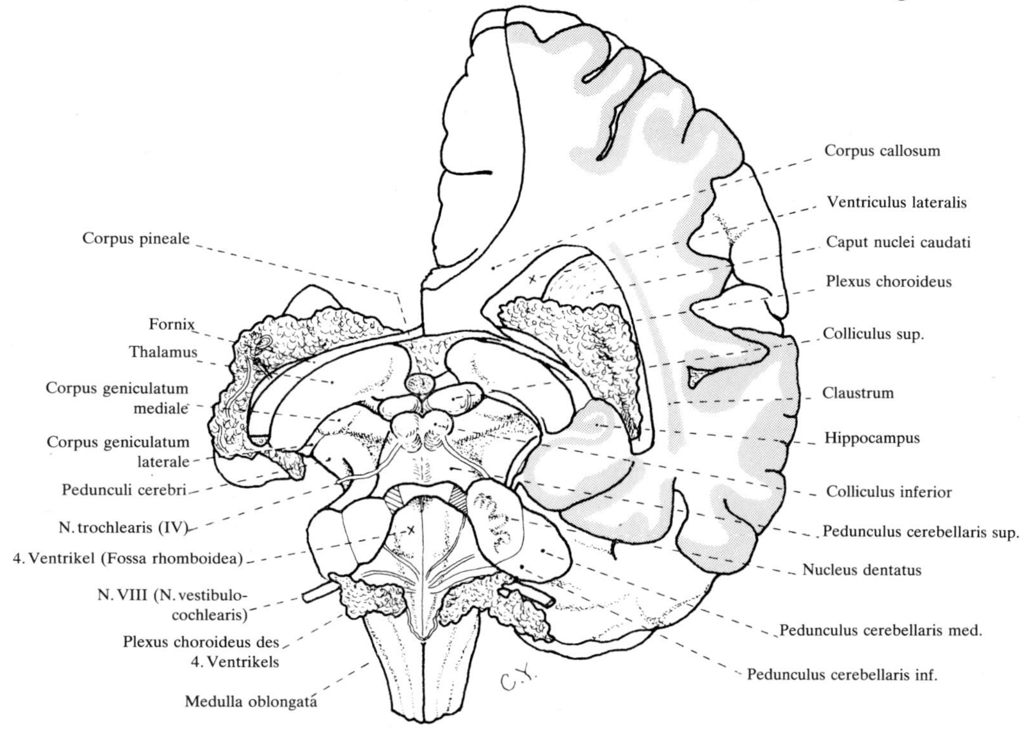

Hauptsächliche Funktionen der wichtigsten Abschnitte des Hirnstammes

Der Thalamus besteht aus sensiblen und sensorischen Kerngruppen. Alle afferenten Erregungen zur Großhirnrinde laufen durch den Thalamus. Art und Stärke unserer Emotionen und Gefühle hängen weitgehend von der Funktion des Thalamus ab.

Der Hypothalamus ist ein übergeordnetes Zentrum für vegetative Regulationen, vor allen Dingen Temperatur, Wasserhaushalt, Schlafen und Wachen sowie Verdauungsfunktionen. Die Neurohypophyse ist ein Teil des Hypothalamus und eng mit ihm verbunden.

Das Mittelhirn besitzt Zentren für die Augenbewegungen sowie für die Pupillomotorik und die allgemeine unwillkürliche Körpermotorik.

Im verlängerten Mark (Medulla oblongata) liegen die lebenswichtigen Zentren für die vegetativen und rhythmischen Funktionen des Körpers (z. B. Atmung, Herztätigkeit, Schlucken, Speichelsekretion, Kehlkopfinnervation).

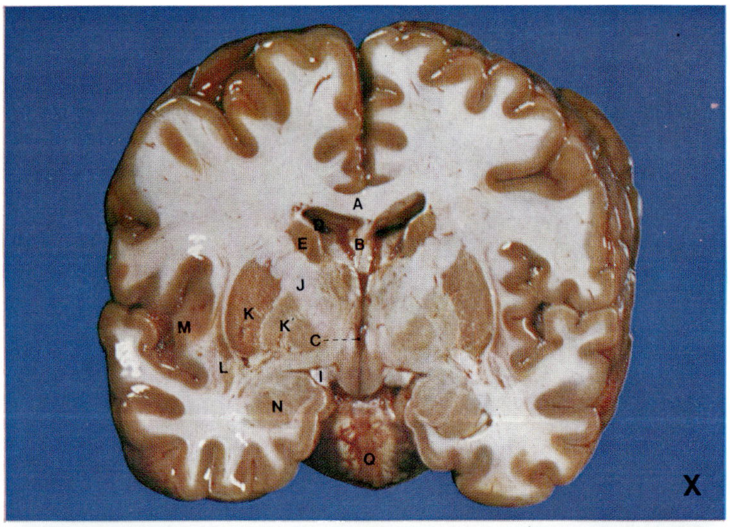

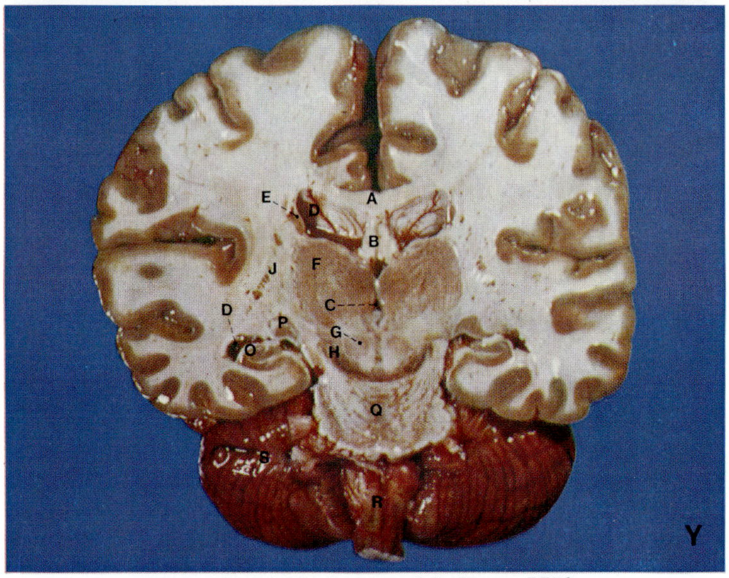

Frontalschnitte in verschiedener Höhe

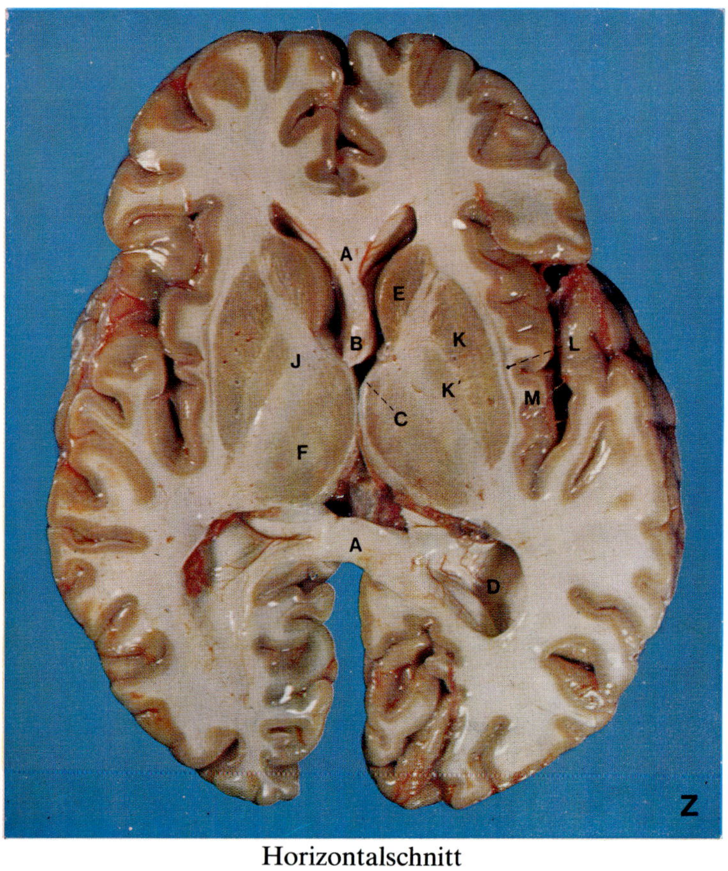

Horizontalschnitt

Innere Struktur des Gehirns (am Schnitt)

Das Gehirn besteht aus Nervenzellen und Nervenfasern. Überall, wo sich Nervenzellen ansammeln, entsteht graue Substanz, während die Nervenfasern die weiße Substanz bilden. Die Nervenzellen haben

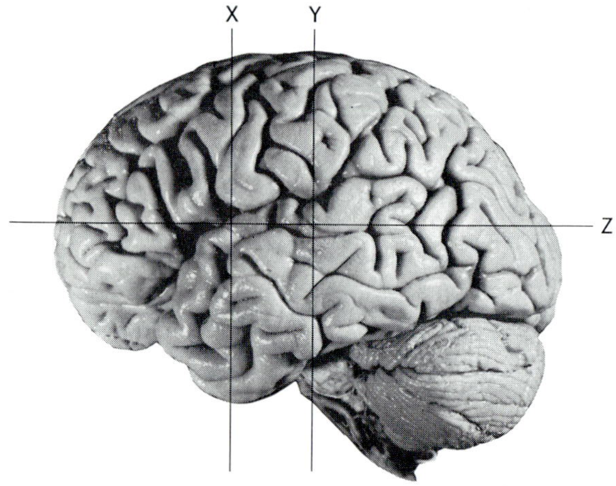

die Tendenz, sich an der Oberfläche des Gehirns anzulagern (Großhirnrinde). Da sich hier auf engem Raum außerordentlich viele Zellen befinden, wird die zur Verfügung stehende Oberfläche durch Faltung vergrößert (Rindenmuster). Die Rinde des Großhirns soll etwa 16,4 Milliarden Zellen beinhalten. Außerdem befinden sich aber auch Zellansammlungen im Inneren des Gehirns (sog. Stammganglien oder Nuclei). Sie liegen in enger Nachbarschaft der Hohlräume (Ventrikel) des Gehirns. Am wichtigsten ist der sog. Linsenkern, dessen äußerer Anteil als Putamen, und dessen innerer als Globus pallidus bezeichnet wird. Das Putamen bildet mit dem Schweifkern (Nucleus caudatus) zusammen den sog. Streifenkörper (Striatum). Dieser stellt ein wichtiges Steuerungszentrum für die unwillkürlichen, die erlernten und automatisierten Körperbewegungen dar. Er gehört entwicklungsgeschichtlich zum Großhirn, der Globus pallidus dagegen zum Zwischenhirn. Dieser ist ebenfalls ein motorischer Kern, der sich funktionell dem Streifenkörper unterordnet. Die dem Gehirn zufließenden Erregungen gelangen in den Thalamus und werden hier entweder an die Großhirnrinde weitergeleitet oder direkt auf die motorischen Systeme umgeschaltet.

A: Balken (Corpus callosum)
B: Fornix
C: Dritter Ventrikel
D: Seitenventrikel
E: Nucleus caudatus
F: Thalamus
G: Nucleus ruber
H: Substantia nigra
I: Schbahn (Tractus opticus)
J: Innere Kapsel (Capsula interna)
K: Putamen, Linsenkern (Nucleus lentiformis)
K': Globus pallidus, Linsenkern (Nucleus lentiformis)
L: Claustrum
M: Insel
N: Mandelkern (Corpus amygdaloideum)
O: Hippokampusrinde
P: Lateraler Kniehöcker (Corpus geniculatum laterale)
Q: Pons (Brücke)
R: Medulla ablongata (verlängertes Mark)
S: Kleinhirn (Cerebellum)

Rückenmark

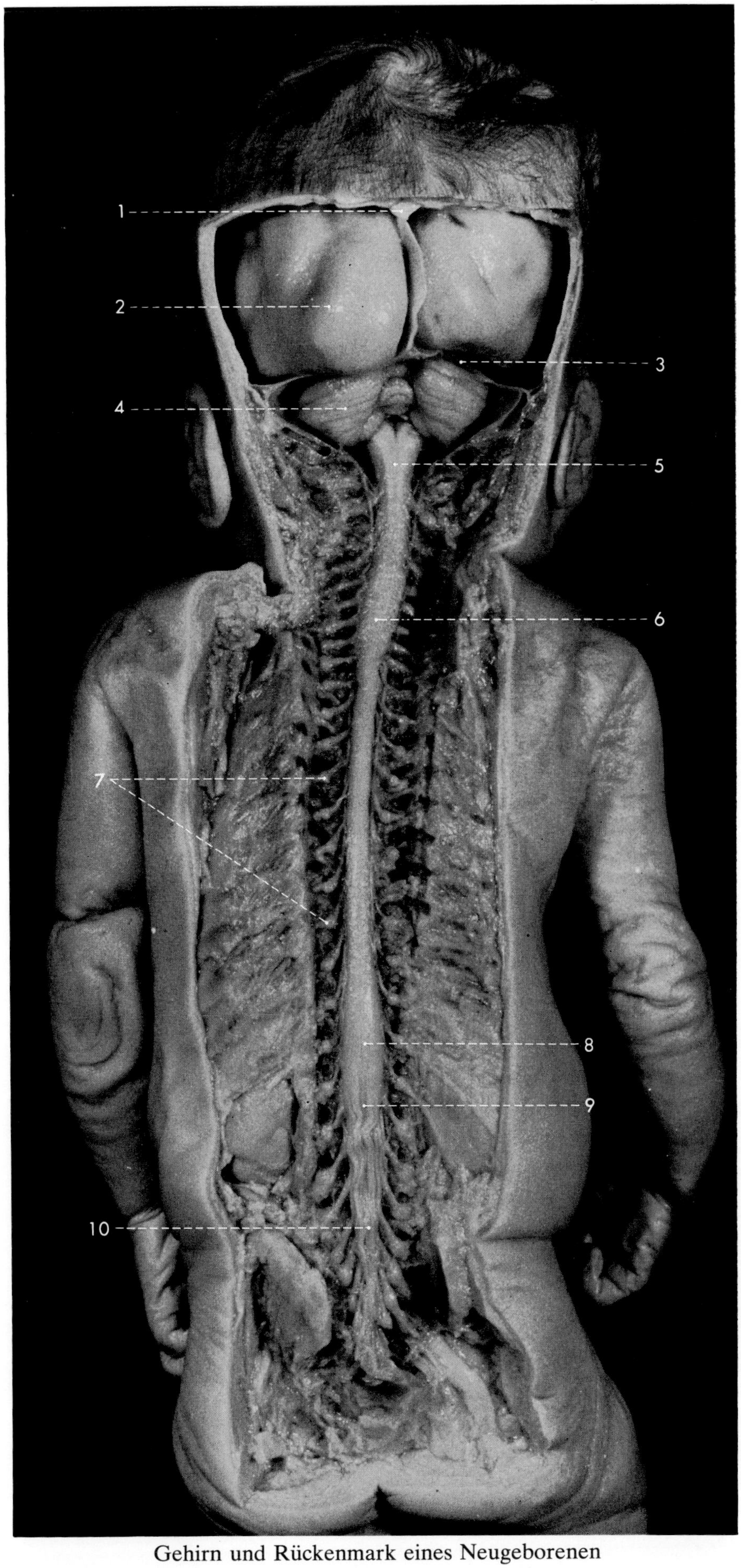

1. Hirnsichel (Falx cerebri)
2. Großhirnhemisphären
3. Tentorium cerebelli
4. Kleinhirn (Hemisphären)
5. Verlängertes Mark (Medulla oblongata)
6. Intumescentia cervicalis
7. Spinalganglien
8. Intumescentia lumbalis
9. Conus medullaris
10. Cauda equina des Rückenmarks

Gehirn und Rückenmark eines Neugeborenen

Der Wirbelkanal wurde von hinten freigelegt, so daß das Rückenmark in ganzer Ausdehnung sichtbar ist. 31 Paare von Spinalnerven verlassen das Rückenmark in segmentaler Folge. Die hintere Wurzel wird durch das Spinalganglion verdickt. Im Hals- und Lendenabschnitt des Rückenmarks vergrößert sich der Durchmesser wegen der zahlreichen Nerven, die hier für die Versorgung der oberen und unteren Extremität abgehen. Das Rückenmark endet in Höhe des zweiten Lumbalwirbels konusartig und geht in die kaudalen Nerven über, die eine Art Pferdeschwanz bilden (Cauda equina). Man beachte auch die in diesem Alter noch geringe Faltung der Großhirnrinde.

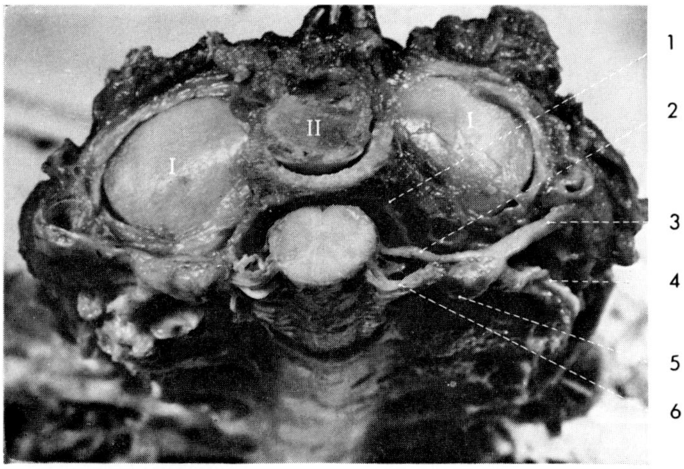

Rückenmark-Ansicht von oben

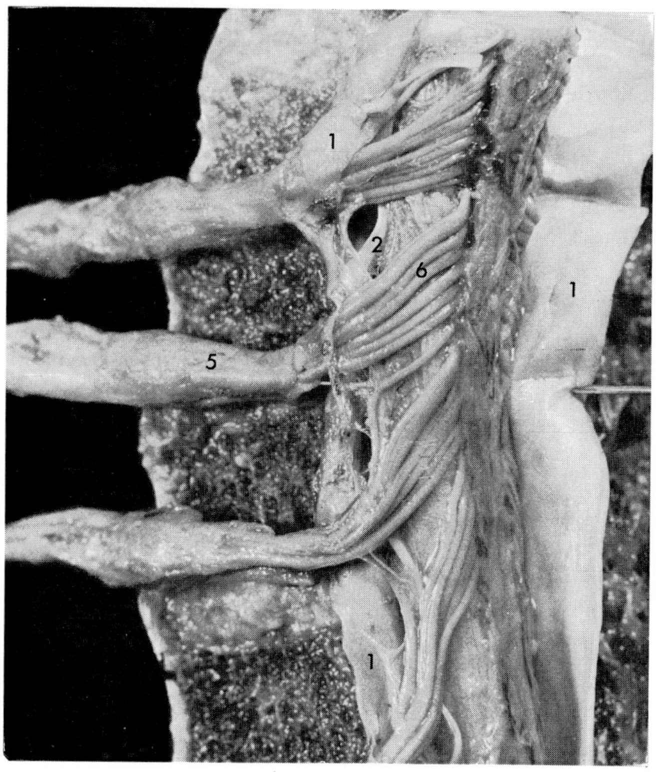

Rückenmark-Ansicht von der Seite

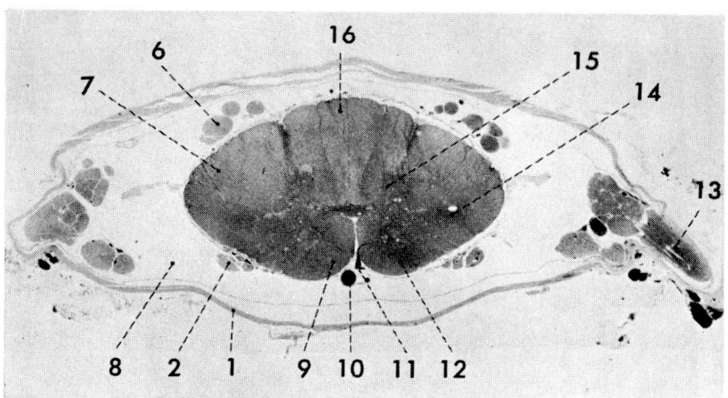

Histologischer Querschnitt durch das Rückenmark (C_5)

Rückenmark und Spinalnerven:
1. Harte Hirnhaut (Dura mater); **2.** Vordere Wurzel eines Spinalnerven (Radix anterior); **3.** Ramus anterior des Spinalnerven; **4.** Ramus posterior; **5.** Spinalganglion; **6.** Hintere Wurzel (Radix posterior); **7.** Funiculus lat.; **8.** Cavum subarachnoidale; **9.** Funiculus ant.; **10.** A. spinalis ant.; **11.** Fissura mediana ant.; **12.** Columna ant.; **13.** N. spinalis; **14.** Columna lat.; **15.** Columna post.; **16.** Funiculus post.

I: Facies articularis sup.; **II:** Dens axis (2. Halswirbel).

Das Rückenmark liegt geschützt im Wirbelkanal und wird von der relativ dicken Dura mater umgeben. Die vordere Wurzel der Spinalnerven enthält hauptsächlich motorische Nervenfasern, die hintere sensible. Durch die Vereinigung von beiden entsteht der Spinalnerv, der sich vor allem in einen vorderen Ast (Ramus ant.) für die Versorgung der Körperwandung und der Gließmaßen sowie einen hinteren Ast (Ramus post.) für die Versorgung der Rückenmuskulatur und des Rumpfes aufteilt.

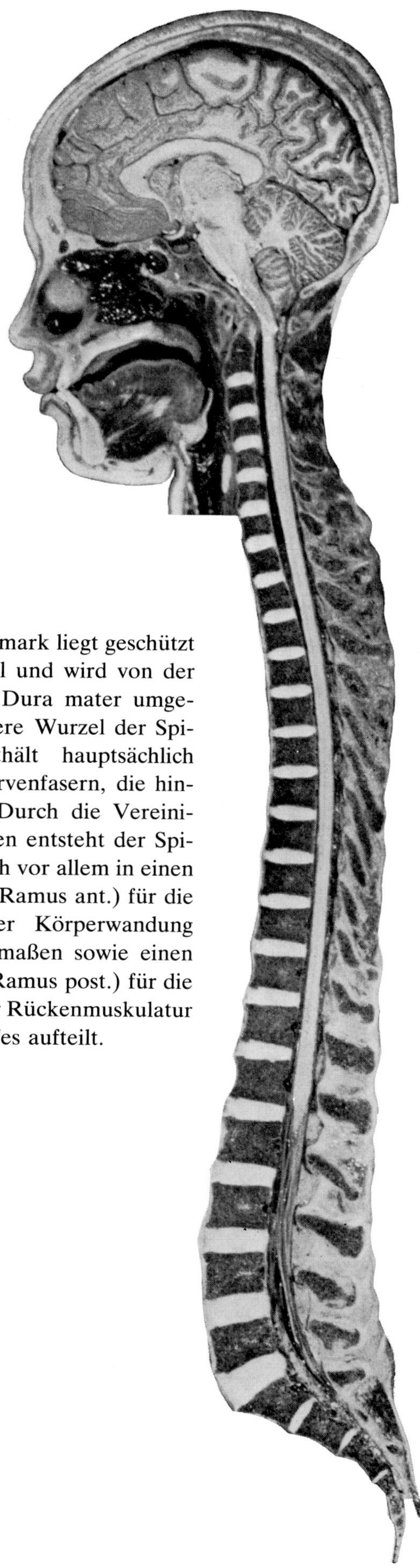
Sagittalschnitt durch die Wirbelsäule mit dem Rückenmark

Periphere Nerven

Kopf und Hals werden durch die Nerven des Gehirns (Gehirnnerven) versorgt. Es gibt 12 Paare von Hirnnerven. Im unteren Hals- und Rumpfbereich erfolgt die Innervation der Organe durch die Spinalnerven, von denen es 31 Paare gibt. Nur die wichtigsten dieser Nerven können hier erwähnt werden.

Der *N. facialis* (7. Hirnnerv) innerviert motorisch die mimische Muskulatur und das Platysma. Er durchsetzt die Speicheldrüse (Parotis), wo er sich in zahlreiche Äste aufteilt, die radiär in das Gesicht ausstrahlen. Bei einer Fazialislähmung wird die Gesichtshaut schlaff und ausdruckslos, die Nasolabialfalten verschwinden und der Mundwinkel hängt an der gelähmten Seite herunter; die Augenlider können nur noch unvollständig geschlossen werden und die Tränenflüssigkeit läuft über das Unterlid und die Wange abwärts.

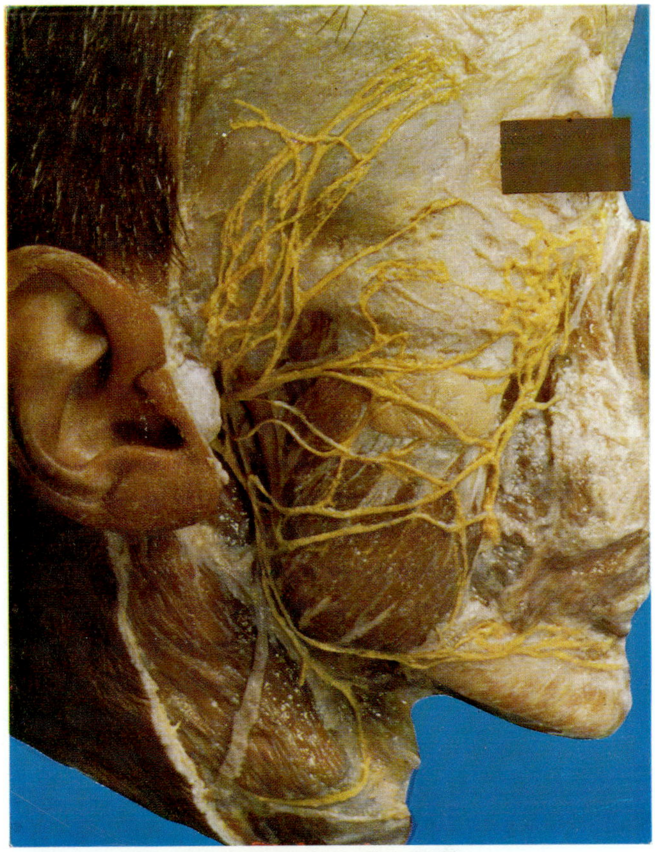

Nervus facialis (N. VII)

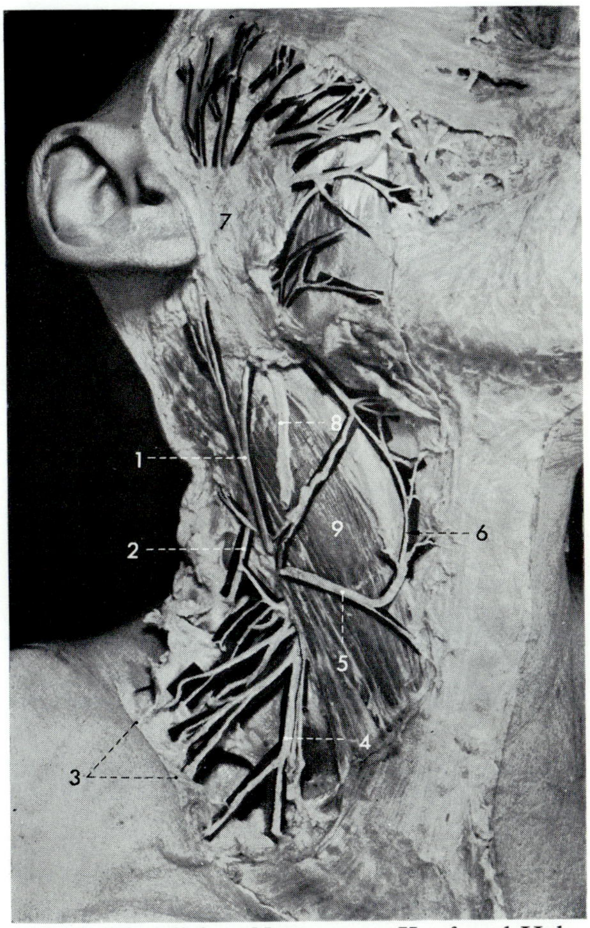

Die oberflächlichen Nerven von Kopf und Hals. Die Hautnerven für die Versorgung des Halses kommen aus dem Plexus cervicalis und gehen radiär vom Hinterrand des M. sternocleidomastoideus aus.

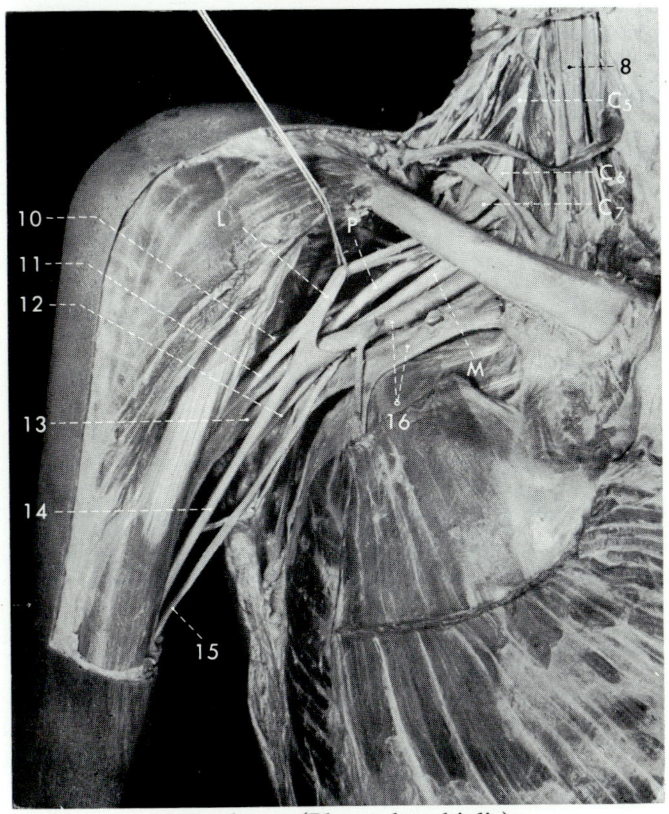

Armplexus (Plexus brachialis)
Die Nerven, die den Arm versorgen, entspringen nicht direkt aus dem Rückenmark, sondern bilden zunächst ein Netzwerk, das als Plexus brachialis bezeichnet wird und von dem die einzelnen, für den Arm bestimmten Nerven abzweigen.

1. N. auricularis magnus; **2.** N. supraclavicularis post.; **3.** und **4.** Nn. supraclaviculares med. und ant.; **5.** N. transversus colli; **6.** Ramus colli n. facialis; **7.** Glandula parotis; **8.** V. jugularis ext.; **9.** M. sternocleidomastoideus; **10.** N. axillaris; **11.** N. musculocutaneus; **12.** N. radialis; **13.** N. medianus; **14.** N. ulnaris; **15.** N. cutaneus antebrachii med.; **16.** A. und V. axillaris; **L:** Fasciculus lat.; **P:** Fasciculus post.; **M:** Fasciculus med. des Plexus brachialis.

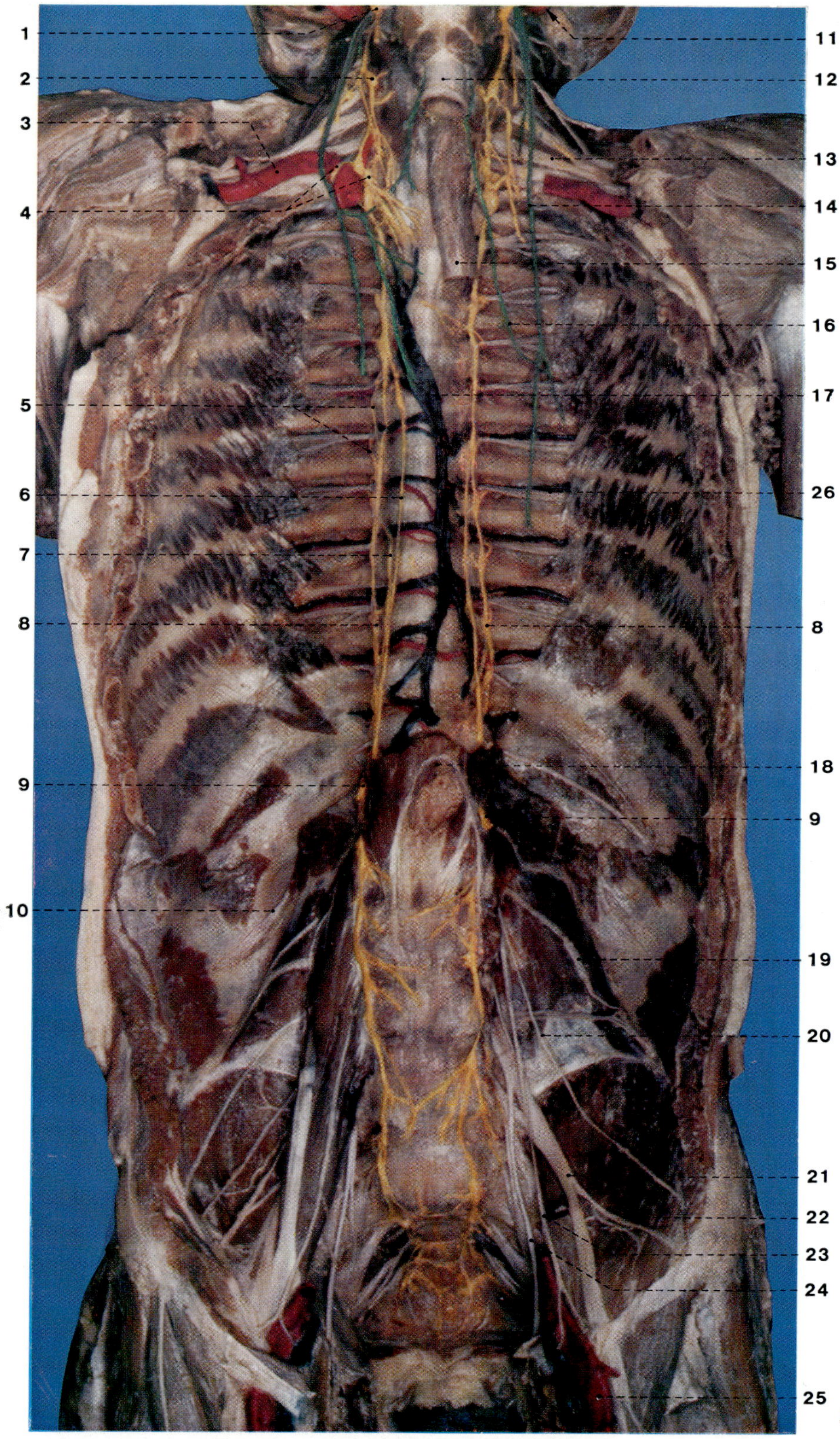

Truncus sympathicus und N. vagus

Autonomes (vegetatives) Nervensystem

Gelb: sympathische Nerven (Grenzstrang)
Grün: parasympathische Nerven (N. vagus)

1. Ganglion cervicale sup.
2. Ganglion cervicale med.
3. A. subclavia
4. Ganglion stellatum und Ansa subclavia
5. Rami communicantes
6. N. splanchnicus major
7. N. splanchnicus minor
8. Truncus sympathicus
9. N. splanchnicus
10. N. subcostalis
11. A. carotis communis
12. Trachea
13. Plexus brachialis
14. N. vagus
15. Oesophagus
16. N. recurrens
17. V. azygos
18. Hiatus aorticus des Zwerchfells
19. N. iliohypogastricus
20. N. ilioinguinalis
21. N. femoralis
22. N. cutaneus femoris lat.
23. N. genitofemoralis
24. N. obturatorius
25. A. femoralis
26. N. intercostalis

Interkostalnerven

Die Nerven des Rückenmarks werden als Spinalnerven (Nn. spinales) bezeichnet, die sich in jedem Segment in einen vorderen und hinteren Ast (Ramus ant. und post.) aufteilen. Die Rami post. versorgen die genuine Rückenmuskulatur und die zugehörigen Hautsegmente, die Rami ant. die ventrale Körperwand und die Extremitäten. Die für die Extremitäten bestimmten Äste bilden große Nervengeflechte (Plexus brachialis für den Arm, Plexus lumbosacralis für das Bein), während die zur Brust- und Bauchwand ziehenden Rami ant. sich nicht verflechten und als Nn. intercostales bezeichnet werden.

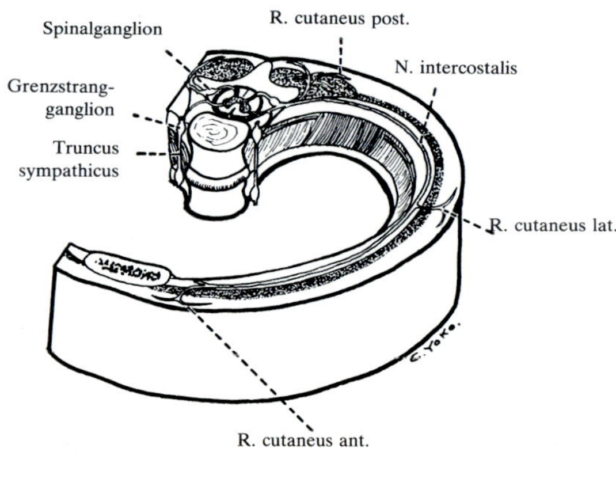

Nerven der Extremitäten

Arm:

1. M. teres minor
2. M. deltoideus
3. N. axillaris, A. circumflexa humeri post.
4. A. profunda brachii
5. N. radialis
6. M. triceps brachii (caput lat.)
7. A. circumflexa scapulae
8. M. teres major
9. M. triceps brachii (caput med.)
10. M. latissimus dorsi
11. N. medianus
12. N. ulnaris
13. Olecranon

Bein:

14. M. glutaeus medius
15. M. glutaeus minimus
16. Trochanter major
17. M. quadratus femoris
18. M. glutaeus maximus
19. M. adductor minimus
20. M. adductor magnus
21. N. ischiadicus
22. M. biceps femoris (Caput breve)
23. M. biceps femoris (Caput longum)
24. N. peronaeus communis N. cutaneus femoris lat.
25. M. gastrocnemius
26. M. piriformis
27. Mm gemelli und M. obturatorius int.
28. Tuber ischiadicum
29. M. semitendinosus
30. M. gracilis
31. M. semimembranosus
32. N. tibialis
33. N. cutaneus surae med.
34. A. und V. circumflexa ileum superficialis
35. N. cutaneus femoris lat.
36. A. und V. femoralis
37. Rami cutanei ant. des N. femoralis
38. A. circumflexa ilium prof.
39. N. femoralis
40. Aa. pudendae externae und Vasa epigastrica superficialis
41. V. saphena magna
42. N. saphenus
43. M. plantaris

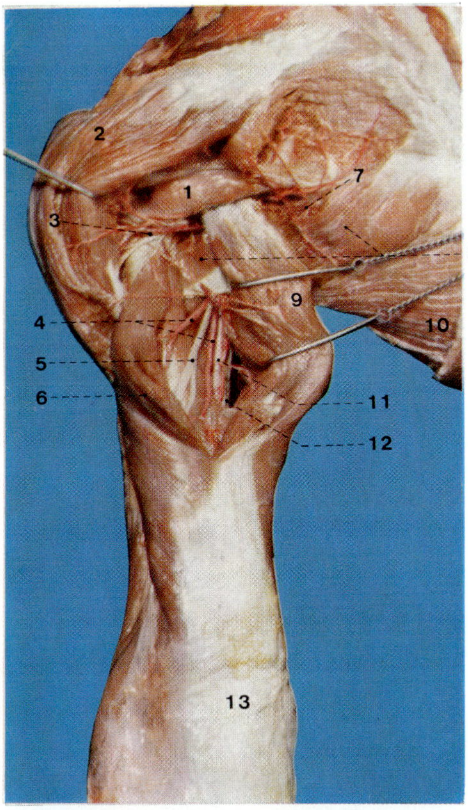

Dorsalseite des linken Oberarms

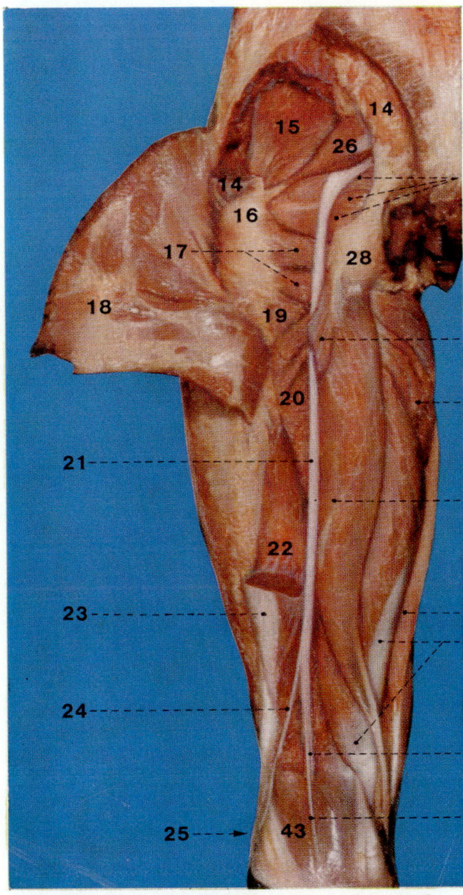

Dorsalseite des Beines und Glutäalregion (links)

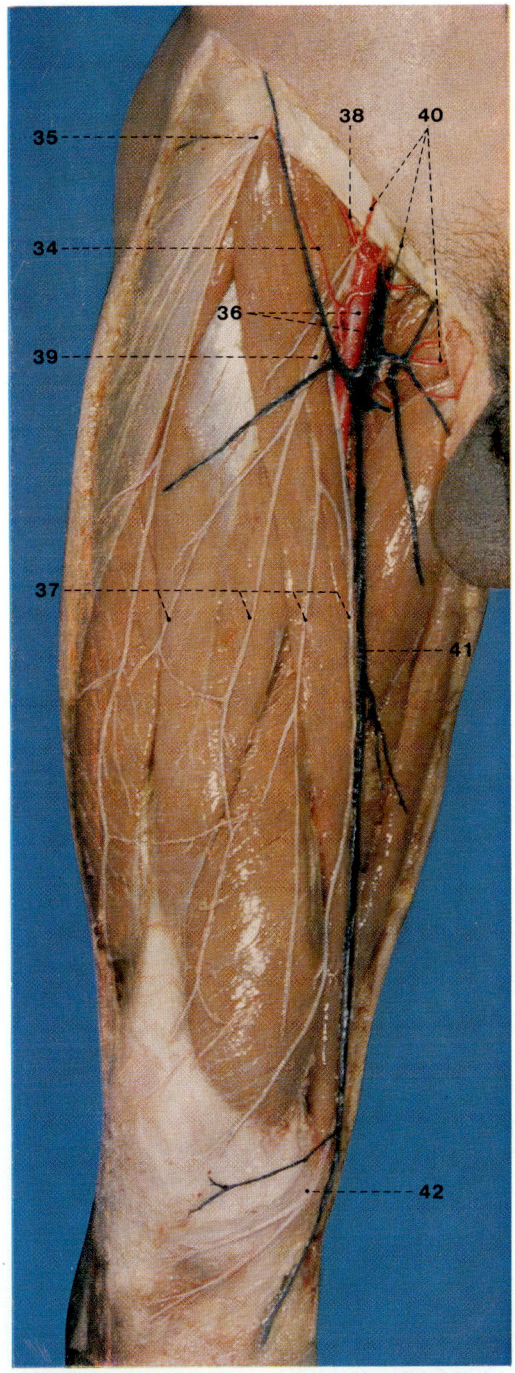

Oberschenkelregion rechts, oberflächliche Hautnerven und Gefäße

Der *N. ischiadicus* ist der längste unter den peripheren Nerven. Er entspringt vom Plexus lumbalis, ist fast so dick wie der kleine Finger und kann bis zu 1 m und mehr lang werden. Er ist häufig die Ursache für neuralgische Beschwerden. Er innerviert einen großen Teil der Gesäßmuskeln des Oberschenkels sowie alle Muskeln von Unterschenkel und Fuß.

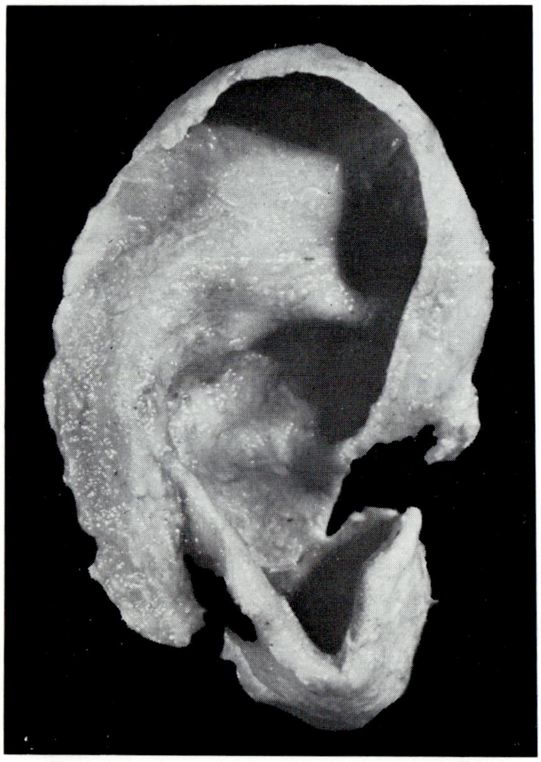

Äußeres Ohr (knorpelige Ohrmuschel)

Sinnesorgane
Ohr

Das Ohr beinhaltet zwei Sinnesorgane, einmal das Gehörorgan und zum zweiten das Gleichgewichtsorgan. Beim Gehörapparat muß man ein äußeres Ohr und ein Mittelohr, das die Luftschwingungen des Trommelfells auf das innere Ohr überträgt, sowie schließlich das in der Schnecke untergebrachte eigentliche Sinnesorgan (Innenohr), das die Töne wahrnehmen kann, unterscheiden. Die Gleichgewichtsregulationen gehen von den Sinneszellen der drei Bogengänge aus, die mit Endolymphe gefüllt sind. Diese enthalten Einrichtungen, die es erlauben, die Flüssigkeitsbewegungen, die durch die Bewegungen des Körpers oder die Lage und Stellung des Kopfes hervorgerufen werden, zu registrieren.

Die äußere Ohrmuschel besteht zum größten Teil aus elastischem Knorpel, der die charakteristische Form des äußeren Ohres hervorruft. Die komplizierte äußere Gestalt der Ohrmuschel spielt funktionell wahrscheinlich keine Rolle.

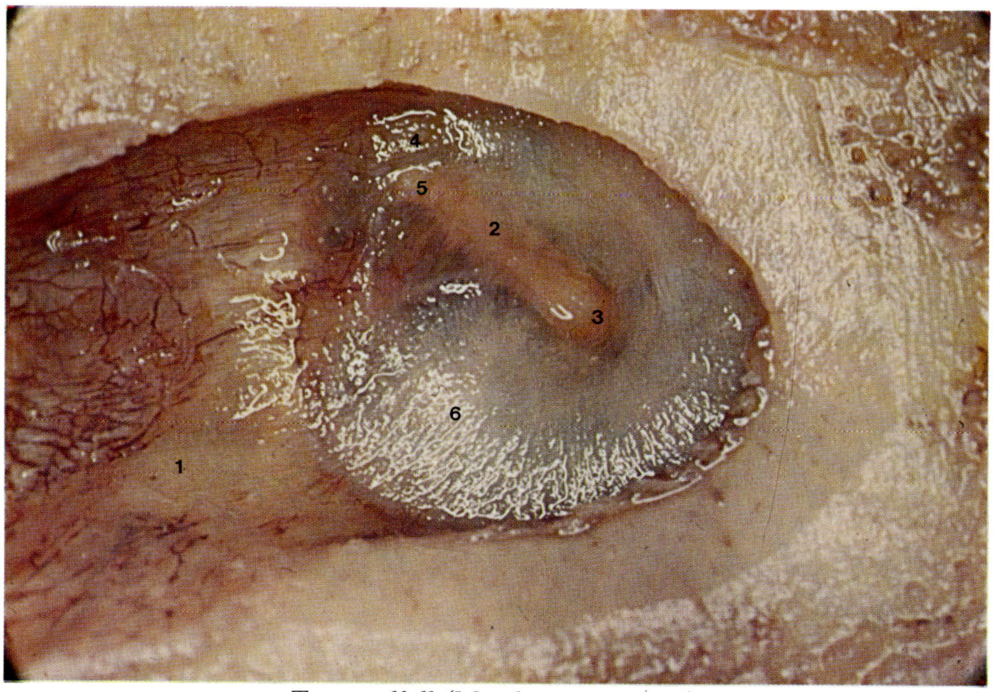

Trommelfell (Membrana tympani)

1. Meatus acusticus externus; **2.** Hammergriff (Manubrium mallei); **3.** Nabel (Umbo).

Das Trommelfell (Membrana tympani) hat eine unregelmäßige, ovale Form. Es mißt 9,4 mm im Durchmesser, ist aber nur 0,1 mm dick. Da das Trommelfell durchsichtig ist, läßt sich der Hammergriff, der an der Innenseite befestigt ist, von außen erkennen. In der Mitte ist das Trommelfell nabelförmig eingezogen.

Äußeres Ohr und Mittelohr

Am Ohr lassen sich drei Teile unterscheiden: das äußere Ohr mit dem Gehörgang, das Mittelohr (Cavum tympani) und das innere Ohr (Cochlea).

Äußeres, mittleres und inneres Ohr sind hintereinander geschaltet. Äußeres und mittleres Ohr werden durch das Trommelfell, das schräg steht und trichterförmig eingezogen ist, getrennt. Das Mittelohr steht über die Tube mit dem Schlund in Verbindung.

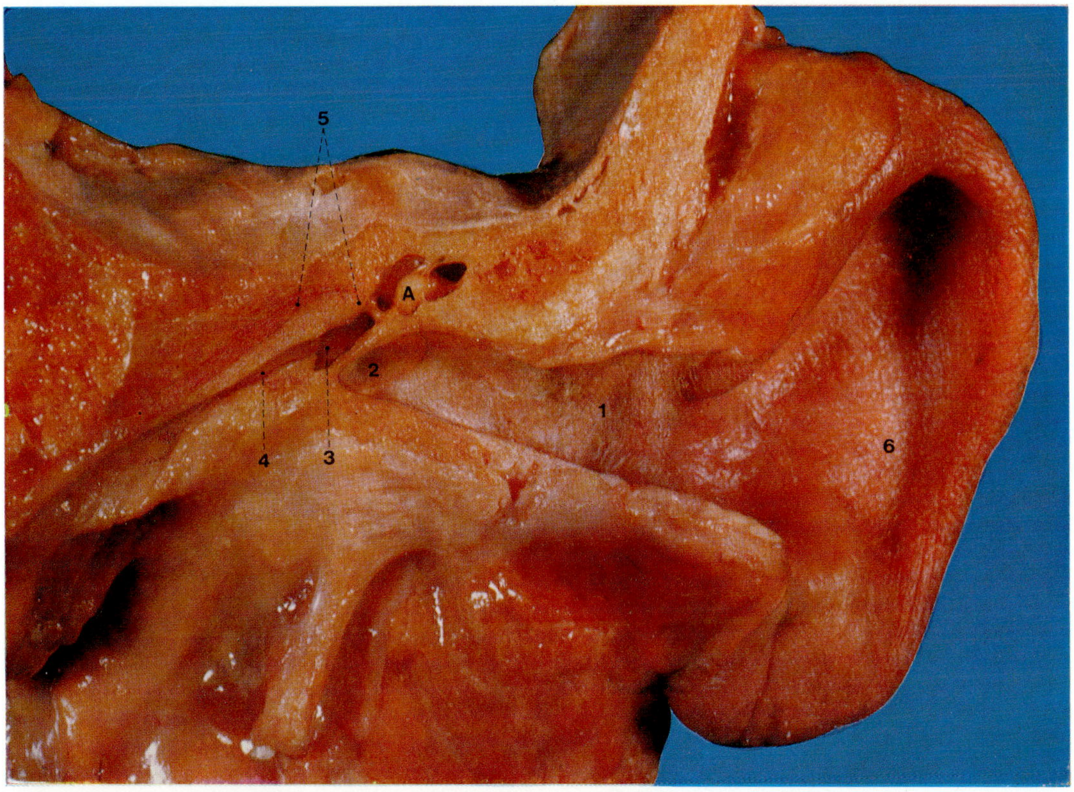

Äußeres Ohr und Mittelohr (von vorne her eröffnet)

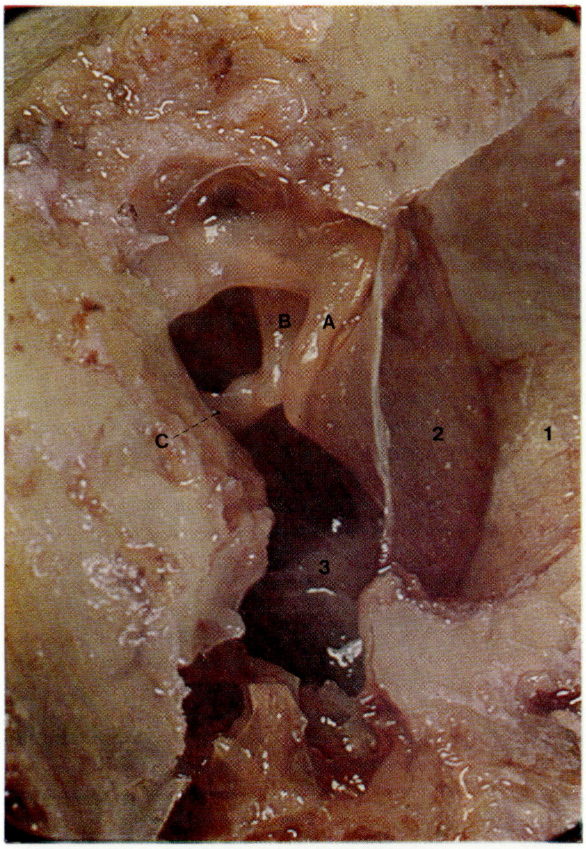

Trommelfell (Membrana tympani) und Gehörknöchelchenbrücke

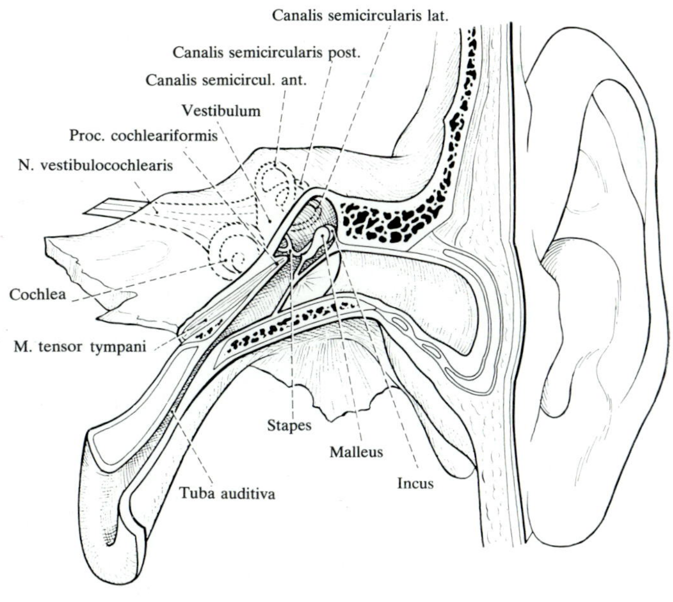

A: Hammer (Malleus)
B: Amboss (Incus)
C: Steigbügel (Stapes)
1. Meatus acusticus externus
2. Membrana tympani
3. Cavum tympani
4. Tuba auditiva
5. M. tensor tympani
6. Ohrmuschel

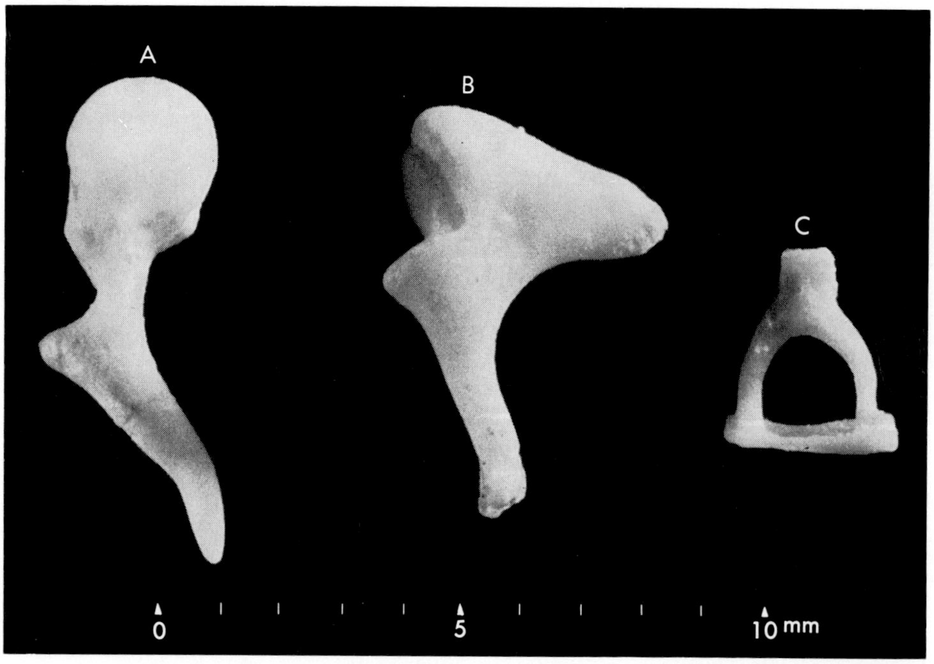

Gehörknöchelchen

A: Hammer (Malleus)
B: Amboß (Incus)
C: Steigbügel (Stapes)

Die Gehörknöchelchen bestehen aus drei Knochen. Der am weitesten innen gelegene, der Steigbügel (Stapes), ist in das ovale Fenster eingefügt. Die Schwingungen der Gehörknöchelchenbrücke werden auf die Flüssigkeit des Labyrinths übertragen und durch das in der Schnecke gelegene Sinnesorgan vermittelt, was die Grundlage der Hörempfindungen darstellt.

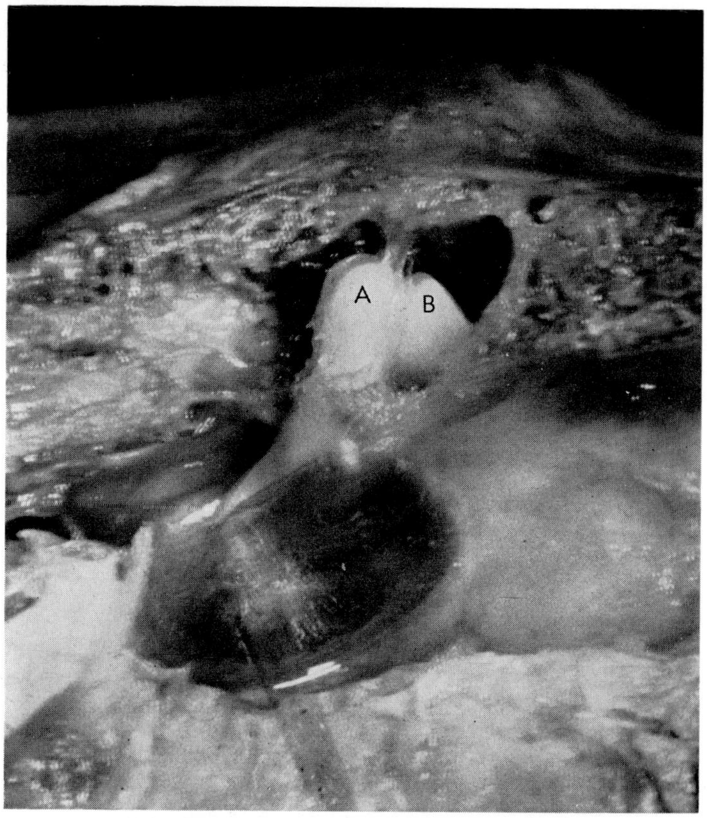

Die Bewegungen der Gehörknöchelchen

Das obenstehende Bild zeigt die Vibrationen der Gehörknöchelchen und des Trommelfells, verursacht durch die Bewegungen eines kleinen Stiftes.

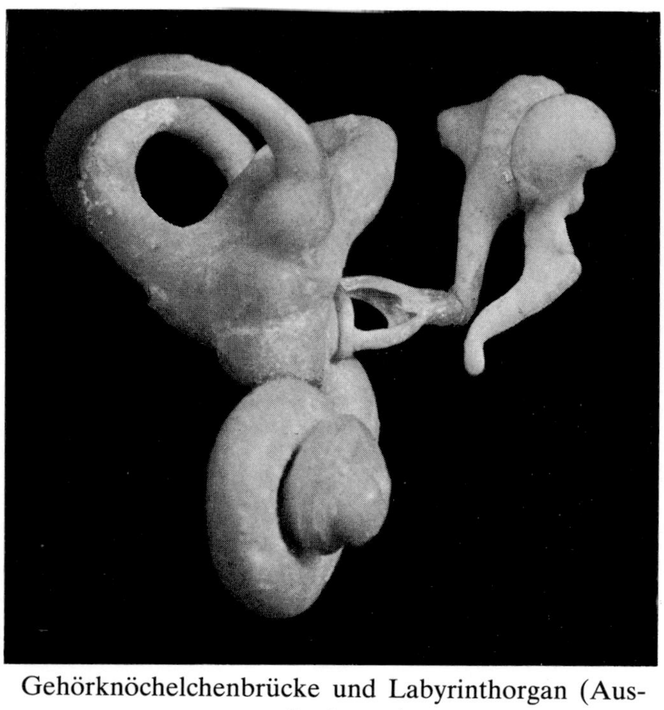

Gehörknöchelchenbrücke und Labyrinthorgan (Ausgußpräparat)

Innenohr (Labyrinthorgan)

1. Canalis semicircularis anterior
2. Canalis semicircularis lateralis
3. Canalis semicircularis posterior
4. Ampulla
5. Vestibulum
6. Fenestra ovalis
7. Fenestra rotunda
8. Schnecke (Cochlea)
9. Nebenstehende Abb.: Crus commune; untere Abb.: Meatus acusticus internus

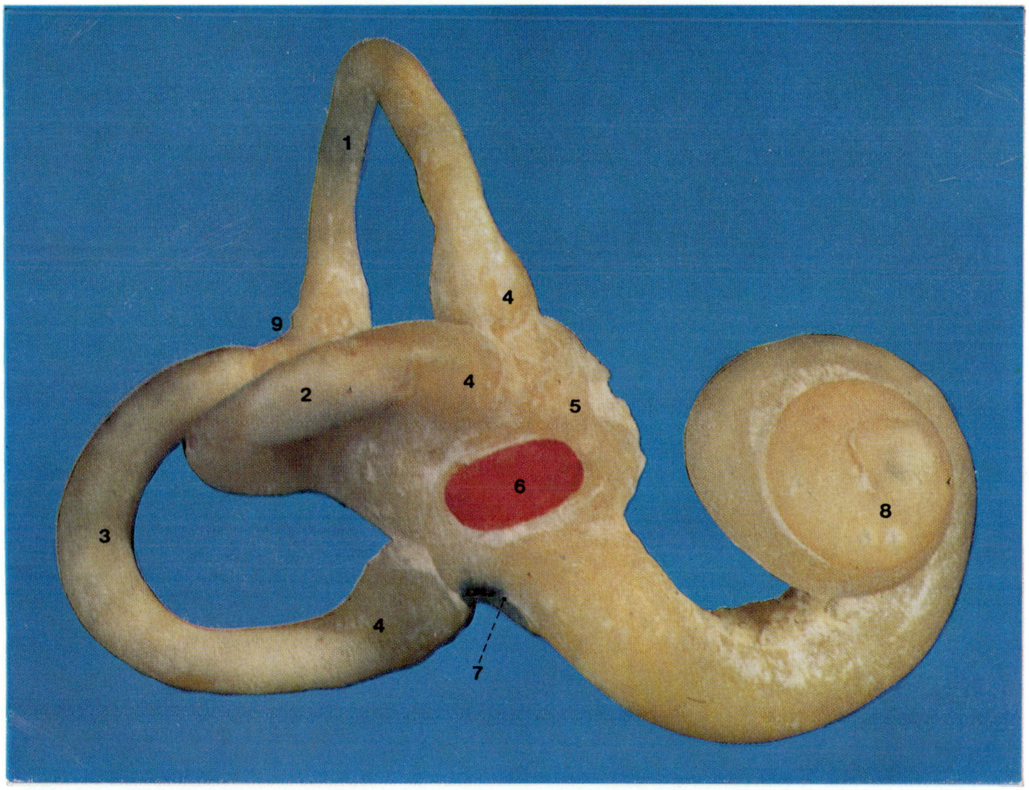

Ausgußpräparat vom Labyrinthorgan (Schnecke rechts)

Das Innenohr, daß im Felsenbein (Pars petrosa des Schläfenbeins) untergebracht ist, besteht aus den 3 Bogengängen (Canales semicirculares), dem Vestibulum und der Schnecke (Cochlea). Die Bogengänge stellen das Gleichgewichtsorgan, die Schnecke das Gehörorgan dar. Die Steigbügelplatte ist in das ovale Fenster eingelassen und überträgt die Schallwellen auf die Perilymphe des Innenohres, die ihrerseits wieder die Endolymphe des Schneckenganges in Schwingung versetzt und damit die Hörrezeptoren erregt.

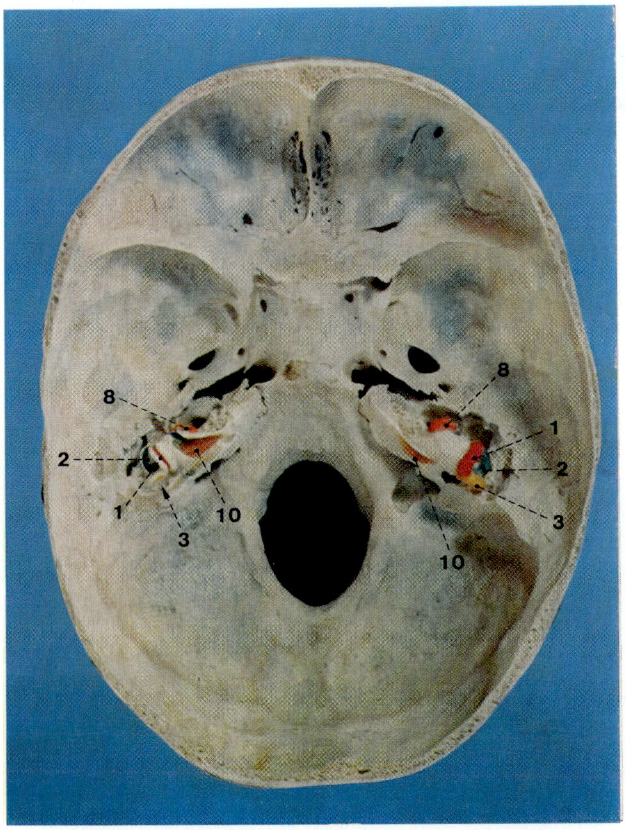

Schädelbasis mit knöchernem Labyrinth

Da das Labyrinthorgan in die Felsenbeinpyramide des Os temporale eingebettet ist, muß dieser Knochen abgemeißelt werden, um das knöcherne Labyrinth darzustellen. Links wurde das Labyrinthorgan vollständig herauspräpariert.

Rot: Vorderer Bogengang; Gelb: Hinterer Bogengang; Grün: Lateraler Bogengang; Orange: Cochlea; Hellbraun: Meatus acusticus internus.

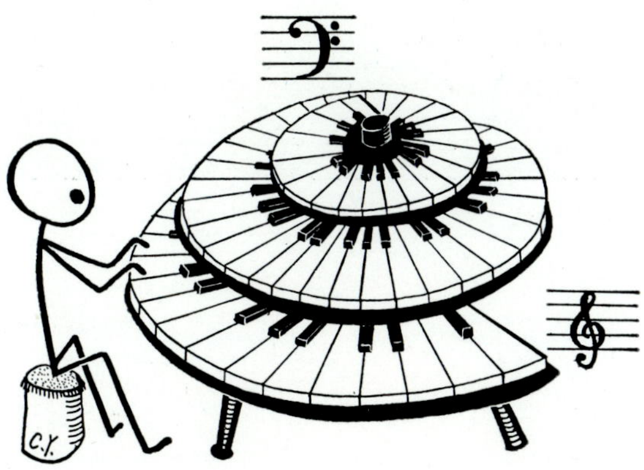

Die tiefen Töne werden in den oberen Schneckenwindungen und die hohen Töne in den Basalwindungen der Schnecke wahrgenommen.

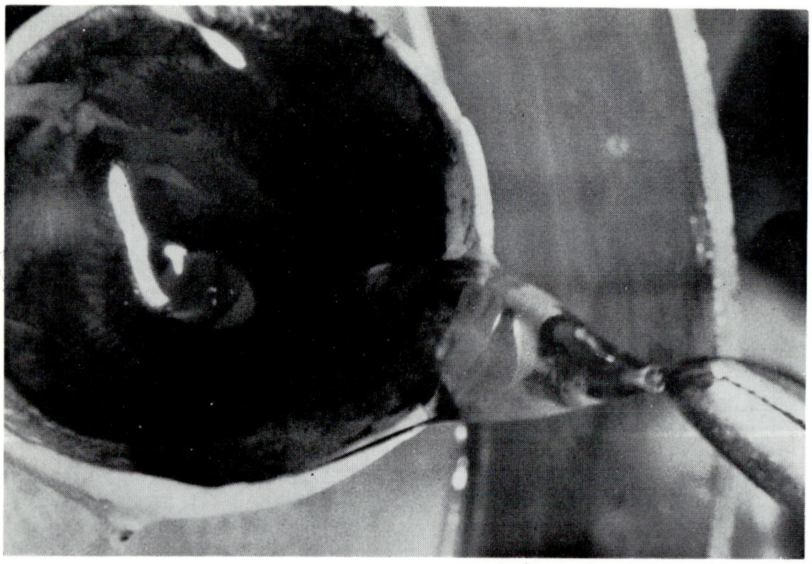

Glaskörper (Corpus vitreum)

Der Hohlraum des Augapfels hinter der Linse wird vom Glaskörper ausgefüllt. Der transparente Glaskörper besteht aus einer hochviskösen, wasserreichen Substanz, die mit der Pinzette ergriffen und entfernt werden kann. Danach wird im vorderen Bereich des Auges die Pupille sichtbar.

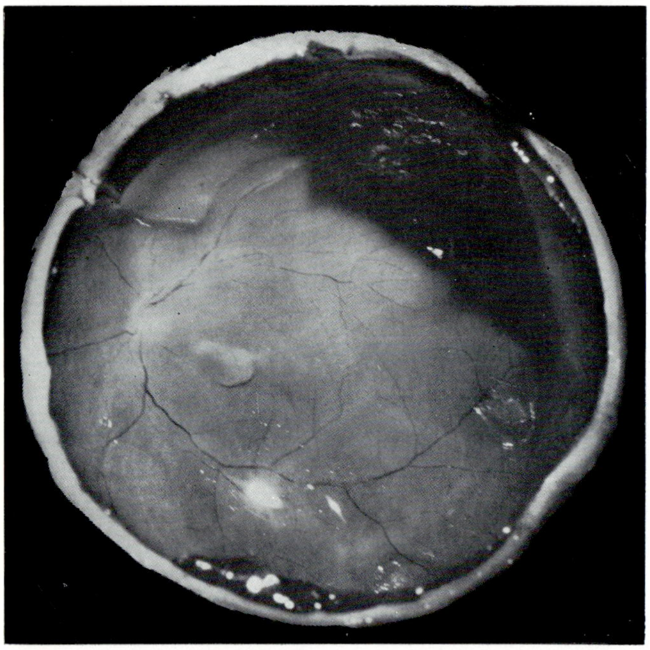

Hintere Hälfte des Auges

Netzhaut (Retina)

Die Netzhaut des Auges entspricht dem Film eines Fotoapparates. Die Stelle des schärfsten Sehens ist der gelbe Fleck (Macula lutea) mit der Fovea centralis. Diese liegt in der optischen Achse des Auges. Etwas medial davon befindet sich die Papille (Papilla nervi optici), die Austrittstelle des Sehnerven, von der aus auch die Blutgefäße in die Netzhaut eindringen. Dieses ist der blinde Fleck, da im Bereich der Papille Sinneszellen fehlen.

Die Retina wird mit dem darunterliegenden Pigmentepithel nur im Bereich der Papille und der sog. Ora serrata fixiert, im übrigen liegt sie den angrenzenden Schichten nur lose auf. Daher löst sich bei der Präparation des Auges die Netzhaut leicht von der Unterlage ab. Auch am Lebenden kann es zu einer Netzhautablösung kommen, die – da die empfindlichen Zellen dann von der Ernährung abgeschnitten sind – zu einer Erblindung führt.

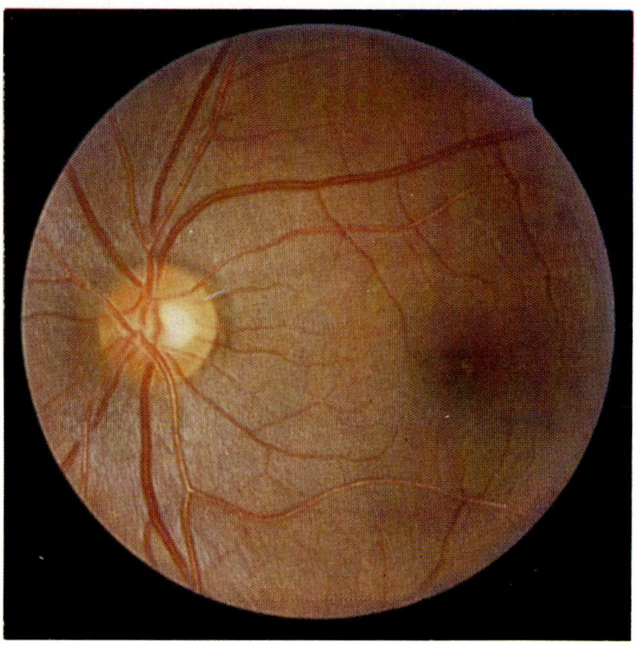

Normaler Augenhintergrund (am Lebenden) Aufnahme von Dr. Masatoshi Fukuda, Department of Ophthalmology, University of Tokyo Branch Hospital, Tokyo Japan).

Querschnitte durch den menschlichen Körper

(weiblicher Organismus)

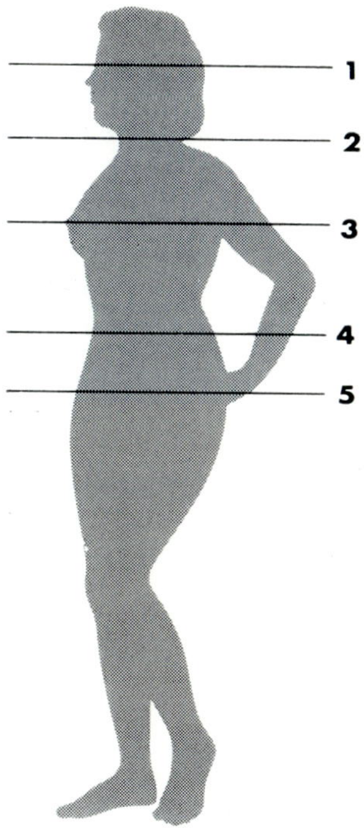

1

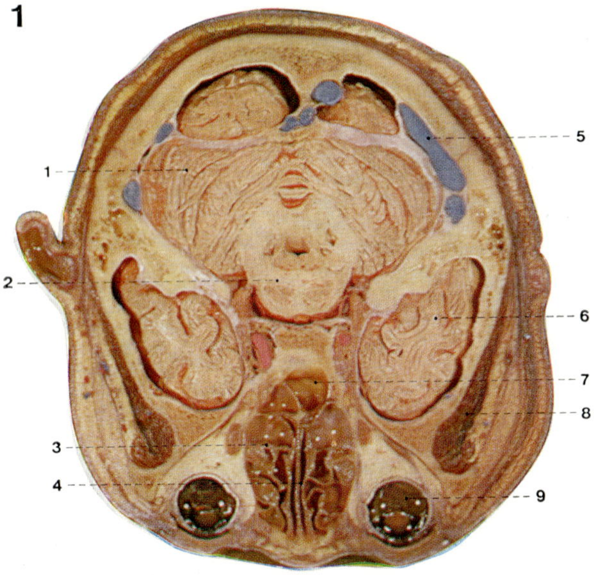

1./1. Cerebellum
2. Pons
3. Cellulae ethmoidales
4. Septum nasi
5. Sinus transversus durae matris
6. Lobus temporalis des Großhirns
7. Sinus sphenoidalis
8. M. temporalis
9. Auge

2

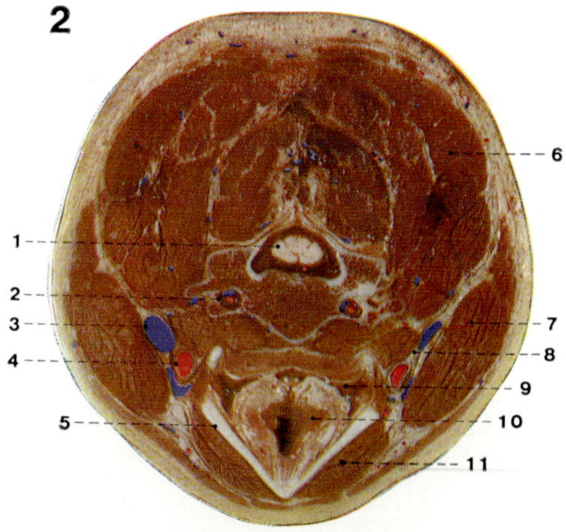

2./1. Rückenmark (Medulla spinalis)
2. A. und V. vertebralis
3. V. jugularis interna
4. A. carotis communis
5. Cartilago thyreoidea
6. M. trapezius
7. M. sternocleidomastoideus
8. N. vagus, N. hypoglossus
9. Pharynx
10. Vestibulum laryngis
11. M. sternohyoideus, M. thyreohyoideus

3

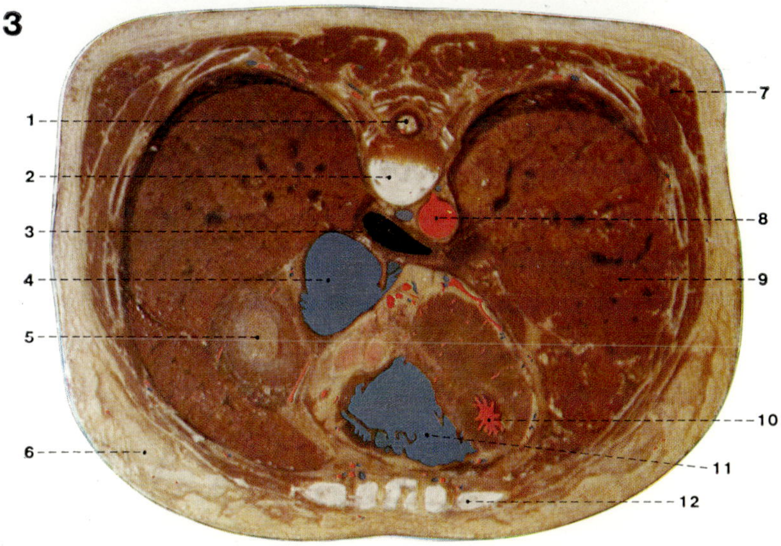

3./1. Rückenmark (Medulla spinalis)
2. Discus intervertebralis
3. Oesophagus
4. V. cava inf.
5. Diaphragma und Leber
6. Mamma
7. M. latissimus dorsi
8. Aorta
9. Lungen
10. Linker Ventrikel
11. Rechter Ventrikel
12. Rippenknorpel (Cartilago costae)